Wenn Furcht zur Phobie wird

Hans Morschitzky

Wenn Furcht zur Phobie wird

Ein Selbsthilfeprogramm – Spezifische Phobien verstehen und bewältigen

Patmos Verlag

Wichtiger Hinweis:
Die in diesem Buch enthaltenen Informationen, Hinweise und Übungen wurden nach bestem Wissen des Autors erstellt und sorgfältig geprüft. Sie ersetzen jedoch nicht den persönlich eingeholten (psycho-)therapeutischen oder medizinischen Rat. Verlag und Autor können für Irrtümer oder etwaige Schäden, die aus der Anwendung der dargestellten Informationen, Hinweise oder Übungen resultieren, keine Haftung übernehmen. Deren Nutzung bzw. Durchführung erfolgt auf eigene Verantwortung der Leserinnen und Leser.

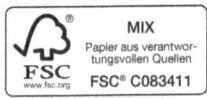

Für die Verlagsgruppe Patmos ist Nachhaltigkeit ein wichtiger Maßstab ihres Handelns. Wir achten daher auf den Einsatz umweltschonender Ressourcen und Materialien.

Bibliografische Information der Deutschen Nationalbibliothek
Die Deutsche Nationalbibliothek verzeichnet diese Publikation in der Deutschen Nationalbibliografie; detaillierte bibliografische Daten sind im Internet über http://dnb.d-nb.de abrufbar.

Alle Rechte vorbehalten
© 2019 Patmos Verlag
Verlagsgruppe Patmos in der Schwabenverlag AG, Ostfildern
www.patmos.de

Umschlaggestaltung: Finken & Bumiller, Stuttgart
Umschlagabbildung: © ouh_desire / Shutterstock.com
Gestaltung, Satz und Repro: Schwabenverlag AG, Ostfildern
Druck: CPI books GmbH, Leck
Hergestellt in Deutschland
ISBN 978-3-8436-1135-0 (Print)
ISBN 978-3-8436-1174-9 (eBook)

Inhalt

Vorwort 9

Teil I
Die Vielfalt Spezifischer Phobien 15

Furcht als gesunde Emotion 17
Furcht als Basisemotion: eine überlebensnotwendige Reaktion
bei akuter Bedrohung 17
Von der Furcht zur Phobie: fließender Übergang von gesunder
zu krankheitswertiger Furcht 18

Spezifische Phobien als psychische Störung 20
Historische Aspekte 20
Diagnostik Spezifischer Phobien nach dem ICD-10 21
Diagnostik Spezifischer Phobien nach dem DSM-5 23
Abgrenzungen gegenüber anderen Angststörungen 24
Abgrenzungen gegenüber magischen Befürchtungen 25
Abgrenzungen gegenüber hypochondrischen und
somatoformen Beschwerden 27
Häufigkeit und Folgewirkungen Spezifischer Phobien 28

Teil 2
Ursachen von Spezifischen Phobien 33

Biologische Faktoren 35
Furcht als vererbte Reaktionsbereitschaft 35
Furcht als neurobiologisch fundierte Notfallreaktion 38

Psychologische Faktoren 40
Furchterwerb durch Konditionierung 40
Furchterwerb durch Modelllernen und sozialkognitives Lernen 45
Furchterwerb durch semantisches Lernen (Instruktionslernen) 48
Furchterwerb durch fehlende Bewältigung
frühkindlicher Furchtneigung 49
Furchterwerb durch Traumatisierung 50

Furchterwerb durch persönlichkeitsspezifische Faktoren 52
Furchterwerb durch psychosoziale Stressfaktoren 57

Das biopsychosoziale Krankheitsmodell –
eine integrative Sichtweise 59
Furchterwerb als multifaktorielles Geschehen 59
Furchtbewältigung als multifaktorielles Geschehen 61

Teil 3
Selbsthilfe bei Spezifischen Phobien 65

Das Grundkonzept: in neun Schritten zum Erfolg 67
Schritt 1: Spezifische Phobien besser verstehen und hilfreich
analysieren: Profitieren Sie von mehr Wissen über Ihre Phobie 68
Schritt 2: Denkmuster ändern: Entwickeln Sie hilfreichere Sichtweisen . 69
Schritt 3: Körperliche Befindlichkeit verbessern: Nutzen
Sie Entspannungstechniken und körperliche Aktivität 72
Schritt 4: Achtsamkeit üben, Akzeptanz fördern:
Nehmen Sie gefürchtete Situationen sowie körperliche und
psychische Reaktionen achtsam wahr 75
Schritt 5: Aufmerksamkeit lenken: Konzentrieren Sie sich auf das,
was im Moment hilfreich und wichtig ist 77
Schritt 6: Modelllernen: Nehmen Sie sich andere
Menschen zum Vorbild 80
Schritt 7: Sich selbst coachen: Führen Sie hilfreiche Selbstgespräche . . . 81
Schritt 8: Mentales Training: Bereiten Sie sich auf
gefürchtete Situationen in der Vorstellung optimal vor 82
Schritt 9: Gestufte Konfrontationstherapie: Stellen Sie sich
schrittweise allen gefürchteten Objekten und Situationen 83

Selbsthilfe bei Spezifischer Phobie, Tier-Typ 100
Furcht vor bedrohlichen und ekelerregenden Tieren 100

Selbsthilfe bei Spezifischer Phobie, Naturgewalten-Typ 113
Furcht vor Höhen und Tiefen 113
Furcht vor Dunkelheit 124
Furcht vor großen und tiefen Gewässern 129
Furcht vor Gewitter, Blitz und Donner 134

Selbsthilfe bei Spezifischer Phobie,
Blut-Spritzen-Verletzungs-Typ 141
Furcht vor allem, was »unter die Haut« geht 141
Furcht vor Blut, Spritzen und Verletzungen 143
Furcht vor Zahnbehandlungen 154

Selbsthilfe bei Spezifischer Phobie,
Situativer Typ (Klaustrophobie) 158
Klaustrophobie: Furcht vor Räumen ohne Fluchtmöglichkeit 158
Furcht vor dem Fliegen – Flugangst als häufige Kombination
von Situativer Phobie und Höhenangst 170

Selbsthilfe bei Spezifischer Phobie, andere Typen 179
Furcht vor Prüfungen 181
Furcht vor Erbrechen 187
Furcht vor Verschlucken und Ersticken 196

Schluss 201

Anmerkungen 204

Literatur 205

Vorwort

Viele Ängste und Furchtreaktionen sind völlig unbegründet und werden oft als *irrational* bezeichnet, weil sie mit dem Verstand nicht nachvollziehbar und durch Vernunft und logische Argumentation nicht widerlegbar sind. Sie hängen mit der Entwicklungsgeschichte des Menschen, mit den tieferen Schichten des Gehirns, mit starken Gefühlen, unerträglichem Restrisiko oder den Langzeitfolgen traumatischer Erfahrungen zusammen. Dazu zählen vor allem die zahlreichen Spezifischen Phobien, die sich jeweils auf eine einzelne, konkret umschriebene Angstsituation beziehen.

Im Internet findet man Listen mit hunderten von Spezifischen Phobien. Von A bis Z dargestellt, verweisen sie durch beeindruckende Worte mit der Endung »-phobie« auf eine konkrete Auslösesituation der Angst, wie etwa *Ablutophobie* (Angst vor dem Waschen bzw. Baden), *Gerascophobie* (Angst vor dem Älterwerden), *Gymnophobie* (Angst vor eigener oder fremder Nacktheit), *Kainophobie* (Angst vor Neuem) oder *Paraskavedekatriaphobie* (Angst vor Freitag, dem 13.). Diese unverständlichen Worte wirken auf den ersten Blick wie Krankheitsbezeichnungen; derartige Ängste und Befürchtungen weisen jedoch keinerlei Krankheitswertigkeit auf und haben in der klinischen Praxis auch keine Bedeutung, selbst wenn die meist auf altgriechische Wortwurzeln zurückgehenden Bezeichnungen den Anschein von Behandlungsbedürftigkeit erwecken.

Spezifische Phobien sind unterschiedlich behandlungsbedürftig und umfassen ein breites Spektrum, von »noch normal, weil nicht sehr belastend« bis »eindeutig krankheitswertig, weil erheblich lebenseinschränkend«. In diesem Buch werden die deutschen Bezeichnungen bevorzugt, anstelle der oft recht geheimnisvoll wirkenden griechischen bzw. lateinischen Worte, die die mitunter sehr skurrilen Phobien noch mysteriöser machen würden. Für Interessierte werden aber auch die entsprechenden Fachausdrücke angeführt, z. B. »Thalassophobie« für die Furcht vor tiefen Gewässern.

Die Furcht vor Spinnen und Hunden, vor Höhen und Tiefen, vor Dunkelheit, vor großen und tiefen Gewässern, vor Gewittern mit Blitz und Donner, vor eigenem und fremdem Blut, vor Spritzen und Zahnbehandlungen, vor dem Fliegen und Aufzugfahren, vor öffentlichen Verkehrsmitteln ohne Reiseangst, vor Tunneln und engen Räumen, vor Hochhäusern und Türmen, vor Prüfungen aller Art, vor Erbrechen und Verschlucken haben nur eines gemeinsam: *die Angst vor einer Bedrohung von Leib und Leben oder des körperlichen und seelischen Wohlbefindens durch äußere Einflüsse (»externe Reize«).* Rund jeder Zehnte weist mindestens eine derartige Spezifische Phobie auf, oft sogar mehrere, sodass Spezifische Phobien die häufigste Angststörung darstellen.

Das Grundproblem bei Spezifischen Phobien sind nicht bestimmte Objekte, Orte und Situationen, sondern die *Unfähigkeit* der Betroffenen, damit erfolgreich umzugehen, woraus Angst und Furcht resultieren. Die Problembewältigung gelingt in vielen Fällen nicht allein durch eine Verminderung der Furchtreaktionen und der Erwartungsängste, wie dies bei der traditionellen Konfrontationstherapie angestrebt wird, sondern vielmehr durch *neue Erfahrungen und bessere Fertigkeiten,* die es den Betroffenen erleichtern, anstelle von Flucht und Vermeidung sich mit den gefürchteten Situationen zu konfrontieren. Im Vertrauen auf die vorhandenen und neu erworbenen Bewältigungsstrategien zeigen die Betroffenen dann nicht mehr so viel Angst und Furcht wie früher.

Machen Sie sich darüber hinaus noch Folgendes bewusst: Spezifische Phobien, die mit starken Emotionen und nicht bloß mit negativen Gedanken und Vorstellungen zusammenhängen, können Sie oft nicht bzw. nicht nur durch rationale Argumentationen und Restrisikoanalysen auflösen, sondern vor allem auf emotionalem Weg. *Das, was Sie anstreben, muss emotional viel anziehender wirken als das, was Sie in Form von Angst und Furcht abschreckt.* Ihr Grundbedürfnis nach Sicherheit und Abwehr möglicher Bedrohungen verhindert die Umsetzung Ihrer Grundbedürfnisse nach einem erfüllten Leben und der Befriedigung jener Leidenschaften, die Sie nur mit einem gewissen *Mut zum Risiko* erreichen können. Zur bestmöglichen Bewältigung Spezifischer Phobien sollten Sie das in den Vordergrund stellen, was Sie aus Überzeugung tun möchten, und nicht das, was Sie um jeden Preis vermeiden wollen. In der Sprache der Neurobiologie formuliert: Das *Angst- und Stresssystem* können Sie am besten durch das *Belohnungssystem* mit einem Dopamin-Kick entmachten.

Als Klinischer Psychologe und Psychotherapeut in Linz, Österreich, habe ich mich seit den 1990er-Jahren auf die Behandlung von Menschen mit Angststörungen spezialisiert und bereits zahlreiche Ratgeber zu krankheitswertigen Ängsten verfasst, die mehrheitlich im Patmos Verlag erschienen sind, sodass es mir ein Bedürfnis ist, auch zum Bereich der Spezifischen Phobien konkrete Hilfestellungen anzubieten.

Dieser Ratgeber macht deutlich, wie aus einer mehr oder weniger belastenden Furcht eine Phobie entsteht, und bietet einen Überblick zur Diagnostik und Selbstbehandlung von Spezifischen Phobien als krankheitswertigen Störungen – krankheitswertig in dem Sinne, als sie eine erhebliche Beeinträchtigung der Lebensqualität und der schulischen, beruflichen, familiären, sozialen und sonstigen Funktionsfähigkeit der Betroffenen mit sich bringen.

Es handelt sich dabei um den ersten Ratgeber, der einen Überblick über *alle* wichtigen Spezifischen Phobien bietet. Alle anderen Ratgeber zu Spezifischen Phobien beschränken sich jeweils auf eine ganz bestimmte Spezifische Phobie, wie etwa Hundephobie, Höhenangst, Flugangst, Blut-Spritzen-Verletzungsphobie, Zahnbehandlungsangst oder Prüfungsangst. Die zentralen Aussagen dieser Bücher werden in diesem Ratgeber jedoch so gut wie möglich berücksichtigt.

Dieses Buch hält sich an den bewährten dreiteiligen Aufbau meiner anderen Selbsthilfebücher im Patmos Verlag, bei denen nach Diagnostik, Ursachen und Behandlungsstrategien differenziert wird.

Teil 1 bietet einen Überblick über die Vielfalt Spezifischer Phobien, die in fünf Typen eingeteilt werden: Tier-Typ (Furcht vor Spinnen, Schlangen, Insekten, Hunden), Umwelt-Typ (Furcht vor Höhen, Gewittern, Gewässern, Dunkelheit), Blut-Spritzen-Verletzungs-Typ (Furcht vor allem, was »unter die Haut« geht, und damit auch vor vielen medizinischen Untersuchungs- und Behandlungssituationen), Situativer Typ (bekannt als Klaustrophobie oder Raumangst, das heißt Furcht vor engen, geschlossenen oder fensterlosen Räumen wie Tunneln, Aufzügen, Seilbahnen, Flugzeugen, öffentlichen Verkehrsmitteln und zahlreichen Veranstaltungsräumen) und andere Typen. Die Restkategorie »andere Typen« bezieht sich auf alle anderen Auslöser, die nicht durch die genannten vier Typen abgedeckt werden, und umfasst eine Fülle völlig unterschiedlicher Spezifischer Phobien, wie etwa Emetophobie (Furcht vor Erbrechen), Phagophobie (Furcht vor Verschlucken und Ersticken beim Essen) oder Prüfungsangst (krankheitswertige Versagensangst ohne Soziale Phobie).

Teil 2 beleuchtet die Ursachen Spezifischer Phobien bezüglich genetischer, neurobiologischer, lernpsychologischer und personenspezifischer Aspekte. Zu diesem Bereich gibt es eine Fülle neuer Erkenntnisse, die den Betroffenen und allen Interessierten in allgemeinverständlicher Weise nahegebracht werden. Sie können Teil 2 überspringen oder zu einem späteren Zeitpunkt lesen, wenn Ihnen die hier enthaltenen, manchmal etwas fachlichen Ausführungen zu theoretisch oder angesichts Ihres dringenden Wunsches nach möglichst rascher Bewältigung Ihrer Spezifischen Phobie nicht hilfreich erscheinen.

Teil 3 bietet konkrete Hilfestellungen zur Bewältigung von Spezifischen Phobien. Dabei wird zuerst ein Grundkonzept in Form eines Selbsthilfeprogramms in neun Schritten vorgestellt, das für alle Spezifischen Phobien bedeutsam ist. Schritt 1 soll ein besseres Verständnis und eine hilfreiche Problemanalyse ermöglichen, die Schritte 2 bis 9 dienen der erfolgreichen Bewältigung der jeweiligen Spezifischen Phobie. Im Anschluss daran werden auf Basis des Neun-Schritte-Programms sehr konkrete Anleitungen zur Selbstbehandlung der verschiedenen Spezifischen Phobien präsentiert. Dabei erfolgt zuerst eine ausführliche Beschreibung und Analyse der jeweiligen Spezifischen Phobie, was Schritt 1 entspricht, und anschließend eine detaillierte Selbstbehandlungsanleitung in Form von jeweils 8 Punkten, die auf den Schritten 2 bis 9 des Grundkonzepts beruht.

Sollten Sie trotz bestmöglichen Bemühens keine oder keine ausreichende Bewältigung Ihrer Spezifischen Phobie/-n erreichen, rate ich Ihnen zu einer Psychotherapie, vorzugsweise zu einer Verhaltenstherapie, weil mit dieser Methode nachweislich sehr gute Erfolge bei der Behandlung von Phobien erzielt werden. Es können aber durchaus auch andere Psychotherapieverfahren hilfreich sein, vor allem dann, wenn im Rahmen einer vertrauensvollen Beziehung zwischen dem Psychotherapeuten und der Patientin sowohl eine Ermutigung zur erfolgreichen Bewältigung der jeweiligen Spezifischen Phobie als auch Hilfestellungen zur Bewusstmachung und Bewältigung tiefergehender Probleme erfolgen, die der Phobie vielleicht zugrunde liegen.

Es ist nicht die Absicht dieses Buches, dass Sie Ihre Furchtreaktionen, die Sie vielleicht schon seit langem oder bereits seit der Kindheit aufweisen, mithilfe dieses Ratgebers vollständig überwinden, sondern dass es Ihnen möglich wird, erfolgreich damit umzugehen, damit Sie zukünftig mehr vom Leben haben als bisher.

Das Ziel dieses Ratgebers besteht darin, dass aus Ihrer Spezifischen Phobie wieder *normale* Angst-, Furcht- und Ekelgefühle werden, die Ihr Leben *sinnvoll* schützen und nicht mehr so beeinträchtigen wie bisher. Das gelingt Ihnen dann am besten, wenn Sie Ihre Gefühle und Symptome zulassen, statt sie unterdrücken, verdrängen oder »wegdiskutieren« zu wollen, und wenn Sie sich so gut wie möglich auf ein mutiges und erfolgreiches Handeln zur Erreichung Ihrer Ziele konzentrieren – trotz einer gewissen Erwartungsangst und spontanen Furcht- bzw. Ekelreaktion. Auf dem Weg dahin wünsche ich Ihnen alles Gute.

Ich bedanke mich bei meiner Lektorin Dr. Christiane Neuen für die sehr engagierte und kritische Unterstützung bei der sprachlichen und inhaltlichen Präsentation dieses Ratgebers sowie für die seit Jahren erfolgreiche Zusammenarbeit.

Rückmeldungen zu diesem Buch nehme ich gerne entgegen. Alle Daten dazu finden Sie auf meiner Homepage https://panikattacken.at.

Hans Morschitzky

Teil I
Die Vielfalt Spezifischer Phobien

Furcht als gesunde Emotion

Furcht als Basisemotion: eine überlebensnotwendige Reaktion bei akuter Bedrohung

Angst und Furcht sind normale und gesunde Reaktionen des Menschen, die das Überleben sichern. Es handelt sich dabei um angeborene, jedoch personenspezifisch geformte körperliche und psychische Reaktionen auf Objekte, Orte, Situationen, Ereignisse und Vorstellungen, die als bedrohlich, ungewiss oder unkontrollierbar erlebt werden. Beide Worte bezeichnen nicht dasselbe Phänomen.

Furcht ist eine biologisch festgelegte Reaktion auf reale oder vermeintliche Bedrohung in der Gegenwart; sie bezieht sich auf die aktuelle oder unmittelbar bevorstehende Situation und äußert sich in Form typischer Symptome auf der Basis der bekannten Kampf-Flucht-Reaktion. Furcht ist eine gerichtete, gegenwartsbezogene Angst, eine konkrete Bedrohungserwartung durch eine ganz bestimmte Gefahr.

Angst ist eine auf die Zukunft gerichtete, eher diffuse und unbestimmte Bedrohungserwartung. Als zukunftsbezogene Befürchtung und erhöhte Erwartungsbereitschaft unangenehmer oder bedrohlicher Ereignisse erleichtert Angst die Auslösung einer akuten Furchtreaktion. Angst schlägt sofort in Furcht um, wenn die Bedrohung zeitlich unmittelbar bevorstehend und örtlich ganz nahe erlebt wird. Furcht lässt bald nach, sobald die reale oder vermeintliche Bedrohung vorüber ist, Angst bleibt dagegen aufgrund der potenziellen Gefährdung weiterhin bestehen. Im Laufe der Zeit geht die Furcht vor einem bestimmten Objekt oder einer spezifischen Situation in eine *Erwartungsangst* über, sodass beide Ausprägungen, Angst und Furcht, oft gar nicht mehr so leicht auseinandergehalten werden können.

Umgangssprachlich wird zwischen Angst und Furcht oft gar nicht so präzise unterschieden. Betroffene klagen nicht über »Furcht«, sondern über »Angst« vor Prüfungen, Dunkelheit, Höhen, bestimmten Tieren, Zahnbehandlungen, vor dem Fliegen mit Flugzeugen und vielen anderen spezifischen Situationen.

In subklinischer, wenig belastender Weise kennen die meisten Menschen bestimmte Furchtreaktionen, etwa eine gewisse Prüfungsangst trotz guter Vorbereitung auf die Prüfung oder eine leichte Flugangst trotz häufigen Fliegens, sie können diese jedoch tolerieren oder die gefürchteten Objekte, Orte und Situationen ohne schlimme Folgen vermeiden.

Von der Furcht zur Phobie: fließender Übergang von gesunder zu krankheitswertiger Furcht

Wenn Furcht zur *Phobie* wird, hat sie ihre biologisch sinnvolle Funktion zur Sicherung des Überlebens durch Kampf oder Flucht verloren. Eine phobische Furchtreaktion versetzt den Organismus in eine hohe körperliche Anspannung, die angesichts von objektiv ungefährlichen Situationen völlig unpassend ist und zusätzlich noch durch anhaltende Erwartungsängste bezüglich einer möglichen Bedrohung über einen langen Zeitraum aufrechterhalten wird. Es kommt dadurch zu einem starken körperlichen und psychischen Leidenszustand sowie zu einer erheblichen Beeinträchtigung der schulischen, beruflichen, familiären, sozialen und sonstigen Funktionsfähigkeit.

Eine *Phobie* (griech. *phobos* = Furcht) ist eine unangemessene, krankhaft übersteigerte Furcht, die in bestimmten Fällen mit einer *situationsgebundenen Panikattacke* einhergehen kann. Eine Panikattacke ausschließlich in bestimmten Situationen stellt einen Hinweis auf eine stark ausgeprägte Spezifische Phobie dar. Menschen mit einer Spezifischen Phobie leiden sowohl unter Symptomen von starker Furcht als auch unter belastenden Zuständen von anhaltender Erwartungsangst, das heißt unter einer starken Angst vor bestimmten Situationen, längst bevor diese tatsächlich aufgesucht werden.

Eine *phobische Furchtreaktion* wird regelmäßig und voraussagbar durch die *räumliche und zeitliche Nähe* zum phobischen Objekt bzw. zur phobischen Situation ausgelöst; sie besteht aus vier Arten von Merkmalen, die bei einer realen Bedrohung völlig normal, bei Spezifischen Phobien jedoch krankheitswertig ausgeprägt sind: aus körperlichen Merkmalen (z. B. Herzrasen, Atemproblemen, Übelkeit), gedanklichen Merkmalen (Gedanken an Bedrohung), Gefühlen (z. B. Ekel, Hilflosigkeit) und Verhaltensmerkmalen (z. B. Flucht, Vermeidung).

Angststörungen, insbesondere Phobien, werden unabhängig von ihren Ursachen durch zwei Faktoren verstärkt: *permanentes Vermeidungs-*

verhalten, das keine Erfolgserlebnisse, mit gefürchteten Situationen gut umgehen zu können, ermöglicht, und umfangreiche *Kontroll- und Sicherheitsstrategien,* die zwar kurzfristig wirksam, langfristig jedoch schädlich sind, weil die Ängste dadurch aufrechterhalten werden.

Spezifische Phobien als psychische Störung

Historische Aspekte

Phobien gelten seit der sechsten Version des internationalen Klassifikationsschemas von Krankheiten (International Classification of Diseases, ICD) der Weltgesundheitsorganisation (WHO) aus dem Jahr 1948 als eigenständige psychische Störung, neben der damals sogenannten *Angstneurose*. Eine Unterscheidung zwischen *drei Arten von Phobien* (Agoraphobie, Soziale Phobie und Einfache Phobien) erfolgte erstmals im amerikanischen psychiatrischen Diagnoseschema DSM-III aus dem Jahr 1980. Wegen der missverständlichen Bezeichnung »Einfache Phobien« wurde diese Kategorie im DSM-IV aus dem Jahr 1994 in »Spezifische Phobien« umbenannt. Diese Phobien sind nicht *einfach* vom Ausmaß, sondern *monosymptomatisch* vom Umfang her.

Seit dem ICD-10 aus dem Jahr 1992, das in Deutschland seit dem Jahr 2000 und in Österreich seit dem Jahr 2001 verbindlich ist, werden Phobien auch international in drei Grundformen eingeteilt: Agoraphobie, Soziale Phobie und Spezifische Phobien. Die *Spezifischen Phobien* werden in fünf Subtypen unterteilt: Tierphobien, Naturgewaltenphobien, Situative Phobien (Klaustrophobie), Blut-Spritzen-Verletzungsphobien und andere Typen.

Die Einteilung der Phobien in drei Grundformen blieb auch in den neuesten Diagnoseschemata bestehen, und zwar sowohl beim amerikanischen DSM-5 aus dem Jahr 2013 als auch beim ICD-11, das in 2019 von der Weltgesundheitsorganisation (WHO) beschlossen wird. Das ICD-11 wird in den kommenden Jahren in allen Mitgliedsländern der WHO unterschiedlich schnell eingeführt werden. Bei den Spezifischen Phobien bestehen nur geringe Unterschiede zwischen ICD-10 und ICD-11. Die Soziale Phobie wurde in Soziale Angststörung umbenannt, weil es dabei nicht nur um Furcht und Vermeidung, sondern vor allem auch um soziale Kompetenzdefizite geht. Das ICD-11 unterscheidet sieben Angststörungen: Generalisierte Angststörung, Panikstörung, Agoraphobie, Soziale Angststörung, Spezifische Phobien, Trennungsangststörung und Selektiver Mutismus (das ist ein angstbedingtes Verstummen außerhalb der vertrauten sozialen Umwelt bei Kindern und Jugendlichen).

Diagnostik Spezifischer Phobien nach dem ICD-10

Eine *Spezifische Phobie (Code F40.2)* nach den klinisch-diagnostischen Leitlinien des ICD-10 ist eine eng umschriebene Angst vor bestimmten, objektiv relativ ungefährlichen Orten und Situationen ohne gleichzeitige Agoraphobie oder Soziale Phobie. Das Ausmaß der Beeinträchtigung im Leben hängt davon ab, wie leicht die Betroffenen die phobische Situation vermeiden können. Die Krankheitswertigkeit erfordert keine bestimmte Zeitdauer (im ICD-11 werden einige Monate angeführt).

Die *Forschungskriterien des ICD-10*, die die Symptomatik genauer erfassen, definieren eine Spezifische Phobie durch vier zentrale Merkmale:[1]
1. Es besteht eine deutliche *Furcht* vor einem bestimmten Objekt oder einer bestimmten Situation (außerhalb einer Agoraphobie oder einer Sozialen Phobie) oder eine deutliche *Vermeidung* derartiger Objekte und Situationen. Als häufige phobische Objekte und Situationen gelten Tiere, Höhen, Dunkelheit, Gewitter mit Donner und Blitz, Fliegen mit dem Flugzeug, kleine geschlossene Räume, der Anblick von Blut oder Verletzungen, Injektionen, Zahnarzt- und Krankenhausbesuche.
2. Angesichts des gefürchteten Objekts bzw. in den gefürchteten Situationen traten seit Beginn der Störung mindestens einmal einige der typischen Angstsymptome auf, die im Folgenden näher dargestellt werden.
3. Es besteht einerseits eine deutliche emotionale Belastung durch die Symptome oder das Vermeidungsverhalten und andererseits die Einsicht, dass diese übertrieben und unvernünftig sind.
4. Die Symptome sind auf die gefürchtete Situation oder auf die Gedanken an diese beschränkt.

Spezifische Phobien werden durch zahlreiche *externe Reize* (Reize außerhalb des eigenen Körpers) ausgelöst. Das ICD-10 unterscheidet fünf Gruppen von Spezifischen Phobien:
- *Tier-Typ:* z. B. Insekten, Hunde.
- *Naturgewalten-Typ:* z. B. Sturm, Wasser.
- *Blut-Injektions-Verletzungs-Typ:* z. B. Blutabnahme, Impfung.
- *Situativer Typ:* z. B. Aufzug, Tunnel.
- *Andere Typen:* z. B. Angst, zu erbrechen oder zu ersticken.

Die *Symptome* einer Spezifischen Phobie sind von der Zahl und der Art her nicht verbindlich definiert, bestehen jedoch aus einigen anhaltend oder attackenartig auftretenden Symptomen aus der Gruppe jener 14 Angstsymptome, die auch für eine Panikattacke oder eine Agoraphobie typisch sind:[2]

Vegetative Symptome:
1. Herzstolpern, Herzklopfen oder erhöhte Herzfrequenz,
2. Schweißausbrüche,
3. fein- oder grobmotorisches Zittern,
4. Mundtrockenheit.

Symptome im Brust- und Bauchbereich:
5. Atembeschwerden,
6. Beklemmungsgefühl,
7. Schmerzen oder Missempfindungen in der Brust,
8. Übelkeit oder Missempfindungen im Bauchbereich (z. B. Unruhegefühl im Magen).

Psychische Symptome:
9. Gefühl von Schwindel, Unsicherheit, Schwäche oder Benommenheit,
10. Gefühl, dass die Umwelt unwirklich ist (Derealisation) oder man selbst weit entfernt oder »nicht wirklich hier« ist (Depersonalisation),
11. Angst vor Kontrollverlust, verrückt zu werden oder »auszuflippen«,
12. Angst zu sterben.

Allgemeine Symptome:
13. Hitzewallungen oder Kälteschauer,
14. Gefühllosigkeit oder Kribbelgefühle.

Die Betroffenen erkennen zwar, dass ihre Angst bzw. Furcht unangemessen, übertrieben und unvernünftig (»irrational«) ist, können sie aber dennoch nicht kontrollieren. Wenn sich bestimmte Objekte und Situationen nicht vermeiden lassen, können sie diese unter großer Furcht und Belastung ertragen. Spezifische Phobien treten oft gemeinsam mit situationsbezogenen Panikattacken auf.

Die zahlreichen, völlig unterschiedlichen Spezifischen Phobien haben inhaltlich nur eines gemeinsam: Es besteht eine *subjektive Bedrohung durch einen externen Reiz* (ein Objekt oder eine Situation), durch den im schlimmsten Fall Leib und Leben und im günstigsten Fall das Wohlbefinden der Betroffenen bedroht sein könnten.

Diagnostik Spezifischer Phobien nach dem DSM-5

Das *amerikanische psychiatrische Diagnoseschema DSM-5* definiert eine Spezifische Phobie noch etwas präziser (allerdings ohne eine Liste typischer Symptome):[3]

- Es besteht eine ausgeprägte Furcht oder Angst vor einem spezifischen Objekt oder einer spezifischen Situation (z. B. Fliegen mit dem Flugzeug, Höhen, bestimmte Tiere, Verabreichung einer Injektion, Anblick von Blut).
- Die phobischen Objekte oder Situationen rufen fast immer eine unmittelbare Furcht oder Angstreaktion hervor.
- Die phobischen Objekte oder Situationen werden aktiv gemieden bzw. nur unter starker Furcht oder Angst ertragen.
- Die Furcht oder Angst geht über das Ausmaß der tatsächlichen Gefahr durch die spezifischen Objekte oder Situationen hinaus und ist im soziokulturellen Kontext unverhältnismäßig.
- Die Furcht, Angst oder Vermeidung ist anhaltend, typischerweise länger als sechs Monate.
- Die Furcht, Angst oder Vermeidung verursacht in klinisch bedeutsamer Weise Leiden oder Beeinträchtigungen in sozialen, beruflichen oder anderen wichtigen Funktionsbereichen.
- Das Störungsbild kann nicht besser durch die Symptome einer anderen psychischen Störung erklärt werden.

Wie im ICD-10 werden fünf Subtypen unterschieden:
- *Tier-Typ:* z. B. Spinnen, Insekten, Hunde.
- *Umwelt-Typ:* z. B. Höhen, Stürme, Wasser.
- *Blut-Spritzen-Verletzungs-Typ:* z. B. Injektionsnadeln, invasive medizinische Verfahren.
- *Situativer Typ:* z. B. Flugzeuge, Aufzüge, enge, geschlossene Räume.
- *Anderer Typ:* z. B. Situationen, die zu Ersticken oder Erbrechen führen könnten.

Viele Betroffene weisen mehrere Spezifische Phobien auf. Eine Person mit Spezifischer Phobie fürchtet im Durchschnitt drei Objekte bzw. Situationen. Rund 75 Prozent der Betroffenen fürchten mehr als eine Situation.

Abgrenzungen gegenüber anderen Angststörungen

Bei guter Kenntnis der Diagnosekriterien gelingt die Abgrenzung der Spezifischen Phobien zu anderen Angststörungen relativ leicht. Die folgenden Ausführungen sollen konkrete Hilfestellungen dazu bieten.

Von einer *Panikstörung* lässt sich eine Spezifische Phobie durch das Kriterium abgrenzen, dass Panikattacken bei einer Panikstörung spontan und unerwartet auftreten, das heißt ohne äußere Auslöser, wie »aus heiterem Himmel«, während sie bei einer Spezifischen Phobie ausschließlich in Zusammenhang mit den gefürchteten Objekten, Orten und Situationen auftreten und oft auch schon vorher erwartet und gefürchtet werden.

Eine Agoraphobie und eine Spezifische Phobie, Situativer Typ, unterscheiden sich durch die Art und das Ausmaß der gefürchteten Situationen. Menschen mit einer *Agoraphobie* fürchten zahlreiche unterschiedliche Situationen wie öffentliche Plätze im Freien, enge oder geschlossene Räume, das Stehen in einer Schlange in Geschäften oder in einer Menschenmenge unter freiem Himmel, die Benutzung öffentlicher Verkehrsmittel und das Reisen allein oder weit weg von zu Hause. Personen mit einer *Spezifischen Phobie vom Situativen Typ* fürchten dagegen nur eng umschriebene agoraphobische Situationen, und zwar ganz bestimmte Räume wie Aufzüge, kleine, geschlossene, dunkle und überfüllte Räume oder Verkehrsmittel auf, unter oder über der Erde, die sie nicht jederzeit verlassen oder nur mit großem Unbehagen ertragen können. Das Gemeinsame von Agoraphobie und Klaustrophobie besteht im Gefühl des Kontrollverlusts in jenen Situationen, in denen keine sofortige Fluchtmöglichkeit und keine Unterstützung durch Vertrauenspersonen bzw. durch bestimmte Hilfsmittel wie Medikamente gegeben ist.

Eine *Agoraphobie* (griech. *agora* = Marktplatz, öffentlicher Raum) ist laut wörtlicher deutscher Übersetzung eine »Platzangst«, die sich gerade auch auf *alle öffentlichen Plätze* außerhalb der eigenen Wohnung beziehen kann und nicht bloß auf weite oder enge Räume. Die Bezeichnung »Platzangst« wird umgangssprachlich allerdings auch für die Angst vor engen Räumen verwendet, etwa bei einer Aufzugphobie (»Da bekomme ich Platzangst«). Eine Spezifische Phobie, Situativer Typ, ist identisch mit dem Begriff der *Klaustrophobie* (lat. *claustrum* = Verschluss, Käfig), der sehr treffend die Angst vor geschlossenen Räumen zum Ausdruck bringt. Eine Spezifische Phobie des Situativen Typs liegt auch dann vor, wenn mehrere klaustrophobische Situationen gefürchtet werden. Zur Diagnose einer Agoraphobie ist auch noch die krankheitswertige Furcht vor anderen Situationen als nur vor engen oder geschlossenen Räumen erforderlich.

Menschen mit einer *Sozialen Angststörung* fürchten soziale Situationen wegen möglicher kritischer Beurteilung, peinlicher Blamage oder gar Ablehnung ihres Verhaltens oder ihrer Person und nicht wegen bedrohlicher Auswirkungen von äußeren Umständen auf ihren Körper und eines damit einhergehenden körperlichen Unwohlseins, was Merkmale einer Spezifischen Phobie wären.

Menschen mit einer *Generalisierten Angststörung* fürchten abwechselnd zahlreiche schlimme Ereignisse in der Zukunft, die jedoch nicht an bestimmte Objekte und Situationen gebunden sind wie bei einer Spezifischen Phobie.

Erwartungsängste in Bezug auf vermeintliche Bedrohungen angesichts bestimmter Objekte und Situationen sind keineswegs Ausdruck einer Generalisierten Angststörung, solange die Befürchtungen darauf beschränkt bleiben, sondern typische Zeichen einer sich ausweitenden Spezifischen Phobie.

Innerhalb der Gruppe der *Spezifischen Phobien* sind ebenfalls diagnostische Unterschiede zu beachten. Während bei einer Liftphobie klaustrophobische Personen fürchten, dass der Aufzug stecken bleiben und sie dann ersticken könnten, fürchten höhenphobische Menschen den Absturz mit dem Aufzug aus großer Höhe. Während klaustrophobische Patienten sich deshalb nicht in unterirdischen Situationen – etwa Höhlen oder Tiefgaragen – aufhalten können, weil sie Angst davor haben, dabei zu wenig Luft zu bekommen, fürchten höhenphobische Personen in derselben unterirdischen Situation, dass die Höhe des Gesteins bzw. Betons über ihnen einstürzen könnte. Bei *Flugangst* leiden Menschen mit einer Klaustrophobie unter der Angst, im Fall einer Panikattacke oder eines sonstigen Unwohlseins nicht jederzeit aussteigen zu können, während Personen mit einer Höhenphobie den tödlichen Absturz fürchten.

Abgrenzungen gegenüber magischen Befürchtungen

Verschiedene Befürchtungen, die primär mit magischem Denken und nach wie vor weit verbreitetem Aberglauben zusammenhängen, werden oft ebenfalls zu den Spezifischen Phobien gezählt und müssen in diesem Fall als »andere Typen« klassifiziert werden, wenn sie tatsächlich eine gewisse Krankheitswertigkeit aufweisen.

Im Internet und in Zeitungen wird immer wieder die Furcht vor der Zahl 13 ausführlich dargestellt, die aufgrund des griechischen Wortes für 13 *(triskaideka)* den Namen *Triskaidekaphobie* trägt. Damit sind verschiedene Situationen und Umstände verbunden, die mit der 13 zu tun haben und ein Vermeidungsverhalten auslösen.

Mit dem unaussprechlichen Namen *Paraskavedekatriaphobie* wird die Furcht vor Freitag, dem 13., bezeichnet. Ein derartiger Tag kommt ein- bis dreimal pro Jahr vor. Das damit verbundene Vermeidungsverhalten hat ein gut dokumentiertes, gesellschaftlich relevantes Ausmaß angenommen. Laut einer Studie leiden zwischen 17 und 21 Millionen US-Bürger unter der Furcht vor derartigen Freitagen, mit großen sozioökonomischen Auswirkungen, da viele Betroffene an diesem Tag nicht zur Arbeit gehen.

Laut *Kaufmännischer Krankenkasse* (KKH) melden sich an einem Freitag, dem 13., in Deutschland drei- bis fünfmal mehr Versicherte krank als an anderen Tagen. Hochgerechnet für ganz Deutschland, bleiben an einem derartigen magischen Tag eine Million Menschen der Arbeit fern. Dies führt laut der *Zürich Versicherung* andererseits aber auch dazu, dass an solchen Tagen weniger Schadensmeldungen eingehen. Zahlreiche Personen, die an diesem Tag doch mit dem Auto unterwegs sind, sind aus Angst vor einem Unfall möglicherweise aufmerksamer im Straßenverkehr als sonst.

Nach einer Befragung halten bis zu einem Drittel der Deutschen Freitag, den 13., für einen Unglückstag. In den spanischsprachigen Ländern und in Griechenland sind dagegen alle Dienstage, die auf den 13. eines Monats fallen, gefürchtet, in Italien wird dagegen Freitag, der 17., als Unglückstag angesehen. Im Judentum und in Japan gilt die Zahl 13 als Glückszahl.

Aus Rücksicht auf diesen ökonomisch sehr bedeutsamen Aberglauben und das damit verbundene Vermeidungsverhalten der Betroffenen fehlt in vielen Hotels die Zahl 13 bei der Stockwerkzählung und auch bei den Zimmernummern; sogar die Zimmerpreise sind an diesem Tag wegen geringerer Buchungen oft niedriger als sonst. Selbst verschiedene Fluglinien vermeiden bei der Sitzplatznummerierung die Zahl 13, um den Fluggästen einen angenehmeren Flug zu garantieren.

Aufgrund des in der Regel möglichen Vermeidungsverhaltens und der diesbezüglichen gesellschaftlichen Erleichterungen hat bei den meisten Betroffenen die Phobie vor Freitag, dem 13., keine erhebliche Krankheitswertigkeit.

Abgrenzungen gegenüber hypochondrischen und somatoformen Beschwerden

In der Bevölkerung und in der Fachliteratur sind zahlreiche »Phobien« bekannt, die nach den diagnostischen Kriterien des ICD-10 entweder als *Hypochondrie* (ICD-10-Code: F45.2) oder als *nicht näher bezeichnete Somatoforme Störung* (ICD-10-Code: F45.9) zu bezeichnen sind. Eine *Krankheitsphobie*, etwa eine Krebsangst *(Carcinophobie)*, gilt als Variante einer »Hypochondrischen Störung«, wie Krankheitsbefürchtungen ohne tatsächlich vorhandene Symptome und Krankheitsängste in Form von bedrohlichen Fehlinterpretationen medizinisch harmloser körperlicher Beschwerden im ICD-10 genannt werden. Eine *Herzphobie* (von Psychoanalytikern als »Herzangst« mit typischen Persönlichkeitsmerkmalen der Betroffenen beschrieben) gilt dagegen als *somatoforme autonome Funktionsstörung, kardiovaskuläres System* (F45.30), obwohl es sich dabei ebenfalls um medizinisch unbegründete Befürchtungen handelt. Die Hypochondrie gilt im ICD-10 als Variante einer Somatoformen Störung, das heißt einer »funktionellen« körperlichen Störung ohne erhebliche organische Ursachen. Diese Störungsgruppe wird im ICD-11 wegen ihrer Problematik gestrichen, weshalb die Hypochondrie zukünftig der Gruppe der Zwangsstörungen zugeordnet wird.

»Moderne«, nach dem gegenwärtigen Wissensstand unbegründete ernährungsbezogene Phobien sind ebenfalls als Hypochondrie zu bezeichnen, falls nicht andere diagnostische Kategorien besser passen. Eine *Orthorexie* (griech. *orthos* = richtig, *orexis* = Appetit, Begierde), d.h. ein zwanghaftes Essverhalten aufgrund von dahinterstehenden Befürchtungen in Bezug auf »ungesunde« Lebensmittel, ist letztlich als Zwangsstörung und nicht als typische Essstörung zu qualifizieren.

»Phobien«, die mit medizinisch unbedenklichen Umweltfaktoren zusammenhängen, gelten als umweltbezogene Körperbeschwerden und Körperängste, fachlich ausgedrückt als *umweltattribuierte Somatoforme Störungen*. Typische Beispiele dafür sind die *Strahlenphobie* als elektrosmogbezogene Befürchtungen und die *Amalgan-Phobie* als Furcht vor sehr geringen Quecksilber-Konzentrationen bei Amalgan-Zahnfüllungen. In diesen und zahlreichen anderen Fällen werden oft vorhandene körperliche Beschwerden ohne erhebliche organische Ursachen aufgrund der nicht erkannten biopsychosozialen Zusammenhänge irrtümlich äußeren Einwirkungen zugeschrieben.[4]

Häufigkeit und Folgewirkungen Spezifischer Phobien

Rund *jeder Zehnte* weist mindestens eine Spezifische Phobie auf, sodass diese die häufigste Angststörung überhaupt darstellt. Nach einer großen deutschen Studie[5] litten 10,3 Prozent der Bevölkerung innerhalb der letzten 12 Monate unter einer Spezifischen Phobie. Im Rahmen einer großen Verlaufsstudie bei 14- bis 17-Jährigen in Bayern wurde bei 10,9 Prozent der Jugendlichen eine Spezifische Phobie innerhalb der letzten 12 Monate festgestellt. Bei einer repräsentativen Befragung in den USA berichteten 8,7 Prozent der Bevölkerung vom Auftreten einer Spezifischen Phobie innerhalb der letzten 12 Monate und 12,5 Prozent im Laufe des Lebens.

Am weitesten verbreitet sind Spezifische Phobien vom Tier-Typ (5 bis 8 Prozent), gefolgt vom Situativen Typ (4 bis 8 Prozent) und dem Blut-Spritzen-Verletzungstyp (3 bis 4 Prozent), am seltensten ist der Naturgewalten-Typ (Höhenangst tritt jedoch laut einer Studie bei immerhin 4 Prozent auf). Nach anderen Erhebungen kommt der Situative Phobietyp (Klaustrophobie) am häufigsten vor (je nach Studie bei 7 bis 8 Prozent bzw. bei 14 Prozent).

Zu einzelnen Spezifischen Phobien gibt es Zahlen, die das vielfach unterschätzte Ausmaß ihrer Verbreitung dokumentieren. Eine krankheitswertige Spinnenphobie kommt bei 10 Prozent der Bevölkerung vor. Eine krankheitswertige Flugangst findet man bei rund 15 Prozent der Bevölkerung (weitere rund 20 Prozent haben ein mulmiges Gefühl beim Fliegen). Eine Zahnbehandlungsphobie besteht bei 7 bis 10 Prozent der Bevölkerung.

Frauen sind laut einigen Studien zwei- bis viermal häufiger von einer Spezifischen Phobie betroffen als Männer. Das gilt vor allem für Spezifische Phobien des Tier-Typs, des Situativen Typs und des Naturgewalten-Typs, weniger ausgeprägt auch für den Blut-Spritzen-Verletzungstyp. Bereits um das zehnte Lebensjahr herum beträgt hier das Geschlechterverhältnis Mädchen zu Jungen 3:1.

Spezifische Phobien setzen im *Lebenslauf* viel früher ein als eine Soziale Phobie oder eine Agoraphobie; sie sind am häufigsten bei Kindern und am seltensten im höheren Alter. Spezifische Phobien beginnen im *Kindes- und Jugendalter* meistens schon im Alter von 5 bis 11 Jahren (durchschnittlich mit 10 Jahren) und halten oft bis ins Erwachsenenalter an.

Tierphobien treten bei über 80 Prozent der Betroffenen bereits vor dem 10. Lebensjahr auf, ohne dass die meisten negative Erfahrungen mit

Tieren gemacht haben. Neben der Furcht vor Tieren ist aufgrund des biologischen Erbes aus der Urzeit der Menschheitsgeschichte vor allem die Furcht vor Dunkelheit und Höhen bei den meisten Kindern längere Zeit vorhanden, bis diese dann im günstigsten Fall von allein vergeht.

Bei *Kindern* äußern sich Furchtreaktionen einerseits in Erstarren und Anklammern an die Bezugsperson, andererseits in Schreien, Weinen, Wutanfällen oder panischem Davonlaufen. Bei Kindern sollte nur dann eine krankheitswertige Störung diagnostiziert werden, wenn eine erhebliche altersuntypische Beeinträchtigung entstanden ist.

Die *Ursachen* für das frühzeitige Auftreten Spezifischer Phobien im Kindesalter sind vielfältig. Kinder müssen erst lernen, mit dem biologischen Erbe aus der Zeit der Vorfahren besser umzugehen und eine weniger ängstliche bzw. realitätsangemessenere Einschätzung von Gefahren zu entwickeln. Aufgrund eines permanenten Vermeidungsverhaltens entwickeln viele betroffene Kinder keine geeigneten *Bewältigungsstrategien*. Wenn Kinder von klein auf nicht lernen, mit den ganz normalen, evolutionsgeschichtlich geprägten Furchtreaktionen angesichts von Situationen wie Dunkelheit, Höhen, Wasser, krabbelnden oder kriechenden Tieren angemessen umzugehen, kann im Laufe der Zeit aufgrund dieser Defizite eine Spezifische Phobie entstehen. Viele Eltern mit derselben Spezifischen Phobie ermöglichen kein hilfreiches *Modelllernen*, verhalten sich bis ins Jugendalter zu gewährend oder aufgrund von überhöhten Ansprüchen an das Kind ungewollt traumatisierend.

Spezifische Phobien können auch erstmalig im *Erwachsenenalter* auftreten, insbesondere Spezifische Phobien vom Situativen Typ (Klaustrophobie), vor allem die Furcht vor dem Fliegen oder dem Fahren auf Autobahnen oder Tunneln, nicht selten bedingt durch die Erfahrung von Panikattacken oder panikähnlichen Symptomen in diesen Situationen. Andere Spezifische Phobien, wie etwa eine Hundephobie, setzen vor allem nach *traumatischen Erfahrungen* mit Hunden ein.

Spezifische Phobien sind bei Jugendlichen und jungen Erwachsenen oft ein *frühes Anzeichen für spätere psychische Störungen* von erheblichem Ausmaß. Alle Subtypen, vor allem auch deren Kombinationen, erhöhen das spätere Risiko für andere psychische Störungen, wie etwa andere Angststörungen, Depressionen oder Essstörungen.

Die Betroffenen sind auch ohne Mehrfacherkrankung (Komorbidität) umso kränker, je mehr Spezifische Phobien sie aufweisen. Spezifische Phobien, die bis ins Erwachsenenalter anhalten, verschwinden nur selten von allein (nur bei 20 Prozent); sie bleiben im Erwachsenenalter ohne Behandlung oft hartnäckig bestehen.

Rund die Hälfte der Menschen mit Spezifischen Phobien kann sich an keine bestimmten Auslöser erinnern, was allerdings nicht heißt, dass bei den Betroffenen tatsächlich keine gegeben waren. Nach einer älteren amerikanischen Studie sind die Ursachen von Spezifischen Phobien laut den befragten Personen völlig unterschiedlich: 36 Prozent berichten von traumatischen Erfahrungen, 8 Prozent von Modelllernen (Beobachtung des ängstlichen Verhaltens oder eines Traumas anderer Personen) und weitere 8 Prozent von »semantischem Lernen« (Informationsvermittlung vonseiten anderer Personen).

Typische *Auslösesituationen* im Erwachsenenalter sind folgende Ereignisse: Angriff eines Hundes, Bienen- oder Wespenstich, Steckenbleiben im Aufzug, mehrstündiges Ausharren in einer stehen gebliebenen Seilbahn, spontane Panikattacke in der U-Bahn oder auf der Autobahn, starke Turbulenzen beim Fliegen, Medienberichte über einen Flugzeugabsturz, heftiger Höhenschwindel beim Blick von oben nach unten, Wahrnehmung der Bedrohung eines anderen Menschen durch bestimmte Umstände, starke Übelkeit oder unerwartete Schmerzen nach einer Blutabnahme, Spritze oder Zahnbehandlung, Kollaps nach dem Blutspenden, real oder subjektiv bedrohliches Verschlucken beim Essen.

Trotz lebensgeschichtlicher Ursachen in bestimmten Fällen kann die auffällige Häufigkeitsverteilung Spezifischer Phobien nicht durch negative Erfahrungen und psychosoziale Stressfaktoren erklärt werden. Die weite Verbreitung der Spinnen- und Schlangenphobie hat in den meisten Fällen nichts mit negativen Erfahrungen mit diesen Tieren zu tun, sondern hängt mit der Evolution des Menschen, mit anerzogenen Ekelgefühlen und bestimmten Sozialisationsfaktoren zusammen.

Das *Ausmaß* des Krankheitsgefühls und der Behandlungsbedürftigkeit von Menschen mit Spezifischen Phobien kann schwanken und hängt von vielen Umständen ab, vor allem auch vom Umfang des möglichen und tolerablen *Vermeidungsverhaltens*. Wer aus beruflichen Gründen fliegen oder mit dem Auto auf Autobahnen oder durch Tunnel fahren muss, leidet unter seiner Spezifischen Phobie stärker als jemand, der alle gefürchteten Objekte und Situationen bewusst vermeiden möchte und dies auch ohne größere Folgeprobleme tun kann.

Die *Folgen* Spezifischer Phobien reichen vom Fernbleiben von der Schule bis zur Arbeitsunfähigkeit, von privaten bis zu partnerschaftlichen und familiären Problemen, vom sozialen Vermeidungsverhalten bis zum körperlichen Schonverhalten, vom Missbrauch von Alkohol und Beruhigungsmitteln bis zur Abhängigkeit davon, sodass die Lebensqualität und die Funktionsfähigkeit der Betroffenen erheblich beeinträchtigt sind. Bei Personen mit Blut-Spritzen-Verletzungsphobien besteht sogar aufgrund der Vermeidung medizinischer Behandlungssituationen eine erhöhte gesundheitliche Gefährdung. Viele Menschen mit einer Klaustrophobie können nicht einmal an einer MRT-Untersuchung als Voraussetzung einer eventuellen Behandlung teilnehmen.

Zahlreiche Menschen leiden unter mehr als einer Spezifischen Phobie. Mit zunehmender Anzahl der Spezifischen Phobien steigt das Ausmaß der psychosozialen Beeinträchtigungen, aber auch das Risiko für *Mehrfacherkrankungen,* vor allem in Verbindung mit einer multiplen Situationsphobie im Sinne einer Agoraphobie, eines ansteigenden Substanzmissbrauchs (Alkohol und Tranquilizer), einer depressiven Störung aufgrund fehlender Erfolgserlebnisse oder einer Somatoformen Störung bzw. Körperlichen Belastungsstörung. Dies weist darauf hin, dass auch Spezifische Phobien, die auf den ersten Blick harmlos wirken mögen, spätestens in Kombination mit anderen psychischen Störungen – ähnlich wie andere Angststörungen – schlimme Folgen für das weitere Leben haben können.

Teil 2
Ursachen von Spezifischen Phobien

Biologische Faktoren

Furcht als vererbte Reaktionsbereitschaft

Grundsätzlich kann jede Situation und jedes Objekt zum Ausgangspunkt einer Spezifischen Phobie werden. Die klinische Praxis und statistische Daten belegen jedoch eindrucksvoll, dass Spezifische Phobien mit ganz bestimmten Objekten und Situationen in Zusammenhang stehen. Es handelt sich dabei oft um Furchtreaktionen auf solche Reize, die einen Überlebensvorteil haben, nach dem Motto: »Lieber einmal zu viel als einmal zu wenig gefürchtet.«

Durch *Vererbung* wird über die Gene nach wie vor das bevorzugt weitergegeben, was für das Überleben unserer Vorfahren besonders wichtig war, auch wenn in unseren Zeiten nicht mehr dieselben Reaktionsmuster wie vor Jahrtausenden sinnvoll oder gar notwendig sind. Dies macht es verständlich, warum sich Spezifische Phobien vor allem auf früher oft gefährliche Tiere (vor allem Spinnen und Schlangen), bedrohliche Umweltsituationen (Höhen, Berge, Abgründe), furchteinflößende Naturereignisse (heftige Gewitter mit Blitz und Donner, große Wassermassen, völlige Dunkelheit), geschlossene Räume mit verminderter Sauerstoffzufuhr und potenziell lebensbedrohliche Verletzungen mit Blutverlust beziehen – alles subjektive Bedrohungen, die aufgrund der Möglichkeiten der modernen Technik, der völlig veränderten Umweltbedingungen und der Fortschritte der Medizin ihren ursprünglich vorhandenen objektiven Bedrohungscharakter eigentlich längst verloren haben.

Für andere, in der Gegenwart viel gefährlichere Objekte und Situationen haben wir dagegen noch kein biologisches Programm entwickelt, das uns ähnlich schnell reagieren lässt wie auf die situativen Angst- und Furchtauslöser unserer Ahnen. Typische Beispiele dafür sind *reale Gefahren* wie elektrischer Strom, schnelle Motorräder und Autos, scharfe Messer, moderne Waffen wie Gewehre und Pistolen, hochgiftige Chemiestoffe, überhöhter Substanzkonsum oder falsche Ernährung durch Fast Food und »Zuckerbomben«.

Kleinkinder fürchten kriechende und krabbelnde Tiere, große und bellende Hunde, als Clown verkleidete Menschen, Gespenster ihrer Fantasiewelt, völlige Dunkelheit und starken Lärm, nicht jedoch die tatsächlich lebensgefährlichen Steckdosen, den heißen Ofen, scharfe Messer, das Schlucken herumliegender Medikamente, das Zerbrechen von dünnen Gläsern oder die Autos auf der Straße, sodass sie von ihren Eltern durch bestimmte Vorkehrungen vor derartigen realen Bedrohungen geschützt werden müssen. Wenn Eltern das erste Kind bekommen, werden plötzlich alle möglichen Gefahren in der Wohnung aus der Sicht des herumkrabbelnden Kleinkindes betrachtet, das auf die moderne Wohnungseinrichtung unserer Zeit von seiner biologischen Ausstattung her überhaupt nicht eingestellt ist.

Viele Spezifische Phobien sind aufgrund der Evolution *biologisch vorbereitet*, entwickeln sich jedoch erst in Verbindung mit bestimmten *Umwelterfahrungen*, das heißt ganz konkreten lebensgeschichtlichen Lernerfahrungen, zu jenem Störungsausmaß, das ihre spätere Behandlungsbedürftigkeit ausmacht. In der Fachsprache wird dieser Umstand folgendermaßen ausgedrückt: Bestimmte *Reiz-Reaktions-Verbindungen* werden leichter gelernt als andere, weil aufgrund der Evolutionsgeschichte der Menschheit eine höhere biologische Ansprechbarkeit dafür gegeben ist. Wenn ein Kind am Spielplatz unerwartet eine große Spinne oder eine kleine Schlange bemerkt hat und dann vor lauter Schreck mit dem Fahrrad schnell nach Hause fährt, dabei jedoch stürzt und sich leicht verletzt, entwickelt es viel eher eine Tierphobie als eine Fahrradphobie.

Einmal entstanden, besteht bei Spezifischen Phobien aufgrund der Kombination von biologischem Erbe und prägenden Umwelteinflüssen eine deutliche *Löschungsresistenz*, eine erschwerte Änderbarkeit und eine hohe Neigung zur Generalisierung, das heißt eine Ausweitung auf andere ähnliche Auslöser. Furchtkonditionierungen ohne evolutionsgeschichtlichen Hintergrund lassen sich viel schwerer aufbauen, aber auch viel leichter wieder löschen.

Ein typisches Beispiel dafür ist ein Auffahrunfall im Kolonnenverkehr, der zwar kurzfristig zu einer erhöhten Aufmerksamkeit und Schreckreaktion im Stoßverkehr führen kann, bald jedoch wieder zu jenem angstlosen Fahrverhalten wie vor dem Unfall führt. Ein Hundebiss oder ein Kollaps nach einer Blutabnahme bleibt dagegen aus evolutionsbiologischen Gründen oft viel länger und folgenschwerer im Gedächtnis haften als ein Fahrradunfall oder ein Beinbruch beim Skifahren – beides Ereignisse, die zumindest bei sportbegeisterten Menschen zu keinem Verzicht auf weitere sportliche Betätigung führen, während im anderen Fall möglicherweise keine weitere Blutspende mehr abgegeben wird.

Laut Familien- und Zwillingsstudien sind genetische Faktoren bei verschiedenen Spezifischen Phobien in unterschiedlichem Ausmaß vorhanden. So beträgt die *erbliche Komponente* nach Schätzungen bei Blut-Spritzen-Verletzungsphobien 33 Prozent, bei Tierphobien 32 Prozent und bei Situativen Phobien 25 Prozent. Für den Erwerb von Spezifischen Phobien scheinen genetische und umweltbezogene Risikofaktoren je nach Alter (Kindheit oder frühes Erwachsenenalter) unterschiedlich bedeutsam zu sein.[6] *Genetische Risikofaktoren* verstärken das Ausmaß bestimmter Spezifischer Phobien. Eine biologisch bedingte rasche psychovegetative Ansprechbarkeit bis hin zu Panikattacken bereitet oft den Boden für alle möglichen Spezifischen Phobien: Wäre die körperliche Erregung angesichts bestimmter Objekte und Situationen nicht derart ausgeprägt, würden zahlreiche Spezifische Phobien kein krankheitswertiges Ausmaß erreichen. Die Neigung zu *vagovasalen Ohnmachtsreaktionen,* das heißt zu Kreislaufinstabilitäten, fördert die Ausprägung einer Blut-Spritzen-Verletzungsphobie. Eine rasche und starke *Ekelsensitivität* begünstigt bestimmte Tierphobien, manchmal auch Blut-Spritzen-Verletzungsphobien.

Nicht nur bestimmte Furchtreaktionen, sondern auch verschiedene *Ekelreaktionen* als Auslöser und Verstärker von Spezifischen Phobien lassen sich am besten aus einer *Kombination von Erbe und Umwelt* (Erziehung) verstehen. Kinder haben bekanntlich viel geringere Ekelgefühle als Erwachsene. Eltern und andere Personen der sozialen Umwelt geben bewusst und unbewusst an die Kinder laufend bestimmte Informationen weiter, wovor sie eine Ekelreaktion entwickeln sollen. Das ist erstaunlich: Während eine Ekelreaktion bei Menschen aller Kulturen im Gesicht eindeutig erkennbar ist (durch eine gerümpfte Nase und heruntergezogene Mundwinkel), gibt es weltweit völlig unterschiedliche Auslösefaktoren dafür.

Überlegen Sie einmal: Könnten Sie alle möglichen Nahrungsmittel essen, die in anderen Ländern als Delikatesse gelten? Würden Sie etwa jene Tiere, die bei zahlreichen Menschen in lebendigem Zustand eine Spezifische Phobie auslösen, mit Genuss verzehren, wie etwa gegrillte, gebackene oder frittierte Mehlwürmer, Heuschrecken, Grillen, Larven, Ameisen oder Taranteln? Haben Sie bereits Probleme, einen Hummer zu zerlegen oder Austern zu schlürfen? Können Sie sich vorstellen, Ihren Geschmackssinn derart zu trainieren, dass bestimmte Meeresfrüchte für Sie zukünftig bekömmlicher sind als jetzt?

Furcht als neurobiologisch fundierte Notfallreaktion

Das *Furchtsystem* beruht auf *speziellen neuronalen Schaltkreisen* im Gehirn, die das Verhalten des Menschen angesichts bestimmter Objekte und Situationen automatisch und unbewusst steuern, um den Organismus vor lebensbedrohlichen Gefahren zu bewahren. Die *Amygdala* (Mandelkern) gilt als das subkortikale Zentrum der Furchtreaktion, jedoch in Vernetzung mit zahlreichen anderen Regionen des Gehirns. Sie besteht aus zahlreichen Teilbereichen, die unterschiedliche Funktionen ausüben. Die Amygdala mit ihren zwei Kernbereichen befindet sich regional im linken und rechten Schläfenlappen (Temporallappen), funktionell im limbischen System. Dieses besteht aus verschiedenen Hirnarealen, die größtenteils im Zwischenhirn lokalisiert sind, dem Bereich zwischen dem Hirnstamm und der Hirnrinde (Kortex). Der Begriff *subkortikal* bezeichnet neurobiologisch programmierte Reaktionen aus den tieferen Schichten des Gehirns, eben dem limbischen System, das ohne bewusste und willentliche Steuerung des Verhaltens durch das Frontalhirn (Stirnhirn) tätig wird.

Im *Frontalhirn* (Stirnhirn) sind all jene Funktionen lokalisiert, die uns zu Menschen mit Bewusstsein, bewusst erlebten Gefühlen, Denk- und Entscheidungsfähigkeit sowie kontrollierten und geplanten Handlungen machen. Das Frontalhirn, genauer: der *präfrontale Kortex,* dient der Emotionsregulation und steuert alle vom Mandelkern ausgehenden emotionalen Reaktionen wie Angst, Furcht oder Ekel. Es lässt sich durch spezielle Untersuchungsmethoden des Gehirns in beeindruckender Weise messen, dass bei einer Überaktivierung der Amygdala, das heißt bei unkontrollierbarer Furcht oder starken Ekelgefühlen, eine verminderte Aktivierung im sogenannten *dorso- und ventromedialen Präfrontalkortex* gegeben ist. Daraus kann man im Umkehrschluss festhalten: Diese beiden Areale im präfrontalen Kortex erfüllen wichtige Funktionen bei der automatischen und kontrollierten Emotionsregulation.

In ähnlich faszinierender Weise dokumentieren zahlreiche wissenschaftliche Befunde, dass durch eine stärkere Aktivierung dieser beiden Regionen im präfrontalen Kortex die überschießende Aktivität der Amygdala gehemmt werden kann, ganz ohne Medikamente, sondern nur durch Psychotherapie und erfolgreiche Selbstbehandlung. Bei Menschen mit erfolgreich behandelten Spezifischen Phobien besteht während der Konfrontation mit gefürchteten Situationen weiterhin eine nachweisbare leichte Furchtreaktion der Amygdala, diese wirkt sich jedoch wegen der hemmenden Funktion des präfrontalen Kortex nicht auf das Verhalten aus.

Die *Insula* (Insel), auch insulärer Kortex genannt, ist eine weitere wichtige Hirnstruktur, die im Körper alles erfasst, was gerade abläuft, und in der Folge dem Bewusstsein zugänglich macht. Die instinktiven Furcht- bzw. Ekelreaktionen vonseiten der Amygdala und die Informationen vonseiten der Insula werden im Frontalhirn zum bewusst erlebten menschlichen Gefühl von Angst bzw. Furcht verarbeitet, das mehr ist als die subkortikal gesteuerte Furcht- und Fluchtreaktion durch das limbische System, das oft auch als das *Säugetierhirn* des Menschen bezeichnet wird.

Der amerikanische Psychologe und Neurowissenschaftler Joseph LeDoux[7] hat in den letzten drei Jahrzehnten neben verschiedenen anderen Forschern wertvolle Beiträge zu einem besseren Verständnis der neurobiologischen Grundlagen von Angst und Furcht geleistet, die auch große Bedeutung für deren Behandlung haben.

Der deutsche Psychologe Professor Alfons Hamm[8] beschäftigt sich bereits seit Jahrzehnten mit dem besseren Verständnis und der erfolgreichen Therapie von Spezifischen Phobien. Leserinnen und Leser, die großes Interesse an den neurobiologischen Grundlagen von Angst und Furcht sowie an den Konsequenzen für die erfolgreiche Behandlung von Spezifischen Phobien haben, seien vor allem auf die Veröffentlichungen dieser beiden Forscher und deren Teams verwiesen.

Psychologische Faktoren

Furchterwerb durch Konditionierung

Die Zwei-Faktoren-Theorie zur Konditionierung von Furchtreaktionen

Lerntheoretische Modelle haben in der Vergangenheit einen bedeutsamen Beitrag zum besseren Verständnis sowie auch zur erfolgreichen Therapie der früher sogenannten »Einfachen Phobien« geleistet. Nach der zentralen These der lerntheoretischen Modelle aus den 1940er- und 1950er-Jahren ist fast jedes menschliche Verhalten und damit auch jedes ängstliche Verhalten gelernt und kann auch wieder verlernt werden – eine bewusste Gegenthese zum Menschenbild der Psychoanalyse, wonach frühe Prägungen nur schwer veränderbar seien.

Die damals meist aus *tierexperimentellen Studien* auf das menschliche Verhalten übertragenen Erklärungsmodelle waren sehr einfach, berücksichtigten nur Teilaspekte des menschlichen Lernens und begründeten offensichtlich gerade deshalb einen übertriebenen therapeutischen Optimismus. Die Entstehung und Aufrechterhaltung Spezifischer Phobien, aber auch von Agoraphobie mit und ohne Panikstörung, wurde seit den 1940er-Jahren durch die lerntheoretisch fundierten Prinzipien der klassischen und operanten Konditionierung erklärt, die als *Zwei-Faktoren-Theorie* bekannt geworden sind. Die »klassische Konditionierung« soll die Entstehung von Phobien und die »operante Konditionierung« die Aufrechterhaltung von Phobien erklären.

Die *klassische Konditionierung* ist eine Form des Lernens nach dem russischen Physiologen Iwan Pawlow, bei der ein Organismus, das heißt ein Tier oder ein Mensch, eine *zeitliche oder räumliche Verknüpfung zwischen zwei Reizen* lernt, und zwar zwischen einem neutralen (bedingten) Reiz (Stimulus) und einem biologisch meist angeborenen (unbedingten) Reiz, der eine biologisch festgelegte Reaktion auslöst. Als Ergebnis der Konditionierung löst der ehemals neutrale Reiz eine neue (bedingte) Reaktion aus, die der unkonditionierten Reaktion sehr ähnlich ist.

Die *klassische Konditionierung* ist demnach ein Vorgang des *assoziativen Lernens* aufgrund einer zeitlichen oder räumlichen Kopplung von auslösenden Reizen (Stimuli). Detaillierter formuliert, beruht die klassische Konditionierung auf dem Modell der *Stimulus-Substitution:* Durch die *mehrfache Kopplung* eines vorher neutralen Reizes mit einem unkonditionierten, biologisch signifikanten Reiz gewinnt der neutrale Reiz eine bedingte Auslösefunktion für die ursprünglich unkonditionierte Reaktion. Das klingt sehr theoretisch und soll am bekannten Hundeexperiment von Pawlow aufgezeigt werden, bei dem aufgrund einer zeitlichen Kopplung von Glockenton und anschließender Futtergabe der Speichelfluss des Hundes nach einigen Wiederholungen bereits aufgrund des bedingten Reizes (Glockenton) erfolgte.

Ein ursprünglich neutraler Stimulus (sogenannter *konditionierter Stimulus,* konkret ein Glockenton) wird zeitlich verknüpft mit einem sogenannten *unkonditionierten Stimulus* (konkret ein bestimmtes Futter), der eine biologisch vorgegebene *unkonditionierte Reaktion* (konkret einen Speichelfluss) auslöst. Nach mehreren Kopplungen des konditionierten Stimulus (Glockenton) und des unkonditionierten Stimulus (Futter) bewirkt die alleinige Darbietung des konditionierten Stimulus (Glockenton) eine konditionierte Reaktion (Speichelfluss), die der spontanen, biologisch bedingten unkonditionierten Reaktion (Speichelfluss beim Anblick des Futters) sehr ähnlich ist. Anstelle einer zeitlichen Kopplung von konditioniertem Stimulus und unkonditioniertem Stimulus kann auch die räumliche Nähe zwischen zwei Reizen eine Kopplung von Situation und Befindlichkeit bewirken.

Viele Spezifische Phobien werden durch klassische Konditionierung gelernt. Die Angst vor Höhen, Brücken, geschlossenen Räumen, öffentlichen Verkehrsmitteln, Flugzeugen und vielen anderen Situationen hängt oft damit zusammen, dass in derartigen Situationen einmal Umstände wie große Hitze oder keine Fluchtmöglichkeit gegeben waren, die zu sehr unangenehmen körperlichen und psychischen Reaktionen wie etwa Übelkeit, Schwindel, Ohnmachtsgefühl, Atemnot, hilfloser Angst und schlimmen Befürchtungen oder gar zu einer vollständigen Panikattacke geführt hatten, sodass ab dieser Erfahrung bereits Hitze, Beklemmungsgefühle und alle möglichen Situationen ohne sofortige Fluchtmöglichkeit ähnliche Zustände auslösen können. Derartige klassische Konditionierungen entstanden oft schon in so jungen Jahren, dass sich die Betroffenen gar nicht mehr daran erinnern können und bei Befragungen angeben, dass es keine Auslöser ihrer Spezifischen Phobie gebe, was besonders typisch ist für Menschen mit Tierphobien, deren Wurzeln oft bis in das zweite bis vierte Lebensjahr zurückgehen.

Lernen im Sinne der klassischen Konditionierung steht grundsätzlich im Dienste der *Anpassung* des Menschen an Umweltsituationen. Ein bestimmter, vorher völlig neutraler Reiz ist aufgrund der Umstände plötzlich zu einem Signal für Gefahr geworden. Eine derartige Kopplung verliert sich zwar im Laufe der Zeit wieder, wird aber oft verstärkt und aufrechterhalten durch zwei weitere Faktoren: Reizgeneralisierung und operante Konditionierung.

Zuerst setzt eine zunehmende *Reizgeneralisierung* ein, das heißt eine Ausweitung dieser Kopplung auf viele andere Situationen, die der ursprünglichen Situation sehr ähnlich sind. Es werden dann zunehmend alle möglichen Geschäfte und öffentlichen Verkehrsmittel gefürchtet, nur weil einmal in einem Supermarkt oder Bus bei Hitze bzw. fehlender Fluchtmöglichkeit einzelne Symptome wie Atemnot, Übelkeit, Schwindel, beschleunigter Herzschlag, Hilflosigkeitsgefühle und panische Angst, nicht selten sogar eine situationsbezogene Panikattacke aufgetreten sind.

Von zentraler Bedeutung für die Aufrechterhaltung der assoziativen Kopplung von körperlichen und psychischen Symptomen angesichts bestimmter Objekte und Situationen ist in der Folge das *Lernprinzip der operanten Konditionierung,* wozu das Lernen am Erfolg (»positive Verstärkung«) ebenso zählt wie das Lernen durch Ausbleiben negativer Konsequenzen (»negative Verstärkung«).

Das Lernprinzip der *negativen Verstärkung* wird auch *Vermeidungslernen* genannt: Wenn Vermeidung zur Vorbeugung und Flucht zur Verminderung von körperlichen und psychischen Symptomen führt, wird diese Strategie immer öfter eingesetzt, weil sie kurzfristig sehr wirksam, langfristig jedoch extrem schädlich ist; es kommt zu einer erheblichen Einschränkung der schulischen, beruflichen, sozialen und privaten Funktionsfähigkeit der Betroffenen.

Die *klassische Konditionierung* ist kein passiver Vorgang, wie dies früher anhand von tierexperimentellen Befunden vermittelt wurde, sondern ein *aktiver Lernprozess:* Man lernt, einen signifikanten Reiz zu nutzen, der etwas Wichtiges in der Umwelt vorhersagt, das heißt, man lernt, *Gefahrenzeichen* zu erkennen. Bei der *operanten Konditionierung* lernt man *Beziehungen* zwischen dem eigenen Verhalten und dessen externen Bedingungen und Folgen, das heißt, man lernt wirksame Reaktionsweisen zur Bewältigung von Gefahren.

Menschen mit Spezifischen Phobien lernen, dass es ihnen besser geht, wenn sie einem gefürchteten Reiz entfliehen können oder am besten überhaupt nicht mehr begegnen, weil dadurch die Furcht sofort beendet oder vermieden wird. Das *Vermeidungsverhalten* wird durch den Erfolg, nämlich das Ausbleiben der unangenehmen körperlichen und psychischen Reaktion, belohnt, das heißt »negativ verstärkt«, weil die gefürchteten negativen Konsequenzen ausbleiben.

Das *Lernprinzip der operanten Konditionierung in Form der negativen Verstärkung* bewirkt nach der Entstehung der Phobie durch klassische Konditionierung deren weitere Aufrechterhaltung durch Flucht oder Vermeidung als zumindest kurzfristig wirksame Strategie. Die Betroffenen machen durch ein derartiges *Vermeidungslernen* jedoch nicht mehr die Erfahrung, dass die betreffenden Situationen tatsächlich objektiv ungefährlich sind oder zumindest zu bewältigen gewesen wären, sie schwächen dadurch ihr Selbstvertrauen und können mangels positiver Erfahrungen im Umgang mit gefürchteten Objekten und Situationen auch noch depressiv werden.

Die *lerntheoretische Erklärung* vieler Spezifischer Phobien, aber auch einer Agoraphobie, läuft – am Beispiel einer Klaustrophobie verdeutlicht – in Form von *vier Schritten* ab:
1. *Klassische Konditionierung.* Eine Klaustrophobie entsteht oft in einem Aufzug, Flugzeug oder überfüllten, bis zum Ende der Veranstaltung geschlossenen Saal, weil in dieser ursprünglich neutralen Situation einmal körperliche Symptome wie subjektiv bedrohliche Atemnot, unangenehme Beklemmungsgefühle, Übelkeit oder Schwindelzustände sowie psychische Symptome wie Gefühle von Hilflosigkeit und Kontrollverlust aufgetreten sind.
2. *Reizgeneralisierung.* Bestimmte Umstände, die in der phobieauslösenden Situation gegeben waren, wie etwa ein geschlossener oder fensterloser Raum, lösen im Laufe der Zeit anderswo dieselben belastenden körperlichen und psychischen Symptome aus wie in der Ursprungssituation. Es entwickeln sich in der Folge Erwartungsängste bezüglich vieler weiterer Situationen, in denen die unangenehmen Symptome auftreten könnten.
3. *Operante Konditionierung in Form der negativen Verstärkung.* Angstmachende klaustrophobische Situationen werden durch Vermeidung oder Flucht umgangen. Das Flucht- und Vermeidungsverhalten nimmt zu, weil es den Betroffenen dadurch kurzfristig besser geht.
4. *Operante Konditionierung in Form der positiven Verstärkung.* Eltern, Partner/-in und Bekannte verstärken oft ungewollt die weitere Aufrechterhaltung einer Spezifischen Phobie, wenn sie alles tun, damit sich die Betroffenen nicht mehr in die gefürchteten Situationen begeben müssen. Angehörige, die selbst gerne fliegen würden, »belohnen« ein Vermeidungsverhalten, wenn sie ihrem flugphobischen Familienmitglied zuliebe auf weitere Flüge verzichten. Partner von tierphobi-

schen Personen treten als Beschützer der Betroffenen auf, die infolgedessen immer weniger ihre eigenen Potenziale zum erfolgreichen Umgang mit den gefürchteten Tieren aktivieren müssen.

Kritische Beurteilung der Zwei-Faktoren-Theorie

So überzeugend die lerntheoretischen Erklärungsmodelle in den vergangenen Jahrzehnten immer wieder vermittelt und so konsequent und durchaus erfolgreich sie im Rahmen einer Verhaltenstherapie bei Personen mit Spezifischen Phobien eingesetzt wurden, ja so plausibel sie auch jetzt noch wirken, gibt es seit vielen Jahren doch zahlreiche *Kritikpunkte*, die im Folgenden näher dargelegt werden sollen:

- Phobische Objekte und Situationen entstehen nicht einfach durch zufällige klassische Konditionierungen, sondern nach dem *Prinzip der biologisch-evolutionären Bedeutsamkeit*. Der Organismus reagiert vor allem in solchen Situationen, die für das Überleben der Art wichtig sind, mit rasch aufgebauten Reiz-Reaktions-Verknüpfungen und stabilen Furcht- und Vermeidungsreaktionen.
- Viele Spezifische Phobien sind nicht das Resultat traumatischer Erfahrungen mit entsprechenden Konditionierungen. Rund die Hälfte aller Betroffenen kann in Befragungen *keine Auslöser* und Ursachen angeben. Das Konzept des Furchterwerbs nach dem Modell der klassischen Konditionierung kann nicht erklären, warum nicht alle, sondern nur ganz bestimmte Personen aufgrund negativer Erfahrungen (Hundebiss, Ohnmachtsreaktion nach der Blutabnahme) eine Phobie entwickeln, kann aber auch nicht erklären, warum eine konditionierte Furchtreaktion einmal stärker und einmal schwächer ausfällt.
- Es sind vielmehr *individuelle Faktoren* erforderlich, etwa eine erhöhte Angstsensitivität, oder bestimmte *Umweltsituationen*, etwa verschiedene Stressfaktoren, damit bestimmte Personen in einer konkreten Situation scheinbar zufällig eine Spezifische Phobie entwickeln und über einen längeren Zeitraum behalten. In Phasen allgemein erhöhter äußerer oder innerer Belastungen sind Menschen viel sensibler für bestimmte Reiz-Reaktions-Kopplungen. Je größer die emotionale Reaktivität, desto schneller und besser sind Angstreaktionen konditionierbar. Je geringer die emotionale Reaktivität ist, desto geringer ist auch die Wahrscheinlichkeit einer chronischen Entwicklung.
- Furcht und Vermeidung treten oft völlig unabhängig voneinander auf. Trotz großer Angst und Furcht vor bestimmten Situationen zeigen zahlreiche Menschen keinerlei Vermeidungsverhalten. Umgekehrt weisen viele Personen ein Vermeidungsverhalten auf, obwohl sie

gar keine Anzeichen von Furcht haben. Daraus folgt: Ein Vermeidungsverhalten wird oft gar nicht durch negative Verstärkung aufrechterhalten.

- Das Lernprinzip der operanten Konditionierung in Form der negativen Verstärkung kann nicht erklären, warum bestimmte Personen ihre Spezifische Phobie auch dann überwinden können, wenn sie im Moment der größten Furcht die Situation verlassen – was gemäß diesem Prinzip die Phobie festigt. Dies lässt sich nur durch *kognitive Konzepte* erklären (subjektive Kontrolle der Situation durch eine Fluchtreaktion, beruhigende Informationen über die Ungefährlichkeit der gefürchteten Situationen sowie auch der erlebten körperlichen Symptome).
- Die primär in *Tierexperimenten* bei Ratten, Mäusen und Hunden gewonnenen lerntheoretischen Erkenntnisse dürfen schon allein aus prinzipiellen Überlegungen nicht eins zu eins auf den Menschen übertragen werden.
- Die Zwei-Faktoren-Theorie bietet keine Erklärung für das Faktum, dass zahlreiche phobische Personen ihre Angst auch *ohne gezielte Konfrontationstherapie* überwinden können.
- Die Zwei-Faktoren-Theorie kann nicht erklären, warum nach einer erfolgreichen Konfrontationstherapie dennoch *Rückfälle* auftreten, was vor allem in Stresssituationen relativ häufig passieren kann.
- Körperliche und psychische Reaktionen in phobischen Situationen werden im Gegensatz zu früheren Annahmen durch die erfolgreiche Konfrontation mit gefürchteten Situationen nicht gelöscht, sondern durch Erfolgserlebnisse nur wirksam *gehemmt*. Zur erfolgreichen Bewältigung Spezifischer Phobien genügen *positive Erfahrungen* in bislang gefürchteten Situationen, die die in der Vergangenheit aufgebauten angst- und furchterzeugenden Reiz-Reaktions-Verbindungen überlagern.

Furchterwerb durch Modelllernen und sozialkognitives Lernen

Menschen lernen nicht nur durch eigene positive und negative Erfahrungen, sondern auch durch die *Beobachtung anderer Menschen*. Es ist nicht sinnvoll, sich in alle möglichen unbekannten Situationen zu begeben, um daraus durch Versuch und Irrtum zu lernen, wenn aufgrund der Erfahrungen der sozialen Umwelt feststeht, welche Situationen gefährlich bzw. sicher sind. Kinder imitieren von klein auf das Verhalten von Familienmitgliedern und Freunden. Bei der Entstehung Spezifischer Phobien spielen soziale Lernprozesse eine große Rolle. *Modelllernen* oder Lernen am Modell nach dem kanadischen Psychologen Albert Bandura ist ein *Lernen durch Beobachtung,* auch Lernen durch Nachahmung oder stellvertretendes Lernen genannt, ohne Verstärkung von Verhaltensweisen, wie dies beim Konditionierungslernen der Fall ist. Auf diese Weise werden komplexe Verhaltensweisen gelernt, und zwar nicht nur bei Menschen, sondern auch bei Tieren. Modelllernen erfolgt umso schneller und besser, je ähnlicher das beobachtete Modell ist und je stärker die emotionale Beziehung zu dieser Person ist. Daraus folgt auch, dass der Misserfolg von bedeutsamen Modellpersonen für das eigene Verhalten demotivierend und abschreckend wirken kann.

Ängstliche Eltern sind kein optimales Lernmodell. Deren Kinder sind in vielen Situationen risikoscheu und selbstunsicher, vor allem wenn sie ständig Ermahnungen hören wie: »Pass auf, dass dir nichts passiert.« Weniger ängstliche Eltern ermutigen ihre Kinder, sich herausfordernden Situationen zu stellen, und vermitteln aufgrund ihrer Gelassenheit ihren Kindern Zuversicht und Selbstvertrauen. Viele Kinder haben diverse Furchtreaktionen – etwa angesichts von Spinnen, Hunden und Höhen – von ihren Eltern übernommen, und zwar auf verbalem und nonverbalem Weg.

Die durch *Beobachtungslernen* erworbene Angst und Furcht ist umso größer, je stärker die Furchtreaktion des beobachteten Modells ist. Die Beobachtung des Modellverhaltens erfolgreich handelnder Personen kann umgekehrt aber auch dazu beitragen, gelernte Spezifische Phobien schneller wieder abzubauen als durch eigenständige Bemühungen ohne Imitationslernen.

Furchterwerb auf der Basis des Modelllernens erfordert keine schädlichen Konditionierungen in Zusammenhang mit bestimmten Objekten oder Situationen, es reicht vielmehr die *Beobachtung des ängstlichen Verhaltens* oder der körperlichen und psychischen Symptome von persönlich bedeutsamen Personen angesichts bestimmter Situationen. Ein Kind mit Hundephobie muss selbst keine negativen Erfahrungen mit Hunden gemacht haben, es reicht das beobachtete Vorbild eines ängstlichen Elternteils im Umgang mit Hunden.

Spezifische Phobien können nicht nur durch Beobachtung des Verhaltens anderer Personen in der Realität, sondern auch durch die Beobachtung von Modellen in *Filmen* erworben werden. Der Furchterwerb über Fernsehfilme macht deutlich, wie Kinder und Jugendliche eine Spezifische Phobie entwickeln können, obwohl kein nahestehender Verwandter eine derartige Phobie aufweist.

Wie beim Konditionierungslernen werden auch beim Beobachtungslernen jene Furchtreaktionen eher gelernt, die mit einer *evolutionsbiologisch vorbereiteten Reaktionsbereitschaft* in Zusammenhang stehen. Wenn sich beispielsweise ein Elternteil vor Blitzen fürchtet, wird die bei Kindern völlig normale Angst vor Blitzen viel schneller krankheitswertig verstärkt, als wenn sich derselbe Elternteil vor dem elektrischen Strom fürchtet, sobald er ein Gerät an die Steckdose anschließt.

Die durch Beobachtung gelernten Verhaltensweisen werden auf andere Situationen übertragen und können dort ohne längeres vorheriges Üben sofort eingesetzt werden. Dies gilt nicht nur für negative, sondern auch für positive Vorbilder. Die Beobachtung von Modellen ohne Angst und Furcht angesichts bestimmter Objekte und Situationen kann eine Phobie abschwächen oder sogar verhindern.

Ungünstiges Beobachtungslernen allein bewirkt nicht notwendigerweise eine Spezifische Phobie. Neben einer biologisch bedingten Reaktionsbereitschaft spielen oft auch *belastende Lebensumstände* (psychosozialer Stress, traumatische Erfahrungen) eine bedeutsame Rolle bei der Ausprägung einer Spezifischen Phobie.

Wiederholte positive Erfahrungen stärken das Vertrauen und die Erfolgserwartung in Bezug auf neue, unbekannte und ungewisse Situationen und begründen eine *hohe Selbstwirksamkeitserwartung,* das heißt die Zuversicht, bestimmte Aufgabenstellungen aufgrund der vorhandenen eigenen Fähigkeiten bewältigen zu können. Bei wiederholten negativen Erfahrungen und einer *geringen Selbstwirksamkeitserwartung* wird letztlich nicht eine Situation an sich als bedrohlich und angstauslösend erlebt, sondern vielmehr die von der jeweiligen Person angenommene eigene *Unfähigkeit,* die Situation erfolgreich bewältigen zu können.

Wer eine Spezifische Phobie entwickelt, ist nicht einfach durch einmal entstandene Konditionierungen geprägt, sondern hat oft keine Modelle zur erfolgreichen Bewältigung erlebt bzw. nutzt diese trotz hilfreicher Vorbilder nicht, da er oder sie annimmt, den gefürchteten Situationen ohne realistische Einfluss- und Kontrollmöglichkeiten ohnmächtig ausgeliefert zu sein.

Nicht nur Verhaltensweisen, sondern auch *Emotionen* können über Vorbilder gelernt werden. Die Übertragung von Angst- und Furchtreaktionen von einem Elternteil auf das Kind wird mithilfe des Modells vom sozialen Lernen auf einfache Art und Weise zu erklären versucht: Ein

Kind kann eine Hundephobie aus dem ängstlichen Verhalten der Mutter angesichts von Hunden gelernt haben, auch wenn die Mutter überzeugt war, ihre Angst vor Hunden nicht offen gezeigt zu haben, damit ihr Sohn nicht ebenfalls eine Hundephobie entwickelt.

Nach dem *sozialkognitiven Lernen* – einem um kognitive Aspekte erweiterten Lernmodell – werden vor allem solche Verhaltensweisen erlernt und in das Verhaltensrepertoire integriert, die *soziale Bestätigung* finden. Nach diesem Modell besteht Lernen in der Entwicklung von Konzepten über das eigene Verhalten und dessen soziale Rückmeldungen. Lernprozesse sind letztlich eine Form der *Selbstregulation*. Erfolgreiche *Angstbewältigung* bedeutet, gefürchtete Situationen realitätsgerecht einschätzen zu können, Vertrauen in die eigenen Fähigkeiten zu gewinnen, diese Situationen erfolgreich zu bewältigen, und angemessen darauf reagieren zu können. Entscheidend für Erfolgserlebnisse ist die vorherige *Selbstwirksamkeitsüberzeugung*. Bereits eine rein fiktive bzw. vermeintliche Kontrolle über eine bestimmte Situation kann angst- und furchtmindernd wirken. Die globale Einschätzung einer Situation als sehr bedrohlich führt dagegen zu einer stärkeren Wahrnehmung potenziell gefährlicher Situationsmerkmale, was die Bewältigung der gefürchteten Situation erschwert. Menschen mit krankhafter Angst und Furcht malen sich häufig die schlimmsten Folgen oder gar unabwendbare Katastrophen aus, während die Selbsthilfemöglichkeiten unterschätzt oder überhaupt nicht wahrgenommen und genutzt werden.

Furchterwerb durch semantisches Lernen (Instruktionslernen)

Neben persönlichen Erfahrungen und der Beobachtung anderer Menschen ereignet sich Lernen vor allem auch über den Weg der Sprache. Als *semantisches Lernen* bezeichnet man *Lernen durch verbale Informationsvermittlung,* das heißt durch persönliche Erzählungen, schulische Unterweisung, ärztliche Empfehlungen, Zeitungs- und Fernsehberichte oder lokale Traditionen. Ein Furchterwerb durch semantisches Lernen hat weder mit eigenen negativen Erlebnissen noch mit traumatisierenden Erfahrungen anderer Menschen zu tun, sondern mit Nachrichtenübermittlung.

Warnungen vor bestimmten Tieren und Medienberichte über Todesfälle durch bestimmten Katastrophen, wie etwa einen Blitzschlag, einen Flugzeugabsturz, einen Bergunfall oder einen Hundebiss, können zum

Aufbau einer krankheitswertigen Furchtstruktur im Sinne einer Spezifischen Phobie beitragen. Ein in den Medien ausführlich berichteter Flugzeugabsturz führt nicht nur bei Personen mit Flugphobie und Generalisierter Angststörung, sondern auch bei vielen anderen Menschen zu einer erhöhten Angstreaktion und damit zu einer verminderten Bereitschaft, einen Urlaubsflug zu buchen.

Furchterwerb durch fehlende Bewältigung frühkindlicher Furchtneigung

Zahlreiche Spezifische Phobien sind nicht durch konditionierte negative Lernerfahrungen entstanden, sondern durch *mangelhafte Furchtbewältigung*. Viele Kinder haben von klein auf nicht gelernt, mit angeborenen Furchtreaktionen erfolgreich umzugehen und positive Lernerfahrungen aufzubauen. Als Folge der fehlenden oder unzureichenden Bewältigung der im Kindesalter ganz normalen Furcht vor bestimmten Tieren, Dunkelheit, Höhen, Blitz und Donner, Eintauchen in das Wasser eines Hallen- oder Freibads bzw. eines Sees entwickelt sich eine Spezifische Phobie, die selbst im Erwachsenenalter oft unverändert bestehen bleibt. Das deutliche Überwiegen von Mädchen und Frauen bei bestimmten Spezifischen Phobien, vor allem bei Tierphobien, hängt nicht mit der Vererbung, sondern mit den jeweiligen Sozialisationsbedingungen zusammen.

Nach einer neuseeländischen Studie haben nicht jene Menschen Höhenangst, die einmal oder öfter von Höhen wie etwa Bäumen oder Leitern hinuntergefallen sind, sondern vor allem jene Personen, die sich niemals auf Höhen wie einen Baum gewagt haben und daher auch nicht gelernt haben, erfolgreich damit zurechtzukommen.

Daraus folgt: Je weniger Kinder von klein auf Höhen ausgesetzt sind, je seltener sie mit verschiedenen Tieren in Kontakt kommen und je geringer ihre Erfahrungen mit tiefen Gewässern sind, desto größer können ihre diesbezüglichen Ängste und Furchtreaktionen werden. Jugendliche und Erwachsene bleiben ängstlich und furchtsam, wenn sie ihre ganz normalen Kindheitsängste nicht angemessen bewältigt haben. Der *erfolgreiche Umgang mit bestimmten Objekten und Situationen* kann die Entstehung einer Spezifischen Phobie auch dann wirksam verhindern, wenn tatsächlich einmal negative Lernerfahrungen gemacht wurden, wie etwa ein Hundebiss oder ein Sturz von einer Leiter. Besitzer von Katzen und Hunden entwickeln durch einen Biss ihres Tieres viel seltener eine

Traumatisierung als andere Personen. Das gilt auch für Landwirte, die von Kühen viel häufiger verletzt werden als Personen mit einer Kuhphobie, die ohnehin jeden Kontakt mit ihnen vermeiden.

Furchterwerb durch Traumatisierung

Spezifische Phobien gelten als überzogene, lebensbeeinträchtigende Befürchtungen *angesichts externer Reize*. In den Forschungskriterien des ICD-10 wird ausdrücklich festgehalten, dass Spezifische Phobien *unvernünftig* sind. Das würde bedeuten, dass die jeweiligen Spezifischen Phobien ohne vernünftigen Grund auftreten. In vielen Fällen sind sie aber gar nicht so irrational und uneinfühlbar, wie oft angenommen wird. In der neuesten Diagnostik gelten Spezifische Phobien nicht mehr als unvernünftig, sondern als *unverhältnismäßig* in Bezug auf das Ausmaß der Gefahr, die durch bestimmte spezifische Objekte und Situationen tatsächlich gegeben ist.

Zahlreiche Betroffene sind angesichts bestimmter Objekte, Orte und Situationen hochgradig durch traumatische Lebenserfahrungen gesteuert, die zumeist im Kindes- und Jugendalter, aber auch im Erwachsenenalter gemacht wurden, sodass deren Reaktionen durchaus einfühlbar und vernünftig in dem Sinne sind, dass ähnliche Erfahrungen um jeden Preis verhindert werden sollen.

Traumatisierende Erfahrungen, die in der frühesten Kindheit gemacht wurden, können nicht bewusst erinnert werden. Im späteren Lebensalter sind sie häufig dem Bewusstsein deshalb nicht zugänglich, weil diese schmerzvollen Inhalte verdrängt wurden, was vor allem von tiefenpsychologisch orientierten Fachleuten betont wird. Zahlreiche Betroffene wissen zwar um die traumatisierend wirkenden Ursachen, können ihr Verhalten angesichts bestimmter Objekte und Situationen aber dennoch nicht rational steuern. Ihr Verhalten sollte aber deswegen nicht als »irrational« bezeichnet werden, denn es handelt sich um unauslöschlich eingespeicherte Erfahrungen und Emotionen, die sich in einem früheren Lebensabschnitt eingeprägt haben.

Bei Spezifischen Phobien auf der Grundlage von Traumatisierungen handelt es um viel komplexere Vorgänge als jene Lernerfahrungen, die man mit einfachen Konditionierungsmodellen erklären kann. Ein *Trauma* beruht auf der Erfahrung des völligen Ausgeliefertseins, der absoluten Hilflosigkeit und des totalen Kontrollverlusts. Das Selbstverständnis als autonom handelnde Person ist durch einschneidende Lebenserfahrungen verloren gegangen. Menschen, die vorher selbstbestimmt ihr Leben gemeistert haben, werden seither durch panische Angst vor dem Wiederauftreten des alten Traumas und dem Eintreten neuerlicher traumatisierender Erfahrungen in bestimmten Situationen gesteuert.

Die Betroffenen können die zugrunde liegende *Posttraumatische Belastungsstörung* durchaus bereits aus eigener Kraft oder mithilfe einer Psychotherapie ausreichend überwunden haben, eine vorschnelle Reaktionsbereitschaft angesichts bestimmter Situationen im Sinne einer Spezifischen Phobie bleibt jedoch oft bestehen.

Einige typische *Beispiele* als Folge einer Posttraumatischen Belastungsstörung sind folgende Spezifische Phobien:
- eine *Hundephobie* nach einer schweren Bisswunde durch einen Kampfhund in der Kindheit,
- eine *Wespenphobie* nach einem Stich bei allergischer Reaktion,
- eine *Furcht vor großen Gewässern* nach der Erfahrung, in einem Badesee als Kind fast ertrunken zu sein,
- eine *Höhenphobie* nach einem Absturz von einem Baum mit mehreren Brüchen in der Kindheit,
- eine *Dunkelangst* nach einem erlittenen Raubüberfall in der Nacht,
- eine *Tunnelphobie* wegen der Erfahrung eines brennenden Autos im Tunnel mit der Gefahr einer Explosion,
- eine *Aufzugphobie* nach längerem Steckenbleiben eines engen und überfüllten Aufzugs,
- eine *Seilbahn- oder Liftphobie* nach einer dramatischen Rettungsaktion bei mehrstündigem Ausfall der Seilbahnanlage,
- eine *Blitzphobie* nach einem fast tödlichen Blitzschlag im Gebirge,
- eine *Phagophobie* (Erstickungsangst beim Essen) nach dem lebensbedrohlichen Verschlucken einer Fischgräte,
- eine *Blut-Spritzen-Verletzungsphobie* nach einer Ohnmachtsreaktion als Kind während einer Blutabnahme oder nach einer blutenden Verletzung im späteren Alter,
- eine *Zahnbehandlungsphobie* nach einer traumatisierenden Gebisssanierung durch einen wenig einfühlsamen Zahnarzt,
- eine *Flugphobie* nach einem vermeintlichen Herzinfarkt beim Fliegen, der sich schließlich als Panikattacke herausgestellt hat.

Furchterwerb durch persönlichkeitsspezifische Faktoren

Temperament
Eine *rasche psychische und psychovegetative Erregbarkeit* als Persönlichkeitsfaktor begünstigt die Entstehung und Aufrechterhaltung einer Spezifischen Phobie. Bei einer *ängstlichen und sensiblen Persönlichkeit* ereignet sich schneller ein Furchterwerb durch Konditionierung oder Modelllernen als bei anderen Personen. Menschen mit einer erhöhten *Ekelsensibilität* können ebenfalls leichter eine Spezifische Phobie in Form einer Tierphobie, aber auch in Form einer Blut-Spritzen-Verletzungsphobie entwickeln.

Kinder mit einer hohen *Verhaltensgehemmtheit* neigen oft stärker als andere zu Furchtreaktionen und hilfesuchendem Verhalten bei den Eltern, statt sich unsicheren und ungewissen Situationen aus eigener Initiative zu nähern und dadurch in zunehmendem Ausmaß Erfolgserlebnisse zu bewirken und mehr Selbstvertrauen aufzubauen.

Schädliche Denkmuster
Von der Kognitiven Verhaltenstherapie wurden seit den 1970er-Jahren *schädliche (dysfunktionale bzw. maladaptive) Denkmuster,* das heißt falsche Überzeugungen und ungünstige persönliche Bewertungen, bei der Entstehung und Aufrechterhaltung von Angststörungen hervorgehoben, nach dem sinngemäßen Spruch des griechischen Philosophen Epiktet: »Nicht die Dinge an sich sind es, die uns beunruhigen, sondern die Art und Weise, wie wir sie sehen.«

Die *Kognitive Therapie* nach Aaron Beck[9] unterscheidet drei Arten von Kognitionen, dargestellt am Beispiel einer Klaustrophobie:

1. Grundüberzeugungen:
- *über sich selbst:* »Ich muss immer und überall die Kontrolle über alles haben, sonst fühle ich mich ausgeliefert«, »Ich bin nicht so kompetent, geschickt, mutig wie andere Menschen, um mit unerwarteten, ungewissen oder neuen Situationen zurechtzukommen«,
- *über die Umwelt:* »Die Welt ist ein gefährlicher Ort«, »Alles Unbekannte stellt eine potenzielle Gefahr dar.«

2. Dysfunktionale Annahmen in Form von Wenn-dann-Verknüpfungen und entsprechenden Vorhersagen:
- »Wenn ich in eine Situation komme, in der ich nicht jederzeit fliehen kann, werde ich eine Panikattacke oder andere körperliche oder psychische Symptome bekommen.«

- »Wenn ich in Situationen ohne sofortige Fluchtmöglichkeit gerate, werde ich mich vor anderen Menschen auffällig und peinlich verhalten.«
3. *Automatische Gedanken in bestimmten Situationen in Form von spontanen, situationsbezogenen Bewertungen:*
- »Ich kann aus diesem Aufzug bzw. Flugzeug nicht jederzeit hinaus, deshalb bin ich einer erhöhten Gefahr ausgesetzt.«
- »Ich halte dieses beklemmende Gefühl von Atemnot in diesem Raum nicht aus, ich muss jetzt sicher qualvoll ersticken.«

Menschen mit Spezifischen Phobien haben drei Arten von *Fehlannahmen:*

1. Fehlannahmen in Bezug auf die Furchtsituationen
Die Betroffenen haben eine *selektive Wahrnehmung* der Umwelt als bedrohlich und schätzen bestimmte Objekte und Situationen viel gefährlicher ein, als sie tatsächlich sind, bis hin zu *Worst-Case-Szenarien,* weil sie immer mit dem Schlimmsten rechnen. Sie halten negative Folgen für wahrscheinlicher als positive Konsequenzen und reagieren auch dementsprechend. Sie konzentrieren sich stets auf ein mögliches *Restrisiko,* wie etwa: »Dieser Hund wird mich bestimmt beißen«, »Der nächste heftige Blitz wird mich oder mein Zuhause treffen«, »In der Dunkelheit besteht eine große Gefahr, dass ich überfallen werde«, »In einem engen oder überfüllten Raum kann man ohne rechtzeitige Frischluftzufuhr vielleicht ersticken«, »Bei schweren Turbulenzen kann ein Flugzeug abstürzen.«

2. Fehlannahmen in Bezug auf die Furchtreaktion
Viele Betroffene haben die falsche Annahme, dass *starke Erregung, Angst oder Furcht den Körper oder den Verstand schädigen könnte,* wenn schon nicht durch äußeren Einfluss ein schwerer Schaden entsteht. So könnte man etwa bei einer *Klaustrophobie* durch eine Panikattacke einen Herzinfarkt, einen Erstickungsanfall oder eine plötzliche Ohnmacht bekommen, selbst wenn die Situation an sich ungefährlich sein sollte. Bei einer *Panikattacke* im Flugzeug könnte man plötzlich anfangen zu randalieren, weil man in Panik auf der Stelle aussteigen möchte. Bei *Höhenangst* könnte man sich im Fall eines geistigen Kontrollverlusts in die Tiefe stürzen. Bei einer *Blut-Spritzen-Verletzungsphobie* oder einer *Zahnbehandlungsphobie* könnte man plötzlich aufspringen und davonlaufen, was entweder zu einer erheblichen Verletzung oder zumindest zu einer großen

Peinlichkeit führen könnte. Im Fall einer Konfrontation mit gefürchteten Objekten und Situationen könnte die körperliche Erregung oder die geistig-psychische Anspannung endlos lang anhalten, ohne dass diese im Laufe der Zeit ganz von allein wieder abfällt, sodass es besser sei, sich auf die entsprechende Situation gar nicht erst einzulassen. Typisch sind folgende *Denkmuster:* »Ich werde so ängstlich reagieren wie ein kleines Kind«, »Ich werde mich wegen meiner Angst und Furcht vor anderen Menschen sehr peinlich verhalten«, »Wenn ich Blut sehe oder zur Blutabnahme gehen muss, werde ich ohnmächtig umfallen«, »Aufgrund meiner Hundephobie werde ich mich so auffällig verhalten, dass der Hund gerade mich anspringen wird.«

3. Fehlannahmen in Bezug auf die eigenen Bewältigungsstrategien

Viele Betroffene fühlen sich den gefürchteten Objekten und Situationen *hilflos ausgeliefert,* weil sie entweder über keine ausreichenden Bewältigungsstrategien verfügen oder trotz entsprechender Kompetenz zumindest unter Stress, Angst und Furcht nicht an ihre *Selbstwirksamkeit* glauben, das heißt an ihre Fähigkeiten, sich in den gefürchteten Situationen trotz Angst und Furcht erfolgreich behaupten zu können. Typisch sind folgende *Annahmen:* »Diese Situation kann ich bestimmt nicht erfolgreich bewältigen«, »Den Anblick einer ekeligen Spinne kann ich nicht ertragen«, »Einem Hund ohne Maulkorb bin ich hilflos ausgeliefert«, »Bei Schwindelgefühlen werde ich wegen meiner Ungeschicklichkeit aus der Höhe hinunterfallen«, »Beim Zahnarzt werde ich unerträgliche Schmerzen bekommen, die ich nicht aushalten kann«, »Wegen meiner Blutphobie werde ich auch bei der nächsten Blutabnahme bestimmt wieder kollabieren«, »Aufgrund meiner Tunnelphobie werde ich mich im Fall einer Panikattacke so auffällig verhalten, dass ich alle nachkommenden Autofahrer an der Weiterfahrt hindern werde.«

Kurz und prägnant zusammengefasst, weisen Menschen mit Spezifischen Phobien folgende *Denk- und Wahrnehmungsmuster* auf:
1. *Bedrohliche Bewertungen.* Sie bewerten bestimmte Objekte und Situationen als bedrohlich, weil sie diesbezüglich einen geringen Selbstwirksamkeitsglauben (wenig Selbstvertrauen) haben.
2. *Verstärkte Aufmerksamkeit auf Gefahren (Hypervigilanz).* Sie lenken ihre ganze Aufmerksamkeit einseitig auf bedrohliche Reize statt darauf, was sie eigentlich tun und erreichen möchten.
3. *Selektive Erinnerungen.* Sie erinnern bedrohliche Reize bzw. negative Erfahrungen viel stärker als positive Erfahrungen.

4. *Gestörte Unterscheidungsfähigkeit zwischen Bedrohung und Sicherheit.* Sie vernachlässigen alles, was Sicherheit gibt.
5. *Überschätzung der Bedrohungswahrscheinlichkeit.* Sie halten bestimmte Gefahren für wahrscheinlicher als andere Personen.
6. *Verstärkte Reaktion auf unsichere Bedrohungslage.* Sie halten Unsicherheit schwer aus und reagieren stärker darauf als andere.

Spezifische Phobien werden häufig verstärkt und aufrechterhalten durch ein *Bestätigungsverhalten*. Wir neigen dazu, jene Informationen stärker zu beachten, die zu unseren Vorannahmen von Bedrohung passen, und jene auszublenden, die dagegensprechen, statt stärker darauf zu achten, was uns in subjektiv bedrohlichen Situationen Vertrauen und Sicherheit geben kann. Menschen mit Angst vor dem Fliegen oder der Reise mit einem Kreuzfahrtschiff werden in ihrer Phobie bestärkt durch Medienberichte über ein Flugzeugunglück oder ein Schiffsunglück, während sie weiterhin angstfrei mit dem Auto unterwegs sind, trotz der täglichen Unglücksmeldungen auf den Straßen. Personen mit einer Hundephobie nehmen Meldungen über Hundebisse mit schweren Verletzungen eher wahr als Berichte über die Häufigkeit allergischer Reaktionen auf Bienen- und Wespenstiche. Blitzphobiker fühlen sich in ihrer Angst vor Blitzen und dem Rückzug ins Haus selbst bei harmlosem Regen bestätigt durch Nachrichten über einen tödlichen Blitzschlag im Gebirge.

Abschreckende »Was wäre, wenn …?«-Vorstellungsbilder
Die Ursachen für das Vermeidungsverhalten von Menschen mit Spezifischen Phobien liegen oft nicht in der Vergangenheit, sondern in der Zukunft, nämlich in den *lebhaften Vorstellungen*, was im schlimmsten Fall passieren könnte, wenn man einem möglichen Unglück oder gar einer Katastrophe ausgesetzt wäre. Es dominieren völlig *unrealistische Erwartungsängste,* die mit rationalen Argumenten nicht widerlegbar sind. In diesem Sinne sind zahlreiche Spezifische Phobien nicht als krankhafte Furcht vor vermeintlich unmittelbar bevorstehenden Bedrohungen zu sehen, sondern als ständige *situationsspezifische »Was wäre, wenn …?«-Befürchtungen* in der Zukunft, ähnlich wie diese bei einer Generalisierten Angststörung in Bezug auf vielfältige Bedrohungsszenarien in der Zukunft typisch sind. Einige Beispiele sollen diese Sichtweise näher erläutern.

Menschen mit einer *Spinnen- oder Schlangenphobie* fürchten sich vor Spinnen und Schlangen hinter Glas und im Freien auch dann, wenn sie wissen, dass diese gar nicht giftig und damit überhaupt nicht gefährlich sind. Kinder, Frauen und Männer mit einer *Hundephobie* fürchten sich auch dann vor einem Hund und gehen deswegen nicht in einen Supermarkt oder in ein Restaurant, wenn dieser mit einem Maulkorb an einer Kette beim Eingang schlafend auf dem Boden liegt oder von seinem Besitzer an der Leine gehalten wird, oder sie müssen die Straßenseite wechseln, wenn ein Hund hinter einem hohen Zaun in einem Garten laut bellend frei herumläuft. Hinter vielen Spezifischen Phobien stehen keinen realen lebensgeschichtlichen Erfahrungen, sondern typische »Was wäre, wenn …?«-Befürchtungen: »Was wäre, wenn die Spinne bzw. Schlange doch giftig wäre oder der Hund sich von der Kette trotzdem losreißen und zubeißen würde?«

Personen mit *Flugangst* befürchten bei Turbulenzen trotzdem einen Absturz, auch wenn sie wissen, dass deshalb noch nie ein Flugzeug abgestürzt ist, weil dies allein wegen Turbulenzen aufgrund der Bauweise gar nicht möglich ist. Menschen mit der Furcht vor *Naturgewalten* fürchten sich vor Blitz und Donner auch dann, wenn sie in einem Haus mit Blitzableiter auf dem Dach in Sicherheit sind oder in einem Auto fahren und das Prinzip des Faraday'schen Käfigs kennen. Menschen mit einer *Blut-Spritzen-Verletzungsphobie* fürchten sich auch dann vor Blut und medizinischen Behandlungsmaßnahmen, wenn sie noch nie ohnmächtig geworden sind und auch keine schlimmen Erfahrungen mit Ärzten gemacht haben. Angesichts von bildhaften »Was wäre, wenn …?«-Befürchtungen, die starke Emotionen auslösen, versagen selbst die besten Beruhigungsversuche mithilfe rationaler Argumentation. Ein angstmachendes inneres Bild wirkt stärker als tausend beruhigende Worte – eine Erfahrung, auf die im folgenden Abschnitt noch näher eingegangen wird.

Konflikte zwischen Vernunft und Gefühlen
Personen mit Spezifischen Phobien wissen ganz genau, dass es angesichts der gefürchteten Objekte, Orte und Situationen keine hundertprozentige Sicherheit gibt, und sehen auch, dass andere Menschen sich gefahrlos und ohne negative Folgen in die betreffenden Situationen begeben. Die Betroffenen leiden aber trotzdem unter einem *unerträglichen Gefühl von Unsicherheit und Ungewissheit* sowie der daraus resultierenden Angst, Furcht und körperlichen Anspannung. Sie können auch durch die schlagkräftigsten Argumente und die besten Statistiken zur Unwahrscheinlichkeit bestimmter Bedrohungen nicht dazu bewogen werden, ihr Vermeidungsverhalten aufzugeben.

Einen *Konflikt* zwischen Vernunft bzw. Wissen und starken Emotionen wie Angst, Furcht und Ekel kann man meistens nicht durch rationale Analysen und logische Schlussfolgerungen erfolgreich auflösen, sondern am ehesten durch gegensätzliche und stärkere *Emotionen* wie Neugier, Begeisterung, Leidenschaft oder Vorfreude.

Die Aussage »Das Flugzeug ist das sicherste Verkehrsmittel der Welt« wirkt auf Menschen mit Flugangst auch ohne umfangreiches Zahlenmaterial überzeugend, sie motiviert sie jedoch noch lange nicht zum Fliegen. Den Mut zum Restrisiko bringen die Betroffenen dann am ehesten auf, wenn das Ziel verlockend genug ist, wie etwa Freunde oder Verwandte nur mithilfe des Flugzeugs besuchen zu können, endlich einmal Weltstädte wie London, Paris, Rom oder New York sehen zu wollen oder auf Inseln wie Mallorca oder Kreta den Urlaub verbringen zu können.

Das *Grundprinzip der Angst- und Furchtbewältigung* lautet: Das, was anziehend wirkt, muss stärker sein als das, was abschreckend wirkt. In der Sprache der Neurobiologie lautet die Empfehlung: Das *Angst- und Stresshormonsystem* kann man am schnellsten abschalten durch die Aktivierung der zwei anderen hormongesteuerten Systeme, nämlich durch das *dopamingesteuerte Belohnungssystem* und das *oxytocin- und endorphingesteuerte Bindungs- und Wohlfühlsystem*.[10]

Furchterwerb durch psychosoziale Stressfaktoren

Ein allgemein erhöhtes *Stressniveau* aufgrund von partnerschaftlichen, familiären, schulischen und beruflichen Problemen, vor allem aufgrund von schweren Erkrankungen in der Familie, einschneidenden Trennungen oder Verlusterlebnissen, nicht verarbeiteten Veränderungen im Lebensumfeld, aber auch im Zusammenhang mit familiärem oder beruflichem Burnout, kann die Entstehung einer Spezifischen Phobie maßgeblich begünstigen, wie dies auch bei anderen Angststörungen häufig der Fall ist.

Panikattacken ereignen sich oft nicht im größten Stress, sondern erst in *Nachstresssituationen,* in denen der Körper endlich zur Ruhe kommt und Geist und Psyche das verarbeiten, was die betroffenen Personen in der Zeit davor erlebt haben. Panikattacken oder panikähnliche Reaktionen treten häufig in Situationen auf, die von den Betroffenen früher als entspannend und nicht als belastend erlebt wurden, wie etwa im eigenen Auto auf der Autobahn, im Flugzeug, in öffentlichen Verkehrsmitteln oder bewusst aufgesuchten Veranstaltungsräumen zwecks Unterhaltung.

Klaustrophobische Ängste bei Menschen, die vorher keine derartigen Ängste gezeigt hatten, sind häufig die Folge von Panikattacken in früher angenehmen Situationen, die seither aufgrund des möglichen Wiederauftretens der Panikattacken gefürchtet werden. Die leichtere Konditionierbarkeit von Spezifischen Phobien hängt keineswegs nur mit der evolutionär-biologischen Ausstattung des Menschen zusammen, sondern vor allem auch mit *psychosozialen Stressfaktoren,* die bestimmte Konditionierungen erleichtern, die sonst nicht erfolgt wären. Das gilt nicht nur für Spezifische Phobien des Situativen Typs, sondern auch für alle anderen Subtypen.

Ohne Berücksichtigung der psychosozialen Hintergründe reichen phobiespezifische Informationen, Änderungen der Denkmuster, Entspannungstechniken und Konfrontationstherapien allein oft nicht aus, eine Spezifische Phobie ohne Rückfall zu bewältigen.

Das biopsychosoziale Krankheitsmodell – eine integrative Sichtweise

Furchterwerb als multifaktorielles Geschehen

Die Entstehung einer Spezifischen Phobie ist in der Regel kein monokausales Geschehen, weshalb eindimensionale Erklärungsmodelle dem oft sehr komplexen Sachverhalt nicht gerecht werden. Die biologischen, psychologischen und umweltbedingten Ursachen und Auslöser von Spezifischen Phobien treten gewöhnlich in Form von *Wechselwirkungen* auf. Eine genetisch bedingte erhöhte Angstbereitschaft im Sinne einer sogenannten *Vulnerabilität* gegenüber spezifischen Situationen oder Objekten wird oft erst durch bestimmte psychosoziale Stressfaktoren zu einer Spezifischen Phobie. Diese Sichtweise wird als *Vulnerabilitäts-Stress-Modell* bezeichnet. Selbst bei den scheinbar einfach strukturierten Spezifischen Phobien ist daher – ähnlich wie bei anderen psychischen Störungen – eine *biopsychosoziale Sichtweise* angezeigt, bei der alle möglichen Aspekte adäquat berücksichtigt werden müssen, was im Folgenden zusammenfassend dargestellt werden soll.[11]

Spezifische Phobien werden begünstigt durch *biologisch vorbereitetes Lernen*. Die Vererbung als Produkt der Evolutionsgeschichte des Menschen bereitet uns auf potenziell bedrohliche Objekte und Situationen vor, mit denen unsere Vorfahren zurechtkommen mussten, um ihre Überlebenschancen zu verbessern.

Die *Gene* bestimmen das Schicksal des Menschen jedoch viel weniger, als man früher angenommen hatte. Die Wechselwirkungen des biologischen Erbes mit der natürlichen Umwelt im nachgeburtlichen Zustand, das heißt mit den erlebten Vorbildern relevanter Bezugspersonen, und den späteren eigenständigen Aktivitäten entscheiden darüber, ob aus einer ganz normalen Neigung eine Störung im Sinne einer Spezifischen Phobie entsteht. Die Thematik der Ausgestaltung der Anlagen in Abhängigkeit von konkreten Umweltbedingungen und persönlichen Verhaltensweisen wird als *Epigenetik* bezeichnet.

Wir reagieren angesichts bestimmter Situationen mehr oder weniger ängstlich und furchtsam – nicht ausschließlich bedingt durch unsere Gene, die die Evolution der Menschheit widerspiegeln, sondern vor allem auch aufgrund negativer Lebenserfahrungen in der Kindheit oder im späteren Leben. *Wiederholte Erfahrungen von Kontrollverlust und Ohnmachtsgefühlen im Kindesalter,* wie etwa permanenter Stress in der Kindheit aufgrund fehlender Geborgenheit, ständiger Bedrohtheit und existenzieller Unsicherheit, vermindern das Urvertrauen in die soziale Umwelt, die eigene Person und in die Zukunft. Traumatische Erfahrungen in der Kindheit werden häufig reaktiviert durch *negative Erlebnisse im Erwachsenenalter,* wie etwa massive Probleme in Partnerschaft, Familie oder Beruf, bzw. durch Bedrohung der körperlichen Gesundheit oder gar von Leib und Leben.

Neben dem biologischen und lebensgeschichtlichen Hintergrund wird die Entstehung einer Spezifischen Phobie begünstigt durch *negative (aversive) Lernerfahrungen mit gefürchteten Objekten oder Situationen,* und zwar durch eigene abschreckende Erlebnisse oder durch stellvertretendes Lernen (Modelllernen).

Die erhöhte Alarmbereitschaft durch die *Stresshormone* Adrenalin, Noradrenalin und Cortisol löst zahlreiche körperliche Symptome aus, die zu einem sogenannten *emotionalen Trugschluss* führen, nach dem Motto: »Weil ich innerlich sehr angespannt bin, voll Furcht vor einer möglichen Gefahr, bereit zur sofortigen Flucht, muss es tatsächlich eine reale äußere Bedrohung geben, sonst wäre ich nicht so ängstlich und furchtsam.« Sollte sich die körperliche und psychische Erregung bis zu einer Panikattacke steigern, gilt dies dann fälschlicherweise als untrüglicher Beweis für eine lebensgefährliche Bedrohung.

Zusammengefasst weisen Spezifische Phobien oft ein multifaktorielles Bedingungsgefüge auf:
- eine genetisch und evolutionsgeschichtlich bedingte rasche Reaktionsbereitschaft,
- ungünstige Lernerfahrungen und Erinnerungen an negative Erfahrungen aus der Vergangenheit, die angesichts harmloser Objekte und Situationen in der Gegenwart immer wieder aktiviert werden,
- eine Aufmerksamkeitsfixierung auf potenzielle Gefahren und eine vorschnelle Einschätzung der Umwelt als bedrohlich, auch ohne negative Vorerfahrungen,
- eine Unfähigkeit, mit ganz normalen Emotionen wie Angst, Furcht und Ekel erfolgreich umzugehen,
- bestimmte bildhafte »Was wäre, wenn …?«-Vorstellungen und schädliche Einstellungen, wie etwa: »Nimm lieber das Schlimmstmögliche an, um nicht überrascht zu werden.«

Furchtbewältigung als multifaktorielles Geschehen

Ähnlich wie die Entstehung krankhafter Furcht in Form einer bestimmten Spezifischen Phobie lässt sich auch deren erfolgreiche Bewältigung als multifaktoriell bedingter Prozess verstehen.

Von klein auf erlernte Bewältigungsstrategien im Umgang mit gefürchteten Objekten und Situationen, wie sie in der Kindheit durchaus normal sind, sowie *positive Lernerfahrungen im Umgang mit subjektiven Bedrohungssituationen im späteren Leben* dämpfen die psychovegetative Übererregbarkeit vonseiten des subkortikalen Furchtsystems mit der Amygdala als Kernregion und ihren zahlreichen Verbindungen zu anderen Hirnarealen. Erfolgreiche Selbstbehandlung und Psychotherapie führen bei Spezifischen Phobien dazu, dass das verhaltenssteuernde Frontalhirn die vom limbischen System ausgehende Furchtreaktion hemmt, nicht jedoch löscht, falls entsprechende furchtbezogene Konditionierungen aufgebaut wurden.

Es ist nicht nötig, dass zuerst Angst und Furcht verschwinden müssen, bevor erfolgreiches Handeln möglich ist. Personen mit einer Spezifischen Phobie können ihr Vermeidungsverhalten zumindest phasenweise immer dann durchbrechen, wenn sie die Entscheidung treffen, bestimmte Ziele unbedingt zu erreichen, die ihnen auf der Basis ihrer *zentralen Bedürfnisse und Werte* bedeutsam sind.

Viele Menschen haben angesichts bestimmter Objekte und Situationen große Angst, vermeiden aber trotz ihrer situationsbezogenen Furcht nichts, was eine körperliche und seelische Belastung darstellen könnte, sondern tun alles, was ihnen wichtig ist, erfüllen befindlichkeitsunabhängig ihre Pflichten im Beruf und im Privatleben – trotz Angst, Furcht und massiven psychovegetativen Symptomen wie starkem Herzklopfen und mulmigen Gefühlen im Bauch. Fallschirmspringer, Sportlerinnen und Musiker haben in bestimmten Leistungssituationen nachweislich oft einen mindestens so hohen Puls wie Menschen mit Phobien und Panikattacken, sie konzentrieren sich jedoch während ihrer Tätigkeit voll und ganz auf die konkrete Aufgabenstellung und nicht auf ihren Körper, während Personen mit einer Phobie von einer erhöhten Herzfrequenz fälschlich auf eine reale äußere Bedrohung schließen und mit Flucht oder Vermeidung reagieren.

Spezifische Phobien lassen sich – ähnlich wie eine Agoraphobie – laut Studien am besten durch eine verhaltenstherapeutisch fundierte *Konfrontationstherapie* überwinden. Die entscheidenden Wirkprinzipien sind jedoch noch nicht endgültig geklärt.

In der Fachwelt wurden im Laufe der letzten Jahrzehnte verschiedene psychologische Erklärungsmodelle entwickelt:[12]
1. *Gegenkonditionierung.* Nach diesem Prinzip, das die Grundlage der in den 1960er-Jahren dominierenden Strategie der *Systematischen Desensibilisierung* darstellt, wird Angst angesichts eines bedrohlich erlebten Reizes, wie etwa eines gefürchteten Tieres, vollständig oder teilweise gehemmt, wenn die Angst mit einem anderen Reiz gekoppelt wird, der mit Angst nicht vereinbar (inkompatibel) ist. Als typische *antagonistische Reize* gelten Entspannung, Lächeln, Zärtlichkeit oder Süßigkeiten. In der frühen Verhaltenstherapie wurde die Methode der Progressiven Muskelentspannung bevorzugt. Nach dem Prinzip der Gegenkonditionierung, auch *reziproke Hemmung* genannt, wird die spontane Angstreaktion angesichts eines gefürchteten Objekts durch eine andere emotionale Reaktion ersetzt, wie etwa Wohlbefinden und Gelassenheit, die zu einem Nachlassen und späteren Ausbleiben der Angstreaktion führt.
2. *Habituation.* In den 1970er-Jahren wurde im Rahmen der Methode der *Konfrontationstherapie* (bevorzugter Fachausdruck: *Exposition*) nachgewiesen, dass Angst auch ohne Entspannung nachlässt, wenn sich phobische Personen wiederholt allen gefürchteten Reizen aussetzen, weil dabei im Laufe der Zeit eine *Gewöhnung* (Fachausdruck: *Habituation*) im Sinne einer verminderten und später völlig ausbleibenden körperlichen und psychischen Reaktion auftritt. Durch Gewöhnung lassen sich zwar viele Anpassungsprozesse des Menschen erklären, etwa eine zunehmende Toleranz gegenüber Lärm oder Schmerz, doch gilt Habituation – im Gegensatz zu früher – heutzutage nicht mehr als der einzige oder entscheidende Wirkmechanismus beim Abbau von Angst und Furcht.
3. *Emotionale Verarbeitung.* In den 1980er-Jahren wurde eine *Netzwerktheorie* formuliert, die das Prinzip der Habituation mit dem Konzept des *korrektiven Lernens* verband und in dieser Form zur theoretischen Grundlage der *massierten Konfrontationstherapie* (Fachausdruck: *Flooding*) wurde. Nach dieser Theorie müssen bei einer Konfrontationstherapie die im Gedächtnis abgespeicherten Furchtstrukturen in Form der gelernten phobischen Reaktionen in den bisher gefürchteten Situationen möglichst stark aktiviert werden, um die Ungefährlichkeit der Situationen und Reaktionen zu erleben. Neuere lernpsychologische und neurobiologische Konzepte haben dieses früher sehr beliebte Erklärungsmodell zur Wirksamkeit von Exposition einer massiven Kritik unterzogen: Bei emotionaler Übererregung kann

man nicht klar denken und gemachte positive Erfahrungen auch nicht optimal speichern.
4. *Extinktion und inhibitorisches Lernen.* Als Folge neuerer lernpsychologischer Modelle wurde das moderne Konzept der *Extinktion* entwickelt. Demnach können gelernte Furchtkonditionierungen im Gegensatz zu früheren Auffassungen nicht vollständig gelöscht werden, es reicht jedoch völlig aus, wenn Erfolgserlebnisse in Angstsituationen die Furchtreaktion im Sinne des sogenannten inhibitorischen Lernens wirksam hemmen. Neue *positive Lernerfahrungen* im Umgang mit gefürchteten Objekten und Situationen, die im Gehirn als Erfolgsgedächtnis gespeichert werden, überlagern die negativen Erfahrungen, die als Furchtgedächtnis gespeichert sind, sodass die Betroffenen befähigt werden, im Interesse ihrer Grundbedürfnisse, Werte und Ziele erfolgreich zu handeln – trotz Angst und Furcht.
5. *Selbstwirksamkeit.* Nach dem bekannten Konzept der *Selbstwirksamkeitserwartung*, das vom kanadischen Psychologen Albert Bandura bereits im Jahr 1977 formuliert wurde, beruht die erfolgreiche Bewältigung von Angst und Furcht auf dem Glauben an die eigenen Fähigkeiten bzw. auf der Überzeugung, angesichts von gegenwärtigen und zukünftigen Problemen selbstständig und erfolgreich handeln zu können. Das *Vertrauen in die Wirksamkeit des eigenen Handelns* wird durch jeden erfolgreichen Umgang mit Angstsituationen gestärkt. Ursache und Folge einer erfolgreichen Konfrontationstherapie ist somit eine starke Kontrollüberzeugung in Bezug auf gefürchtete Objekte, Orte und Situationen.

Teil 3
Selbsthilfe bei Spezifischen Phobien

Das Grundkonzept: in neun Schritten zum Erfolg

Teil 3 dieses Buches bietet eine *Anleitung zur Selbstbehandlung* von Spezifischen Phobien in Form von *neun Schritten:*
- *Schritt 1:* Spezifische Phobien besser verstehen und hilfreich analysieren: Profitieren Sie von mehr Wissen über Ihre Phobie.
- *Schritt 2:* Denkmuster ändern: Entwickeln Sie hilfreichere Sichtweisen.
- *Schritt 3:* Körperliche Befindlichkeit verbessern: Nutzen Sie Entspannungstechniken und körperliche Aktivität.
- *Schritt 4:* Achtsamkeit üben, Akzeptanz fördern: Nehmen Sie gefürchtete Situationen sowie körperliche und psychische Reaktionen achtsam wahr.
- *Schritt 5:* Aufmerksamkeit lenken: Konzentrieren Sie sich auf das, was im Moment hilfreich und wichtig ist.
- *Schritt 6:* Modelllernen: Nehmen Sie sich andere Menschen zum Vorbild.
- *Schritt 7:* Sich selbst coachen: Führen Sie hilfreiche Selbstgespräche.
- *Schritt 8:* Mentales Training: Bereiten Sie sich auf gefürchtete Situationen in der Vorstellung optimal vor.
- *Schritt 9:* Gestufte Konfrontationstherapie: Stellen Sie sich schrittweise allen gefürchteten Objekten und Situationen.

Bei Schritt 1 geht es um ein besseres Verständnis, bei den Schritten 2 bis 9 um die erfolgreiche Bewältigung Ihrer Spezifischen Phobie. Das Neun-Schritte-Programm wird im Folgenden zuerst in den Grundzügen dargestellt und dann bei jeder Spezifischen Phobie so konkret wie möglich beschrieben, sodass sich hilfreiche Wiederholungen ergeben.

Bei jedem der fünf Subtypen von Spezifischen Phobien gibt es zwei Abschnitte. Im *ersten Abschnitt* werden ausführliche Informationen vermittelt und anregende Fragen zur eigenständigen Analyse angeboten, wie dies Schritt 1 des Grundkonzepts entspricht. Danach werden im *zweiten Abschnitt* die Schritte 2 bis 9 zu einem phobiespezifischen Selbstbehandlungsteil zusammengefasst.

Schritt 1
Spezifische Phobien besser verstehen und hilfreich analysieren: Profitieren Sie von mehr Wissen über Ihre Phobie

Menschen mit Spezifischen Phobien haben oft *ungenügende Informationen und verzerrte Wahrnehmungen* bezüglich bestimmter Objekte und Situationen. Sammeln Sie mithilfe von Sachbüchern, Zeitschriftenartikeln, Internetrecherchen, YouTube-Filmen und Gesprächen mit kompetenten Personen möglichst viele Informationen, die Ihnen realistischere Sichtweisen als bisher vermitteln.

Mehr Wissen ist bei Spezifischen Phobien, bei denen gewöhnlich eine Diskrepanz zwischen Wissen und Emotionen besteht, sicherlich nicht heilsam, aber dennoch sehr hilfreich, soweit es um die Verminderung unnötiger *Erwartungsängste* geht, auch wenn dann in der konkreten Angstsituation unter dem Druck starker Gefühle von Angst und Furcht und subjektiv bedrohlichen körperlichen Symptomen auf das bereits seit langem vorhandene und später zusätzlich erworbene Wissen nicht ausreichend zugegriffen werden kann.

Bestimmte Objekte, Orte und Situationen werden oft nicht wegen einer lebensgefährlichen Bedrohung von Leib und Leben gefürchtet, sondern vor allem deshalb, weil sie ein körperliches Unwohlsein, starke Ekelgefühle, unerträgliche Schmerzen, spontane Ohnmachtsreaktionen, heftige Panikattacken, belastende Zustände von geistigem Danebenstehen (Depersonalisation) oder beunruhigende Gefühle von situativem Kontrollverlust bewirken könnten. Neben mehr Wissen über gefürchtete Objekte und Situationen können daher auch umfassende Informationen über gefürchtete körperliche, geistige und psychische Symptome zur Bewältigung Spezifischer Phobien sehr hilfreich sein.[13]

Beantworten Sie folgende *Fragen* zum besseren Verständnis Ihrer Spezifischen Phobie(n):
- Vor welchen Situationen oder Objekten haben Sie starke Angst? Haben Sie eine oder mehrere Spezifische Phobien?
- Was sind die zentralen Merkmale Ihrer Spezifischen Phobie?
- Woran erkennen andere Menschen Ihre Spezifische Phobie?
- Welche Denkmuster begünstigen Ihre Spezifische Phobie?
- Was sind die schlimmsten Befürchtungen im Rahmen Ihrer Spezifischen Phobie? Könnten bestimmte »Was wäre, wenn ...?«-Befürchtungen das Ausmaß Ihrer Spezifischen Phobie vielleicht weitaus stärker bestimmt haben als negative Erfahrungen in der Vergangenheit?

- Welche körperlichen und psychischen Begleitsymptome belasten Sie im Rahmen Ihrer Spezifischen Phobie am meisten?
- Wann ist Ihre Spezifische Phobie erstmals aufgetreten? Wodurch hat sie sich verschlimmert? Was hält sie gegenwärtig aufrecht?
- Welche Auswirkungen hat Ihre Spezifische Phobie auf Ihr Leben und das Leben Ihrer Mitmenschen? Was können Sie deswegen nicht mehr tun bzw. erleben, was Ihnen früher wichtig war?
- Welche Flucht- und Vermeidungsstrategien und welche Sicherheits- und Kontrollstrategien haben Sie entwickelt?
- Welche der bisherigen Bewältigungsstrategien haben Ihnen einigermaßen geholfen, welche dagegen eher geschadet?
- Wie sehr beruhen Ihre Befürchtungen auf negativen Erfahrungen mit bestimmten Objekten oder Situationen in der Vergangenheit?
- Gibt es tiefere Hintergründe Ihrer Spezifischen Phobie, die mit Ihrer Lebenssituation im Kindes- und Jugendalter oder mit Ihrem späteren Leben zu tun haben?
- Welche Gefühle außer Angst und Furcht, wie etwa Ekel oder Hilflosigkeit, sind bei Ihrer Spezifischen Phobie bedeutsam?
- Wie erklären Sie sich – nach dem, was Sie bisher in diesem Ratgeber gelesen haben – die Entstehung Ihrer Spezifischen Phobie?
- Was würden Sie sofort und was in der nächsten Zeit tun, wenn Ihre Spezifische Phobie auf der Stelle verschwunden wäre?
- Was sollten Sie trotz Ihrer Spezifischen Phobie weiterhin tun?
- Haben Sie noch andere Angststörungen bzw. andere psychische Störungen? Besteht ein Zusammenhang mit Ihrer Phobie?

Schritt 2
Denkmuster ändern: Entwickeln Sie hilfreichere Sichtweisen

Menschen mit Spezifischen Phobien schaukeln ihre Furcht dadurch auf, dass sie bestimmte Objekte und Situationen vorschnell als bedrohlich oder zumindest als viel gefährlicher einschätzen, als sie tatsächlich sind. Eine Änderung *der Denkmuster* – in der Verhaltenstherapie *Kognitive Umstrukturierung* genannt – vermindert derartige Erwartungsängste und schwächt die körperlichen Furchtreaktionen in bestimmten Situationen.

Nutzen Sie die *Spaltentechnik* (siehe S. 70): Notieren Sie in der linken Spalte die Art Ihrer Spezifischen Phobie, halten Sie in der mittleren Spalte Ihre falschen bzw. schädlichen Denkmuster fest und notieren Sie in der rechten Spalte die neu entwickelten hilfreicheren Denkmuster.

Spezifische Phobie	Schädliche Denkmuster	Hilfreichere Denkmuster
Spinnenphobie	Große Spinnen können auch bei uns giftig sein.	Bei uns gibt es keine für Menschen gefährlichen Spinnen.
Hundephobie	Furchtsame Menschen werden leicht von Hunden gebissen.	Hunde riechen zwar die Angst, beißen deswegen aber noch lange nicht sofort zu.
Höhenphobie	Der Blick in die Tiefe löst einen Schwindel aus, sodass man leicht hinunterfallen kann.	Beim Blick in die Tiefe entsteht oft ein Höhenschwindel, der nur etwas vorsichtiger macht.
Flugphobie	Bei starken Turbulenzen kann ein Flugzeug abstürzen.	Allein wegen heftiger Turbulenzen ist aufgrund der speziellen Bauweise von Flugzeugen noch nie ein Flieger abgestürzt.
Aufzugphobie	In einem Aufzug kann man ersticken, wenn er längere Zeit stecken bleibt.	In einem Aufzug kann man nicht ersticken, wohl aber sich ausgeliefert fühlen.
Andere Klaustrophobien	In engen bzw. überfüllten Räumen entstehen leicht unerträgliche Beklemmungsgefühle.	Bei Beklemmungsgefühlen in Räumen kann man trotzdem alles wie geplant tun und erleben.
Blut-Spritzen-Verletzungsphobie	Beim Anblick von Blut werde ich ohnmächtig, weil ich einfach dazu neige.	Bei kräftiger Bewegung steigt der Blutdruck, was vor Ohnmacht bewahrt.
Zahnbehandlungsphobie	Ich werde unerträgliche Schmerzen haben.	Zahnbehandlungen können zwar schmerzhaft sein, aber kranke Zähne verursachen langfristig viel größere Schmerzen und Beeinträchtigungen.

Sie können Ihre Denkmuster oft leichter ändern durch positive Erfahrungen im Umgang mit den gefürchteten Objekten, Orten und Situationen. Beschreiben Sie zuerst möglichst genau Ihre Vorstellung von dem, was im schlimmsten Fall passieren könnte, und überprüfen Sie Ihre Befürchtungen – angeleitet durch das Selbsthilfeprogramm von Teil 3 dieses Buches – im Rahmen einer eigenständigen *Konfrontation mit gefürchteten Situationen*. Diese ist nicht primär darauf ausgerichtet, unbedingt Ihre Angst und Furcht zu vermindern, wie dies in älteren Konzepten vorgesehen war, sondern vielmehr Ihre Befürchtungen zu widerlegen, was im schlimmsten Fall passieren könnte.

Nach neueren Sichtweisen dient eine Konfrontationstherapie der *Veränderung und Widerlegung Ihrer zentralen Befürchtungen* und stellt damit ein *erfahrungsbedingtes Lernen* dar, anstelle der oft fruchtlosen, rein logisch ausgerichteten und primär vernunftgeleiteten Argumentationen in Bezug auf die Ungefährlichkeit bestimmter Situationen. Anders formuliert: Eine Kognitive Umstrukturierung gelingt viel leichter mithilfe von *neuen und positiven Erfahrungen* als durch reines Nachdenken allein zu Hause oder durch wiederholtes Diskutieren mit anderen »vernünftigeren« Menschen über den Unsinn »irrationaler« Ängste.

Es reicht nicht aus, dass Sie um die Ungefährlichkeit gefürchteter Situationen *wissen*, Sie müssen diese durch regelmäßige Erfahrungen auch *spüren und erleben*. Sie werden dabei die Entdeckung machen, dass es den Aufwand wert war, sich mit etwas *Mut zum Risiko* auf neue Situationen mit positiven Erfahrungen eingelassen zu haben, statt weiterhin entsprechend Ihren alten negativen Erwartungen und Befürchtungen zu handeln und mangels positiver Erfahrungen Ihr Vermeidungsverhalten zu verstärken.

Gehen Sie folgendermaßen vor:
- Beschreiben Sie Ihre Vorstellungen vom *schlimmsten Ereignis* in gefürchteten Situationen und machen Sie dann den Realitätscheck.
- Geben Sie die *Wahrscheinlichkeit* an, mit der eine Ihrer zentralen Befürchtungen tatsächlich eintritt. Was spricht dafür, was dagegen?
- Machen Sie sich bewusst, welches *zentrale Grundbedürfnis* in der gefürchteten Situation bedroht ist: das Bedürfnis nach Leben bzw. Gesundheit, nach Sicherheit in Ihrem Lebensumfeld, nach Geborgenheit bei Vertrauenspersonen, nach Leistungsfähigkeit bzw. persönlicher Kompetenz oder nach persönlicher Kontrolle ganz allgemein?[14]
- Suchen Sie nach Möglichkeiten, wie Sie Ihre durchaus berechtigten *Grundbedürfnisse anderweitig befriedigen* können, ohne den destruktiven Umweg über Ihre Spezifische Phobie zu nehmen. Wenn Sie auf-

grund einer Klaustrophobie öffentliche Verkehrsmittel vermeiden, weil für Sie dort Ihre Autonomie bedroht ist, können Sie diese zur Erreichung Ihrer Ziele anfangs so benutzen, dass Sie an der Tür stehen bleiben, um bei Bedarf an jeder Station sofort aussteigen zu können. Wenn Sie Flugangst haben, fliegen Sie aufgrund Ihres großen Sicherheitsbedürfnisses anfangs nur mit der Fluglinie und dem Flugzeugtyp Ihres größten Vertrauens, gemeinsam mit engen Angehörigen bzw. guten Freunden, oder führen Sie ein Beruhigungsmittel mit sich, wenn Sie vor allem den Kontrollverlust in Form einer Panikattacke fürchten, um auf diese Weise Ihr gewünschtes Ziel dennoch zu erreichen.

Schritt 3
Körperliche Befindlichkeit verbessern: Nutzen Sie Entspannungstechniken und körperliche Aktivität

Menschen mit Spezifischen Phobien befinden sich bei Angst und Furcht in einem ständigen *Kampf-Flucht-Zustand*. Sie bleiben unbeweglich stehen oder sitzen, spüren die »Angst im Nacken«, sind immer »auf dem Sprung« oder laufen panisch Hals über Kopf davon. Sie schätzen in Reaktion auf eine heftige körperliche und psychische Erregung die jeweilige Situation noch bedrohlicher ein als zuvor. Sie wissen bald nicht mehr, was sie mehr fürchten: eine bestimmte äußere Situation oder ihre innere Befindlichkeit, die ihnen unerträglich erscheint. Das ist der typische *Teufelskreis der Angst*, der sich immer weiter aufschaukelt: Angst – Anspannung – noch mehr Angst – noch mehr Anspannung – Flucht als Abbau der Anspannung.

Im Zustand von körperlicher und psychischer Anspannung neigt unser Gehirn dazu, von unserem unangenehmen inneren Befinden auf eine äußere Gefahr zu schließen. Bei Überflutung durch massive Angst und Furcht können wir nicht mehr klar denken und vernunftbestimmt handeln, wie dies sonst möglich ist. Versuchen Sie in Angstsituationen, diesem Mechanismus entgegenzuwirken: Nehmen Sie einmal eine *selbstbewusste Körperhaltung* ein, im Bewusstsein Ihrer Fähigkeiten, und zeigen Sie statt eines erstarrten Gesichts ein *Lächeln*, das Ihrem Gehirn Entspannungssignale vermittelt. Als Folge davon verringert sich auch Ihre ängstliche Anspannung.

Der Angst- und Stresspegel steigt nicht erst in phobischen Situationen an, sondern bereits längst vorher durch die »Angst vor der Angst«, das heißt durch die *Erwartungsangst*, und zwar als Befürchtung, einerseits bestimmten Objekten, Orten und Situationen und andererseits dem eigenen Körper, den eigenen negativen bildhaften Vorstellungen und unangenehmen Gefühlen hilflos ausgeliefert zu sein. *Je höher der Stresspegel, desto niedriger ist die Angstschwelle,* sodass Situationen, die sonst als harmlos erscheinen, als bedrohlich eingeschätzt werden. Ständige Erwartungsängste führen zu chronischer Verspannung und Erschöpfung, wodurch die Lernfähigkeit in den gefürchteten Situationen vermindert ist.

Ein erhöhtes *Stressniveau,* das leicht zu unkontrollierbarer Angst und Furcht führen kann, entsteht oft durch große berufliche, partnerschaftliche und familiäre Belastungen, die gar nichts mit Spezifischen Phobien zu tun haben, wie etwa Überforderung am Arbeitsplatz, schmerzvolle Trennungen bzw. Scheidungen, belastende Todesfälle oder schwere Erkrankungen in der Familie.

Entspannung als Gegenteil von Angst und Furcht wurde bereits in den 1960er-Jahren im Rahmen der *Systematischen Desensibilisierung* mithilfe der Progressiven Muskelentspannung angestrebt. Im entspannten Zustand konfrontierten sich phobische Personen mit gefürchteten Objekten wie Spinnen und Schlangen zuerst in der Vorstellung und später auch in realen Situationen – ein Vorgehen, das als *Angstbewältigungstraining* bezeichnet wird, im Gegensatz zur Konfrontationstherapie, bei der auf jede Entspannung verzichtet wird.

Entspannung gilt im Rahmen der graduierten und massierten Konfrontationstherapie als unerwünscht, weil die Betroffenen ihre Angst und Furcht trotz der damit verbundenen Belastung bewusst zulassen sollen, um den späteren Abfall der Angst aufgrund von *Habituation* in beeindruckender Weise zu erleben. Eine neuere Konfrontationsmethode[15] legt in Angstsituationen dagegen keinen Wert auf den Angstabfall durch Habituation, sondern auf *das Lernen neuer Verhaltensweisen,* die die alten, von der Furcht gesteuerten Reaktionsmuster hemmen. In entspannten Situationen gelingt neues Lernen viel besser, sodass Entspannung durchaus hilfreich sein kann. Sobald wir uns innerlich wohl und entspannt fühlen, schätzen wir bestimmte Objekte und Situationen auch nicht mehr als so bedrohlich ein.

Entspannungstechniken verfolgen mindestens drei Ziele: richtige, verlangsamte Atmung, zunehmende Muskelentspannung und Beruhigung des Herz-Kreislauf-Systems. Bei Angst und Furcht verändert sich die Atmung. Die Betroffenen halten vor Schreck die Luft an oder atmen rasch und flach, bis hin zu einer Hyperventilation. Bei einer Klaustrophobie wird den Betroffenen der geschlossene Raum zu eng, tatsächlich jedoch entwickeln sie ein Engegefühl im Brustkorb. Die *richtige Atmung* kann ein erhöhtes Angst- und Stressniveau erfolgreich reduzieren. Die Beobachtung der Atmung ist eine wirksame Strategie der Aufmerksamkeitslenkung in phobischen Situationen. Lassen Sie mit der Ausatmung auch die Schultern entspannt fallen.

Verwenden Sie angesichts von phobischen Objekten und Situationen bestimmte *Atemtechniken*, die rasch eine Absenkung von Puls, Blutdruck und Muskelanspannung bewirken. Atmen Sie ganz bewusst langsam ein und doppelt so lange aus. Stellen Sie sich dabei vor, wie Sie beim Einatmen nicht nur Sauerstoff, sondern auch Mut, Kraft und Energie einatmen und beim Ausatmen neben der verbrauchten Luft auch Angst, Furcht und Stress ausatmen. Setzen Sie die *Lippenbremse* ein, bei der Sie durch leicht geschlossene Lippen langsam ausatmen, wie wenn Sie eine heiße Suppe auf dem Löffel kühlen würden. Auf diese Weise lockert sich Ihre Gesichtsmuskulatur, was nach einiger Zeit auch zur Lockerung anderer Muskelgruppen führen wird. Sehr hilfreich ist auch folgende Technik: Atmen Sie pro Minute etwa sechsmal ein und aus, zählen Sie die Atemzüge jeweils im Moment der Ausatmung, atmen Sie dabei bewusst langsam aus und sprechen Sie jede Zahl innerlich langgedehnt mit, etwa so: »eeeiiinns«, »zweeeiii« usw. Nutzen Sie auch Reden mit sich selbst oder anderen Menschen sowie Singen als hilfreiche Ausatemtechniken. Koppeln Sie in phobischen Situationen die Atmung mit dem langsamen Gehen oder Treppensteigen, indem Sie jeweils beim rechten Schritt ausatmen und beim linken Schritt einatmen. Derart können Sie auch beim Treten auf der Stelle atmen.

Durchbrechen Sie die innere und äußere Erstarrung, wie sie bei Schreckreaktionen oder Panikattacken typisch ist, rasch und effektiv durch *körperliche Aktivitäten,* etwa rhythmische Bewegungen oder Dehnungsübungen. Atmen Sie im Moment der größten Kraftausübung aus und spüren Sie dabei die entspannende Wirkung.

Nutzen Sie zur Spannungsreduktion die *Klopftechnik*, die es seit den 1980er-Jahren in zahlreichen Varianten und unter den verschiedensten Bezeichnungen gibt. Eine derartige Selbstberührung bei Angst, Furcht und Stress wirkt entspannend auf den Organismus, und zwar auch ohne dass man von den theoretischen Hintergründen (Konzept des Energieflusses bzw. der Stimulierung der Akupunkturpunkte) überzeugt sein muss. In Deutschland und auch international weit verbreitet ist die *PEP* des Psychiaters Michael Bohne.[16] Klopfen Sie mit den Fingerkuppen des Zeige- und Mittelfingers der rechten oder linken Hand (oder mit allen fünf Fingern gleichzeitig) 5- bis 25-mal mit etwa zwei Schlägen pro Sekunde auf die verspannten Stellen Ihres Körpers, vor allem im Gesichts-, Kopf-, Hand-, Arm- und Oberkörperbereich. Die Methode der Klopftechnik verhindert ein Erstarren vor Schreck und erleichtert dadurch, dass sie einen besseren Selbstbezug ermöglicht, die Auseinandersetzung mit den gefürchteten Umweltsituationen. Die *Fingerspitzenberührübung* vor dem Klopfen ist eine gute Zentrierungsübung: Drücken Sie bei langsamer Atmung mit Betonung der Ausatmung die Fingerkuppen der rechten und der linken Hand etwa eine halbe Minute lang sanft gegeneinander und nehmen Sie anschließend Ihren Körper mithilfe der Klopftechnik wahr. Lassen Sie während des Klopfens Ihre Angst und Furcht voll und ganz zu und fassen Sie sie in Worte, etwa so:»Ich habe große Angst vor diesem Hund, das darf durchaus so sein«,»Ich fürchte jeden Hochhauslift, ich akzeptiere jedoch mein Gefühl der Beengtheit zugunsten meines Wunsches, von hoch oben hinunterschauen zu wollen«,»Ich bekomme in diesem Raum gerade wenig Luft und habe Angst zu ersticken, ich akzeptiere jedoch, dass es mir momentan nicht gut geht, weil ich an der Veranstaltung unbedingt bis zum Ende teilnehmen möchte.«

Schritt 4
Achtsamkeit üben, Akzeptanz fördern: Nehmen Sie gefürchtete Situationen sowie körperliche und psychische Reaktionen achtsam wahr

Menschen mit Spezifischen Phobien fällt es schwer, gefürchtete Objekte, Orte und Situationen einfach nur zu beobachten, ohne sie gleich als bedrohlich zu bewerten, und potenzielle Bedrohungen sowie unangenehme körperliche und seelische Zustände vorerst einmal zu akzeptieren, ohne sofort etwas dagegen unternehmen zu müssen.

Die Grundeinstellungen von *Achtsamkeit und Akzeptanz*, die aus dem Buddhismus in die westliche Medizin und Psychotherapie eingeführt wurden, können Betroffenen helfen, mit gefürchteten Objekten, Orten und Situationen anders umzugehen als bisher.

Achtsamkeit ist eine Form der *Aufmerksamkeitslenkung*. Die Aufmerksamkeit wird dabei *absichtsvoll und nicht wertend auf das bewusste Erleben des aktuellen Augenblicks gerichtet*. Es geht darum, äußere und innere Reize nur zu beobachten, ohne sie zu beurteilen. Die momentane Situation und die aktuelle Befindlichkeit werden wahrgenommen, ohne etwas Bestimmtes erreichen oder verhindern zu wollen. Menschen mit Spezifischen Phobien sind dann achtsam, wenn sie das, was sie bisher als bedrohlich beurteilt haben, einfach nur mit allen Sinnen wahrnehmen, ohne es zu bewerten. Achtsamkeit ist das Gegenteil von Furcht, bei der sich alles um eine vermeintlich akute Bedrohung durch bestimmte Objekte und Situationen dreht. Achtsamkeit ist weder eine Entspannungsmethode noch eine Konfrontationstherapie. Es soll weder Entspannung erreicht noch Angst und Furcht bekämpft und überwunden werden. Es handelt sich dabei um eine grundlegende Haltung und innere Einstellung im Umgang mit äußeren Situationen und persönlichen Befindlichkeiten.

Trainieren Sie *Achtsamkeit im Umgang mit sich selbst:*
- Nehmen Sie Ihre *Körperempfindungen* in phobischen Situationen achtsam wahr wie eine Wissenschaftlerin, die völlig neutral beobachtet, was körperlich gerade abläuft. Beschreiben Sie alle Vorgänge mit treffenden Worten, ohne einzugreifen.
- Nehmen Sie Ihre *Gefühle* wie Angst, Furcht und Ekel achtsam wahr, wie sie kommen und von allein wieder gehen. Formulieren Sie Ihre Gefühle, ohne sie verdrängen oder ändern zu wollen.
- Nehmen Sie Ihre *Gedanken und Vorstellungen* achtsam wahr, ohne die negativen Denkmuster und Horrorszenarien zu unterdrücken oder in positive umzugestalten.
- Nehmen Sie Ihr *Verhalten* achtsam wahr, etwa dass Sie am liebsten fliehen oder sich anders verhalten möchten, während Sie im Moment tatsächlich keine konkrete Aktion setzen.

Trainieren Sie *Achtsamkeit im Umgang mit gefürchteten Situationen:*
- Betrachten Sie gefürchtete Objekte, Orte und Situationen aus der *Beobachterperspektive,* das heißt aus einem gewissen Abstand. Nehmen Sie alles achtsam, ohne jede Beurteilung, wahr. Entkoppeln Sie Denken und Reagieren durch reines Registrieren aller Ereignisse; so verhindern Sie wirksam eine Kampf-Flucht-Reaktion. Erst durch reine Beobachtung ohne Bewertung und auch ohne ängstliche Ablenkung können Sie die Realität so wahrnehmen, wie sie gerade ist.
- Gehen Sie auf *Distanz* zu Ihren Interpretationen der Wirklichkeit, die unwillkürlich auftreten. Unterbrechen Sie die Tendenz zur Gleichsetzung der Gedanken und Vorstellungen mit der Wirklichkeit. Lassen Sie alle spontanen, furchterregenden Gedanken und Vorstellungen zu, ohne sie zu verdrängen. Sagen Sie sich hilfreiche Sätze vor: »Das sind nur meine Gedanken und Vorstellungen, das ist nicht die Wirklichkeit«, »Diese Situation wirkt bedrohlich, aber das ist nur meine momentane Einschätzung.«

Akzeptanz ist ein Aspekt von Achtsamkeit. Sobald Sie gefürchtete Situationen und körperliche Befindlichkeiten, wie etwa ungewohnte Objekte bzw. Orte oder panikartige Zustände, so akzeptieren, wie sie gerade sind, kämpfen Sie nicht mehr dagegen an. Stellen Sie sich allen Situationen ohne Flucht bzw. Vermeidung und auch ohne ständige Kontrollbemühungen, die nur unnötig viel Energie kosten.

Akzeptanz bedeutet den *bewussten Verzicht auf Kontrolle* von Situationen, die man nicht kontrollieren kann, wie etwa Fliegen, Seilbahn-, Schnellzug- und U-Bahnfahren. Dies stellt jedoch keine Resignation dar, sondern ermöglicht erst das bereitwillige Sicheinlassen auf gefürchtete Situationen, in denen man sich ausgeliefert fühlt, aber dennoch trotz Angst erfolgreich handeln kann.

Schritt 5
Aufmerksamkeit lenken: Konzentrieren Sie sich auf das, was im Moment hilfreich und wichtig ist

Menschen mit Spezifischen Phobien konzentrieren sich einseitig auf das, was sie mit allen Mitteln verhindern und unbedingt vermeiden möchten, und nicht primär auf das, was sie eigentlich erreichen wollen. Die Betroffenen leben nicht aufmerksam im Hier und Jetzt, sondern mental ständig in der Zukunft oder in der Vergangenheit, sodass sie sich durch ein *mentales Multitasking* unnötig stressen.

Wenn Ihre Gedanken und Vorstellungen primär auf die *Vergangenheit* bezogen sind, treten negative Erfahrungen oder traumatisierende Ereignisse in den Mittelpunkt Ihrer Aufmerksamkeit, die Sie in der Gegenwart unbedingt vermeiden möchten. Und wenn Ihre Gedanken und Vorstellungen vor allem auf die *Zukunft* ausgerichtet sind, möchten Sie bestimmte Ereignisse und schlimme Bedrohungen unbedingt verhindern. Bleiben Sie daher mit Ihrer ganzen Aufmerksamkeit in der Gegenwart, denn erfolgreich handeln können Sie nur im jeweiligen Augenblick.

Neben der Fehlausrichtung der Aufmerksamkeit auf die Vergangenheit oder die Zukunft sind phobische Personen durch zwei weitere Störfaktoren in ihrer Aufmerksamkeitsleistung beeinträchtigt. Die Betroffenen betreiben permanent eine *kritische Selbstbeobachtung;* sie stehen gleichsam neben sich, schauen sich bei allen Aktivitäten und körperlichen Reaktionsabläufen misstrauisch zu und bewerten alles, was sie gerade tun und erleben, als gefährlich. Oder sie fühlen sich ständig der vermeintlichen *Beobachtung und Kritik anderer Menschen* ausgeliefert; sie fragen sich dann übermäßig oft, was die anderen über sie denken könnten, wenn sie mit einer gefürchteten Situation nicht optimal zurechtkommen sollten.

Menschen sind in der Lage, in allen drei Zeitdimensionen – Vergangenheit, Gegenwart und Zukunft – fast gleichzeitig zu denken: Was war unlängst, was ist gerade jetzt, was könnte zukünftig sein? Die Fähigkeit, die Vergangenheit zu reflektieren und sich eine bedrohliche Zukunft vorzustellen, kann uns in der Gegenwart zwar helfen, etwaige Probleme zur Sicherung unseres Überlebens zu vermeiden bzw. zu bewältigen. Und die Fähigkeit zur kritischen Beobachtung in Form der Selbstwahrnehmung oder der Außenperspektive vonseiten anderer Menschen ermöglicht uns ggf. eine Optimierung unseres Verhaltens. In der unmittelbaren phobischen Situation führen derartige kognitive Strategien jedoch zu einer erheblichen Beeinträchtigung der Aufmerksamkeit und der Leistungsfähigkeit.

Volle *Konzentration* auf eine ganz bestimmte Aufgabenstellung – in der Fachsprache *selektive Aufmerksamkeit* genannt – bedeutet eine *bewusste Einengung der Aufmerksamkeit* auf das, was gegenwärtig wichtig ist und unbedingt getan werden muss, und ein Ausblenden aller Reize und Informationen, die momentan störend wirken. Nur so ist es möglich, im Tun voll und ganz aufzugehen, was bei angenehmen Tätigkeiten im Idealfall als *Flow* bezeichnet wird. Versuchen Sie, in der gefürchteten Situation wieder in den Flow zu kommen und sich voll und ganz auf das zu konzentrieren, was für Sie wichtig und freudvoll ist.

Werden Sie von der bedrohten Person zum aktiven und neugierigen *Beobachter* der Umwelt, konkret der gefürchteten Objekte, Orte und Situationen. Registrieren Sie an subjektiv bedrohlichen Objekten sowie in bestimmten Angstsituationen alle möglichen Details, die Ihnen bisher noch gar nicht aufgefallen sind. Erkennen Sie den Unterschied zwischen dem, was Sie mit Ihren Sinnen wahrnehmen, und dem, was Sie mit Ihrem inneren Auge so lebhaft vor sich sehen können, als wäre es bereits die Wirklichkeit. Eine derartige Wahrnehmungsüberprüfung reduziert Ihre Angst und Furcht. Lassen Sie das innere Bild eines trotz Leine und Maulkorb beißenden Hundes zu, ohne dagegen anzukämpfen. Beobachten Sie, wie sich der gefürchtete Hund tatsächlich verhält, und konzentrieren Sie sich auf das, was Sie in dieser Situation gerade tun bzw. vorhaben.

Beschreiben Sie die gefürchtete Situation, in der Sie sich gerade befinden, so anschaulich, als müssten Sie diese einer blinden Person erklären. Betrachten Sie alle Details ganz genau und speichern Sie alle aufgenommenen Informationen in Ihrem Gedächtnis so plastisch ab, wie wenn Sie diese mit der Videofunktion Ihres Handys festhalten würden, statt sich ständig auf Ihre Gedanken und Vorstellungen zu konzentrieren, was im schlimmsten Fall passieren könnte, oder sich andauernd mit Ihren unangenehmen körperlichen Symptomen und Ihrem psychischen Unwohlsein zu beschäftigen.

Bleiben Sie in phobischen Situationen mit Ihrer ganzen mentalen Kraft *in der Gegenwart, im Hier und Jetzt,* bei der Wahrnehmung Ihrer Person, der Außenwelt und Ihrer Vorsätze, was Sie in der betreffenden Situation ganz konkret erreichen und erleben möchten. Stellen Sie sich Fragen wie: »Was ist im Moment mein zentrales Ziel?«, »Was möchte ich unbedingt erreichen?«, »Was habe ich mir vorgenommen, auch wenn jetzt plötzlich Angst und Furcht hochkommen?«, »Was kann ich jetzt tun, um mein Ziel trotz Angst und Furcht möglichst gut zu erreichen?« Nehmen Sie Ihrer Spezifischen Phobie die Kraft, indem Sie sich ganz bewusst mit allen Sinnen auf den gegenwärtigen Augenblick konzentrieren und das tun, was gerade wichtig ist.

Verankern Sie sich kinästhetisch, das heißt mit Ihrer Körperwahrnehmung, voll und ganz in der Gegenwart. Nehmen Sie Ihre momentane körperliche Befindlichkeit bewusst wahr, um einen besseren Zugang zu sich selbst zu finden und sich in Ihrer Mitte zu spüren. Nutzen Sie zur besseren Konzentration auf den Körper die bereits vorgestellte *Klopftechnik.* Sanfte *Selbstmassagetechniken* können ähnlich wirksam sein. Beruhigen Sie darüber hinaus die im Moment überaktiven Körperregionen, indem Sie Ihre Hand in die Herzgegend oder auf den Oberbauch legen. Nehmen Sie Ihren *Atem* wahr, wie Sie ein- und ausatmen, ohne Ihre Atmung mithilfe einer Technik zu kontrollieren. Spüren Sie das Heben und Senken Ihrer Hände auf der Bauchdecke im Rhythmus Ihrer Atmung. Spüren Sie den sicheren Boden unter Ihren Füßen, der Ihren Körper verlässlich trägt. Beginnen Sie auf der Stelle zu laufen wie auf einem Laufband. Stellen Sie sich so hin, wie dies selbstbewusste und selbstsichere Menschen tun. Nutzen Sie den Körperkontakt mit einer Vertrauensperson, die Ihnen Geborgenheit vermittelt. Halten Sie einen Lieblingsgegenstand in der Hand, der in Ihnen ein Wohlgefühl auslöst.

Verankern Sie sich visuell in der Gegenwart. Nehmen Sie mit Ihren *Augen* die Situation rund um die gefürchteten Objekte und Umstände wahr. Konzentrieren Sie sich auf einen ganz bestimmten Punkt im Raum oder im Freien, der auf Sie beruhigend und entspannend wirkt. Schauen Sie mutig auf das, was für Sie gerade eine Bedrohung darstellt, und finden Sie dabei Halt durch den gleichzeitigen Blick auf Objekte oder Per-

sonen, die Ihnen Sicherheit geben, sodass Sie Ihre Aufmerksamkeit nicht auf die gefürchtete Situation einengen.
Verankern Sie sich akustisch in der Gegenwart. Nehmen Sie alle *Geräusche* wahr, die nichts mit den gefürchteten Umständen zu tun haben. Hören Sie Ihre Lieblingsmusik mit guten Kopfhörern, die Sie von störenden Umwelteinflüssen abschirmen. Kombinieren Sie die Musik mit Ihrem Atemrhythmus, vielleicht auch mit sanften Bewegungen. Nehmen Sie die Stimmen anderer Menschen wahr, vor allem auch von Vertrauenspersonen, die Ihnen Sicherheit geben. Hören Sie einen Text auf dem Memo Ihres Handys, den Sie mit Ihrer eigenen Stimme oder mit der Stimme einer Vertrauensperson aufgenommen haben, um Sie in gefürchteten Situationen zu ermutigen und zu unterstützen.
Verankern Sie sich olfaktorisch. Nehmen Sie alle *Gerüche* in der momentanen Situation wahr. Halten Sie Ihren Lieblingsduft in einem Fläschchen oder einem Taschentuch bereit, um daran zu riechen. Atmen Sie den wohltuenden Geruch eines ätherischen Öls oder eines Lieblingsgewürzes wie Zimt oder Ingwer durch die Nase intensiv ein, wo er rasch zu Ihrem Riechhirn gelangt und ein Wohlbefinden auslöst.
Verankern Sie sich gustatorisch. Aktivieren Sie Ihren *Geschmackssinn* durch angenehme Nahrungs- und Genussmittel. Lutschen Sie Ihr Lieblingsbonbon oder lassen Sie Ihre Lieblingsschokolade auf der Zunge zergehen. Kauen Sie ein Stück Kaugummi oder essen Sie einige Nüsse oder Ihr Lieblingsobst. Trinken Sie Ihr Lieblingsgetränk und benetzen Sie damit Ihre trockene Kehle.

Schritt 6:
Modelllernen: Nehmen Sie sich andere Menschen zum Vorbild

Menschen mit Spezifischen Phobien standen oft von klein auf *keine Vorbilder für erfolgreiches Handeln* in gefürchteten Situationen zur Verfügung. Nicht selten haben sie sich an ungünstigen elterlichen Modellen orientiert, von denen sie bestimmte Ängste und Befürchtungen übernommen haben.

Beobachten Sie verschiedene Personen, die angesichts der von Ihnen gefürchteten Objekte, Orte und Situationen erfolgreich handeln können. Nutzen Sie diese Menschen als *attraktive Vorbilder,* achten Sie dabei jedoch darauf, dass es sich um erreichbare Vorbilder und umsetzbare Verhaltensweisen handelt, die im Rahmen Ihrer Möglichkeiten bleiben.

Modelllernen (auch Beobachtungslernen oder Imitationslernen genannt) kann zur Bewältigung Spezifischer Phobien in zweifacher Weise hilfreich eingesetzt werden:
- *Symbolisches bzw. kognitives Modelllernen.* Nutzen Sie zuerst Filme, vor allem auch über YouTube, bei denen Sie andere Personen im Umgang mit den von Ihnen gefürchteten Objekten, Orten und Situationen beobachten. Profitieren Sie auch von deren Ratschlägen, wie Sie Ihre Spezifische Phobie am besten bewältigen können.
- *Teilnehmendes Modelllernen bzw. angeleitetes Erfolgslernen.* Beobachten Sie andere Personen in den gefürchteten Situationen und übernehmen Sie danach sukzessive deren Verhaltensweisen. Gehen Sie *stufenweise* vor: Beginnen Sie mit leichteren Aufgabenstellungen, die rasche Erfolgserlebnisse ermöglichen, und führen Sie dann unter Anleitung und Beobachtung der Modellperson zunehmend schwierigere Aufgabenstellungen aus. Festigen Sie Ihre Fortschritte durch die Konfrontation mit unterschiedlichen Situationen sowie auch durch den Einsatz unterschiedlicher Bewältigungsstrategien. Ein derartiges Vorgehen hat sich vor allem bei Tier-, Höhen-, Blut-Spritzen-Verletzungs- und Zahnbehandlungsphobien sehr bewährt. Die gestufte Konfrontationstherapie wird dabei mit dem Erlernen neuer Verhaltensweisen anhand von Vorbildern verbunden.

Schritt 7
Sich selbst coachen: Führen Sie hilfreiche Selbstgespräche

Menschen mit Spezifischen Phobien führen ständig *entmutigende und destruktive Selbstgespräche* auf der Basis ihrer Fehlbeurteilungen von Objekten, Orten und Situationen als bedrohlich. Sie reden sich ein, aufgrund ihrer mangelnden Bewältigungsstrategien den gefürchteten Umständen nicht gewachsen zu sein, sodass sie diese am liebsten vermeiden oder sofort verlassen möchten, um sich nicht hilflos ausgeliefert zu fühlen.

Coachen Sie sich selbst so, wie ein guter Trainer Sie aufbauen und ermutigen würde. Nutzen Sie *konstruktive Selbstgespräche,* um Ihre Gedanken und Gefühle zu ordnen, den inneren Stress abzubauen und Ihre Aufmerksamkeit auf das zu richten, was Sie in gefürchteten Situationen eigentlich tun wollen. Mithilfe der Sprache gewinnt Ihr planendes und steuerndes Frontalhirn, speziell Ihr präfrontaler Kortex, die Kontrolle über Ihre spontane Furchtreaktion, die vom Mandelkern im limbischen System ausgeht.

Geben Sie sich positive, *zielorientierte Selbstanweisungen* in der *Du-Form*, wie ein Coach mit Ihnen sprechen und Sie unterstützen würde, oder sagen Sie sich im Rahmen Ihrer inneren Dialoge in der *Ich-Form*, was Sie einerseits fürchten, andererseits jedoch anstreben und unbedingt erreichen möchten. Durch gezielte Selbstinstruktionen überlagern Sie wirksam Ihre negativen inneren Dialoge, mit denen Sie sich sonst ständig nur entmutigen. In der Psychotherapie nennt man ein derartiges Vorgehen *Selbstverbalisationstraining*.

Führen Sie ein *Zwiegespräch* zwischen Ihrem furchtsamen und Ihrem mutigen Teil in einer Weise, dass Sie als ängstlicher Teil Ihre Besorgtheit formulieren, was im schlimmsten Fall passieren könnte, und versprechen Sie als mutiger Teil Ihrem ängstlichen Teil, dass Sie sich nicht überfordern, sich zukünftig aber von unnötiger Angst und Furcht nicht mehr in Ihren Lebensmöglichkeiten werden einschränken lassen.

Führen Sie in Situationen, in denen Sie sich allein und ausgeliefert fühlen, einen inneren Dialog mit einem *mentalen Begleiter*, etwa einem wohlwollenden Elternteil, einer lieben Freundin oder einem guten Freund, der Sie in gefürchteten Situationen innerlich begleitet und unterstützt. Auf diese Weise spüren Sie eine gewisse Geborgenheit in unsicheren und subjektiv bedrohlichen Situationen.

Schritt 8
Mentales Training: Bereiten Sie sich auf gefürchtete Situationen in der Vorstellung optimal vor

Menschen mit Spezifischen Phobien stellen sich bereits lange vor konkreten, spontanen Furchtreaktionen sehr bildhaft-plastisch vor, wie sie bestimmten Objekten, Orten und Situationen hilflos ausgeliefert sein könnten. Viele von ihnen entwickeln ausgeprägte *Erwartungsängste* mit einem starken Vermeidungsverhalten, auch ohne dass sie negative Erfahrungen in ähnlichen Situationen gemacht haben.

Nutzen Sie Ihre Fähigkeit zur lebhaften Visualisierung derartiger Katastrophenszenarien, um mit derselben Vorstellungskraft konkrete Bilder und Vorstellungen zur Bewältigung der gefürchteten Situationen zu entwickeln. Ein derartiges *mentales Probehandeln* vermindert Ihre Erwartungsängste und stärkt Ihr Selbstvertrauen in Ihre Fähigkeiten im Sinne eines erhöhten Selbstwirksamkeitsglaubens.

Im Spitzensport wird *Mentales Training* seit langem zur Vorbereitung auf Wettbewerbe eingesetzt, um die Erfolgschancen zu erhöhen und die

Verletzungsgefahren zu vermindern. Mentales Training kann man im Lebensalltag aber auch dazu einsetzen, um sich auf mögliche Probleme und Schwierigkeiten optimal vorzubereiten.

Mentales Training stellt die ideale Ergänzung zu verbalen Handlungsanleitungen dar. »Ein Bild sagt mehr als tausend Worte«, heißt es. Was Sie sich gut vorstellen können, halten Sie für leichter erreichbar als das, was Sie sich »nicht einmal im Traum« vorstellen können. Letztlich geht es dabei um eine Art von *Selbsthypnose*, wenn es Ihnen gelingt, sich vorzustellen, in einer bisher gefürchteten Situation erfolgreich zu handeln. Konkrete Hilfestellungen dazu gibt es in den nachfolgenden Kapiteln bei den Anleitungen zur eigenständigen Bewältigung der verschiedenen Spezifischen Phobien.

Zukünftig wird das *Virtuelle Training* – auch *Cybertherapie* genannt – mithilfe von Virtual-Reality-Brillen (speziellen 3D-Computerbrillen) immer mehr an Bedeutung gewinnen. Phobische Personen konfrontieren sich dabei zuerst mit einer sehr realistisch gestalteten *virtuellen Realität* (VR Virtual Reality), bevor sie sich gefürchteten Situationen in der Wirklichkeit aussetzen, etwa bei Tier-, Höhen- oder Flugphobien. Machen Sie davon Gebrauch, wenn zukünftig immer kostengünstigere Geräte auf den Markt kommen.

Schritt 9
Gestufte Konfrontationstherapie: Stellen Sie sich schrittweise allen gefürchteten Objekten und Situationen

Menschen mit Spezifischen Phobien halten ihre Angststörung, unabhängig von deren Ursachen und Auslösern, durch ein *Flucht- und Vermeidungsverhalten* aufrecht, das kein Erfolgserleben in den gefürchteten Situationen ermöglicht. Die *Verhaltenstherapie* – jene Psychotherapiemethode, der ich mich unter Berücksichtigung anderer Methoden verpflichtet fühle – bietet Menschen mit Phobien aller Art konkrete Hilfestellungen zur erfolgreichen Bewältigung an.

Die Verhaltenstherapie hat in den 1960er-Jahren ihren Anfang genommen mit der Behandlung von Spezifischen Phobien, insbesondere von Tierphobien wie Spinnen- oder Schlangenphobien. Ursprünglich wurde die Methode der *Systematischen Desensibilisierung* eingesetzt: Die Betroffenen stellten sich die gefürchteten Situationen zunächst innerlich nur vor, wobei sie mithilfe der Progressiven Muskelrelaxation (PMR) in eine Entspannung gingen. Bald darauf erfolgte eine Ausweitung auf ein

Angstbewältigungstraining in der Realität, bei dem sich die Betroffenen den gefürchteten Objekten und Situationen unter Entspannungsbedingungen schrittweise annäherten.

In den 1970er-Jahren erkannte man in England, dass Angst und Furcht viel schneller und wirksamer abklingen, wenn die Betroffenen *keinerlei Entspannungsmethoden* einsetzen, sondern ihre Angst und ihre körperlichen Angstsymptome, vor allem ihre herz- und atembezogenen Missempfindungen, voll und ganz zulassen, die bei Furchtreaktionen eine zentrale Rolle spielen. Die damals entwickelte *Konfrontationstherapie* gilt nach wie vor als die wirksamste Behandlungsmethode bei allen Formen von Phobien. Durch *Exposition* (engl. *to expose,* aussetzen) werden bei phobischen Personen Flucht und Vermeidung unterbunden, sodass in den bislang gefürchteten Situationen positive Erfahrungen und neue Lebenschancen ermöglicht werden, die vorher undenkbar schienen.

Bei Spezifischen Phobien kommt gewöhnlich nur die *graduierte Konfrontationstherapie* als Selbstbehandlungsmethode infrage, bei der sich die Betroffenen den gefürchteten Objekten, Orten und Situationen Schritt für Schritt mit steigender Aufgabenschwierigkeit annähern, anstatt sich sofort und intensiv mit ihren stärksten Angst- und Furchtreaktionen zu konfrontieren, wie dies bei der massierten Konfrontationstherapie *(Flooding)* geschieht.

Auch bei einer therapeutischen Begleitung in den gefürchteten Situationen ist es das *schrittweise Vorgehen,* das die besten Behandlungserfolge garantiert. Die Betroffenen behalten dabei die Kontrolle über die Situation und ihren Körper, üben am Modell der Psychotherapeutin oder anderer Vertrauenspersonen neues und hilfreiches Verhalten ein, anstatt Angst und Furcht nur besser als bisher auszuhalten; sie können so die gemachten Lernerfahrungen in ihrem Gedächtnis viel besser abspeichern als bei massiver Angstüberflutung, bei der das Lernen eingeschränkt ist.

Bei der verhaltenstherapeutischen Behandlung von Phobien jeder Art hat sich inzwischen die Erkenntnis durchgesetzt, dass Konfrontation mit den gefürchteten Objekten, Orten und Situationen mit dem Ziel der *Habituation* – das heißt der sukzessiven Gewöhnung an die Angstsituation durch einen allmählichen Abfall des Niveaus der Furchtreaktion – für einen stabilen Behandlungserfolg allein nicht ausreicht und für erfolgreiches Handeln auch gar nicht notwendig ist. Es wurden daher weitere Behandlungsstrategien entwickelt, die im Überblick dargestellt werden.

Man kann *vier Arten von Konfrontation* mit gefürchteten Objekten, Orten und Situationen unterscheiden, die ich in meinem Buch »Wenn Platzangst das Leben einengt. Agoraphobie bewältigen. Ein Selbsthilfeprogramm«[17] ausführlich beschrieben habe. Die unterschiedlichen, teilweise einander widersprechenden Konzepte werden im Folgenden zusammenfassend dargestellt; sie können für unterschiedliche Personen und Phobien hilfreich sein.

Zur Selbstbehandlung einer Spezifischen Phobie ist die gestufte Konfrontationstherapie (Methode a) eindeutig die Methode der ersten Wahl, ergänzt durch Aspekte neuerer lerntheoretischer Konzepte (Methode c) und achtsamkeitsbasierter Aspekte, konkret der Akzeptanz- und Commitmenttherapie (Methode d). Die Selbsthilfeprogramme zu den verschiedenen Spezifischen Phobien, die in den nachfolgenden Kapiteln dieses dritten Buchteils vorgestellt werden, beruhen auf einer Kombination der Methoden a und d. Die massierte Konfrontationstherapie (Methode b) sowie auch bestimmte Strategien der Methode c sind nur sehr mutigen, hochmotivierten und psychisch sehr stabilen Menschen zu empfehlen und sollten in den meisten Fällen nur unter psychotherapeutischer Anleitung erfolgen. Ein typisches Beispiel dafür ist die Behandlung von Flugangst im Rahmen eines zwei- oder dreitägigen Flugangstseminars, bei dem auch eine Flugreise zusammen mit der leitenden Psychologin und den Gruppenmitgliedern erfolgt.

a) Gestufte Konfrontationstherapie

Die Betroffenen stellen sich gefürchteten Objekten, Orten und Situationen *stufenweise:* in kleinen Schritten nach ansteigender Aufgabenschwierigkeit. Sie machen dabei laufend Erfolgserlebnisse, ohne sich durch zu hohe Ziele und zu große Schritte von Anfang an zu überfordern. Diese Vorgangsweise stellt die *optimale Methode zur Selbstbehandlung von Phobien* jeder Art dar, wie sie auch in diesem Ratgeber empfohlen wird. Konkrete Anleitungen dazu werden bei der Darstellung der verschiedenen Spezifischen Phobien gegeben.

Eine *allgemeine Anleitung* umfasst zwanzig Empfehlungen:

1. Entwickeln Sie einen Behandlungsplan mit attraktiven Zielen.
Erstellen Sie eine Liste mit motivierenden Zielen, die Sie innerhalb einer bestimmten Zeit erreichen möchten, und legen Sie dazu konkrete Übungsaufgaben fest, die Sie sukzessive in die Tat umsetzen.

2. Konfrontieren Sie sich nur mit Situationen, die Ihnen grundsätzlich zumutbar sind.
Lassen Sie sich nur auf Aufgabenstellungen ein, die auch von anderen Personen ausgeführt werden, mit denen Sie bezüglich Ihrer Möglichkeiten und Grenzen vergleichbar sind.

3. Gehen Sie bei ansteigender Aufgabenschwierigkeit Schritt für Schritt vor.
Erstellen Sie klare Kriterien für leichtere und schwierigere Aufgaben. Streben Sie zuerst bei leichteren Aufgaben kleine Erfolgserlebnisse an und gehen Sie erst dann zu schwierigeren Aufgabenstellungen über.

4. Wiederholen Sie alle Übungen in ähnlichen Situationen.
Entwickeln Sie nach dem Motto »Übung macht den Meister« lebenserleichternde Gewohnheiten und Routinehandlungen, indem Sie regelmäßig ähnliche Situationen aufsuchen, bei denen Sie ohne bewusste Aufmerksamkeit und ohne besondere Anstrengung handeln.

5. Festigen Sie Ihre Erfolge durch Wiederholung in unterschiedlichen Situationen.
Tragen Sie zur Generalisierung Ihrer Erfolgserlebnisse bei, indem Sie die jeweiligen Aufgabenstellungen in möglichst vielfältigen Situationen, angesichts wechselnder Objekte, zu unterschiedlichen Zeitpunkten und bei verschiedenen äußeren Bedingungen ausführen.

6. Wählen Sie Zwischenziele und akzeptieren Sie Misserfolge.
Reduzieren Sie überhöhte Ziele und führen Sie vorerst Aufgaben mit geringerem Schwierigkeitsgrad aus, um leichter Erfolgserlebnisse zu erreichen. Rechnen Sie mit Rückschlägen, die oft mit bestimmten Lebenssituationen und Stressfaktoren zusammenhängen.

7. Üben Sie unabhängig von Ihrer Befindlichkeit.
Akzeptieren Sie den Umstand, dass es gute und schlechte Tage gibt, die gar nichts mit Ihrer Angst und Furcht zu tun haben. Führen Sie Ihren Trainingsplan auch bei schwankender körperlicher und psychischer Befindlichkeit aus, jedoch mit geringeren Anforderungen.

8. Bleiben Sie in der angstmachenden Situation bis zur Abnahme von Angst und Furcht um mindestens die Hälfte, aber nicht, bis sie ganz abgeklungen sind.
Halten Sie angesichts von gefürchteten Objekten, Orten und Situationen so lange durch, bis die starke körperliche und psychische Erregung nach einiger Zeit durch Gewöhnung (Habituation) um die Hälfte absinkt.

9. Vergegenwärtigen Sie sich bei Fluchtneigung Ihre bisherigen Erfolge und zukünftigen Ziele in möglichst lebhafter Weise.
Schieben Sie Fluchtreaktionen möglichst lange hinaus, verbieten Sie sich eine Flucht jedoch nicht grundsätzlich. Die freie Entscheidung, eine belastende Angstsituation wegen eines motivierenden Ziels doch durchzustehen, stellt die beste Garantie für den Erfolg dar.

10. Schaffen Sie Erfolgserlebnisse in Situationen, aus denen Sie geflohen sind.
Suchen Sie die gefürchtete Situation bald wieder auf, aus der Sie, trotz bester Absicht, schließlich doch die Flucht ergriffen haben, um durch Erfolgserlebnisse das Entstehen späterer Erwartungsängste zu verringern.

11. Vertrauen Sie auf Ihre Selbsthilfemöglichkeiten.
Verzichten Sie am besten von Anfang an auf alle Hilfsmittel wie Medikamente, pflanzliche Mittel, Notfalltropfen, Alkohol, Talisman oder Handy. Schleichen Sie diese Mittel im Laufe der Zeit vollständig aus, wenn Sie vorübergehend doch davon Gebrauch gemacht haben.

12. Nutzen Sie die Unterstützung durch Vertrauenspersonen.
Bewältigen Sie schwierigere Aufgabenstellungen anfangs mithilfe anderer Menschen. Wiederholen Sie diese Übungen später ohne fremde Hilfe, um Ihren Selbstwirksamkeitsglauben zu stärken.

13. Nehmen Sie sich in bestimmten Situationen andere Personen zum Vorbild.
Orientieren Sie sich bei schwierigeren Aufgaben zuerst an Modellpersonen, lassen Sie sich von fachkundigen Personen unterweisen und führen Sie alle Aufgaben später auch allein aus.

14. Üben Sie gemeinsam mit anderen Menschen, die ähnliche Ängste haben wie Sie.
Üben Sie nach Möglichkeit zusammen mit anderen phobischen Personen, denn Solidarität und gegenseitige Unterstützung ermöglichen oft schnellere Fortschritte als eigenständiges Üben.

15. Akzeptieren Sie Ihre Furcht in bestimmten Situationen.
Lassen Sie anhaltende Angst und Furcht sowie körperliche und psychische Symptome angesichts bestimmter Objekte und Situationen voll und ganz zu, ohne dagegen anzukämpfen, weil dies nur unnötig viel Kraft kostet.

16. Vergegenwärtigen Sie sich in Angstsituationen Ihre Gesundheit.
Machen Sie sich bewusst: Panikattacken oder einzelne körperliche Symptome wie Schwindel oder Übelkeit sind nicht gefährlich. Sie verlieren auch nicht den Verstand oder die Kontrolle über sich selbst.

17. Bleiben Sie bei Angst, Furcht und Panik gedanklich ganz im Hier und Jetzt.
Verzichten Sie auf Horrorfantasien, was im schlimmsten Fall passieren könnte, und konzentrieren Sie sich auf das, was Sie in der aktuellen Situation mit allen Sinnen wahrnehmen und erleben können.

18. Konzentrieren Sie sich bei Angst und Furcht auf das, was Sie erreichen möchten, statt auf das, was Sie vermeiden wollen.
Richten Sie Ihre Aufmerksamkeit so gut wie möglich auf Ihre Ziele sowie auf das, was Ihnen Sicherheit und Vertrauen gibt. Kämpfen Sie nicht *gegen* Angst und Furcht, sondern *für* ein erfülltes Leben im Sinne der Verwirklichung Ihrer Träume und Wunschvorstellungen.

19. Versuchen Sie, vor oder während einer Panikattacke in der jeweiligen Situation in Bewegung zu kommen.
Bauen Sie den heftigen Adrenalinstoß, der eine Panikattacke in einer subjektiv bedrohlichen Situation auslöst, durch körperliche Aktivität ab, statt zu erstarren oder zu flüchten. Nutzen Sie auch verschiedene Atemtechniken, die mit einer langsamen Ausatmung einhergehen.

20. Verwenden Sie in Angstsituationen bestimmte Selbstinstruktionen.
Coachen Sie sich durch Sätze wie: »Meine Angstgefühle und alle Symptome sind verstärkte normale Stressreaktionen«, »Ich kann auch mit großer Angst und Furcht erfolgreich handeln.«

b) Massierte Konfrontationstherapie

Die Betroffenen lassen sich in gefürchteten Situationen bewusst und mutig auf eine *Angstüberflutung* (engl. *Flooding*) ein, bis hin zu einer Panikattacke. Sie stellen sich von Anfang an über den Zeitraum von mehreren Stunden bzw. Tagen den am stärksten gefürchteten Objekten, Orten und Situationen – ohne jede Flucht- und Vermeidungsstrategie und auch ohne beliebte Hilfsmittel wie Medikamente, Handy oder bestimmte Vertrauenspersonen.

Die Wirksamkeit der massierten Konfrontationstherapie beruht laut früheren Erklärungen auf einer rasch einsetzenden *Habituation bei zusätzlicher erfahrungsbedingter Korrektur des Furchtnetzwerkes im Gehirn*, das heißt einer Korrektur der situationsspezifisch gelernten Furchtreaktionen. Je größer die Angst, desto beeindruckender sei die spätere Erfahrung, dass Angst ohne schlimme Folgen aushaltbar sei. Nach neueren lernpsychologischen und neurobiologischen Erkenntnissen ist diese Sichtweise unzureichend.

Eine *massierte Exposition* ist für viele Menschen mit einer Agoraphobie oder einer Spezifischen Phobie selbst im Rahmen einer Verhaltenstherapie anfangs nur in Begleitung durch die Psychotherapeutin möglich, was eine Sicherheitsstrategie darstellt, auf die bei einer massierten Konfrontationstherapie eigentlich verzichtet werden muss.

Im Rahmen einer Selbstbehandlung von Spezifischen Phobien kommt die massierte Konfrontation nur für einen kleinen Kreis an Betroffenen infrage. Sie ist am ehesten *psychisch relativ stabilen Personen* zumutbar, die zudem eine hohe persönliche Motivation aufweisen, wie dies etwa auf viele Personen mit einer reinen Flugangst zutrifft.

Im Fall einer massierten Konfrontation ohne professionelle Hilfe sollten Sie zur Erleichterung alle Übungsaufgaben anfangs zusammen mit einer *Vertrauensperson* durchführen; diese sollte sich dann später umso mehr zurückziehen, je besser Sie mit den gefürchteten Objekten und Situationen allein zurechtkommen.

Eine massierte Konfrontation ohne Vertrauensperson führt leichter und rascher zum Erfolg, wenn Sie zuerst eine Korrektur Ihrer angstmachenden Denkmuster vornehmen (Schritt 2), andere Menschen als Vorbild lang genug beobachten (Schritt 6) und sich in Form eines Mentalen Trainings auf gefürchtete Objekte und Situationen ganz konkret vorbereiten (Schritt 8).

c) Konfrontationstherapie auf der Basis neuerer lerntheoretischer Modelle

Anders als bei der gestuften und der massierten Konfrontationstherapie ist das Ziel dieser Methode nicht, sich den gefürchteten Objekten, Orten und Situationen so lange zu stellen, bis Angst und Furcht um mindestens die Hälfte abgenommen haben, bevor die Angstsituation verlassen werden darf. Die Betroffenen stellen sich vielmehr den gefürchteten Situationen in der Absicht, neue Verhaltensweisen und wirksame Handlungsstrategien zu erlernen, die die bisherigen Furchtreaktionen erfolgreich hemmen können. Es geht nicht darum, vor bestimmten Situationen keine Angst und Furcht mehr zu haben, sondern den erfolgreichen Umgang mit den betreffenden Situationen zu erlernen, dadurch bessere Kompetenzen und in der Folge davon einen höheren Selbstwirksamkeitsglauben zu erwerben.

Das Hauptaugenmerk liegt auf dem *Aufbau neuen, erwünschten Verhaltens* und nicht auf dem Abbau unerwünschten, gestörten Verhaltens. Die zentrale Botschaft lautet: »Handeln Sie unabhängig von Angst und Furcht und machen Sie trotz Angst neue und positive Erfahrungen angesichts bisher gefürchteter Objekte und Situationen, sodass Ihr Erfolgsgedächtnis stärker wird als Ihr Angstgedächtnis.«

In jeder phobischen Situation stehen das Erfolgsgedächtnis und das Angstgedächtnis in Konkurrenz zueinander. Das *Angstgedächtnis,* das heißt die erlebte Gefühlsüberflutung aufgrund schlimmer Erlebnisse, kann nicht und muss auch gar nicht gelöscht werden, es reicht völlig aus, wenn das *Erfolgsgedächtnis,* das heißt die Erinnerung an die erfolgreiche Bewältigung bisher gefürchteter Situationen, zu weiterem zielorientierten Verhalten in Angstsituationen motiviert.

Es geht um *Inhibitionslernen*, wie der entscheidende Lernvorgang in der Fachsprache genannt wird. *Inhibition* bedeutet die Hemmung von unerwünschten Verhaltensreaktionen, das heißt von erlernten Furchtreaktionen, und zwar durch ein *zusätzliches Lernen* von neuen Verhaltensweisen, wodurch Erfolgserlebnisse in Situationen aufgebaut werden, in denen früher nur Angstreaktionen dominiert haben.

Die praktische Relevanz dieser modifizierten Form von Konfrontation zeigt sich gerade bei zahlreichen Spezifischen Phobien. Mit der traditionellen Expositionstherapie lässt sich zwar Ihre Furcht vor bestimmten Tieren, Höhen, Gewässern, engen Räumen und medizinischen Situationen, die mit Blut und Schmerzen zu tun haben, relativ gut abbauen, Sie haben deswegen aber noch keine besseren Fertigkeiten im Umgang mit den gefürchteten Situationen erworben.

Im Gegensatz zur traditionellen Expositionstherapie wird bei dieser Methode die Konfrontation mit gefürchteten Objekten, Orten und Situationen nicht erst nach einem erheblichen Abfall von Angst und Furcht beendet, sondern bereits nach *neuen Lernerfahrungen* auf allen vier Ebenen des Verhaltens (körperlich, gedanklich, gefühls- und verhaltensbezogen), vor allem nach der *Widerlegung der konkreten Erwartungsängste* durch die gemachten positiven Erfahrungen.

Nach diesem Konzept sind neben lerntheoretischen auch *kognitive Aspekte* sehr bedeutsam. Die Betroffenen sollen vor der Konfrontation mit gefürchteten Situationen sich vorstellen, was sie ganz konkret befürchten, und sollen dann aus den Erfahrungen, die sie tatsächlich gemacht haben, maximalen Profit ziehen und dadurch ihr Erfolgsgedächtnis stärken.

Der *Lerneffekt* ist umso größer, je stärker die vorher formulierten Befürchtungen durch positive Erfahrungen widerlegt werden. Es geht für Sie also weder darum, sich möglichst entspannt bzw. selbstberuhigend in die Situation zu begeben noch sich bis zum Abfall von Angst und Furcht mit bestimmten Objekten und Situationen zu konfrontieren, sondern nur bis zu der Erkenntnis, dass Ihre Erwartungsängste aufgrund der positiven Erfahrungen im Umgang mit der gefürchteten Situation völlig unbegründet sind.

Die Strategien eines derartigen *Um- und Neulernens* von Verhaltensweisen lassen sich in 16 Punkten zusammenfassen (einige davon decken sich mit der traditionellen Konfrontationstherapie):

1. Widerlegen Sie Ihre Erwartungsängste.
Formulieren Sie Ihre *Befürchtungen* so konkret wie möglich und widerlegen Sie Ihre Ängste durch *positive Erfahrungen* in den aufgesuchten Situationen. Verlassen Sie die jeweiligen Orte bereits nach sichtbaren Erfolgserlebnissen, ohne auf einen mehr oder weniger starken Angstabfall zu warten. Die Gewöhnung (Habituation) an die Angstsituation als Voraussetzung für erfolgreiches Handeln ist nicht so wichtig, wie früher immer behauptet wurde.

2. Kombinieren Sie sukzessive verschiedene bislang angstauslösende Situationen.
Erweitern Sie Ihr Verhaltensrepertoire und verknüpfen Sie zu diesem Zweck eine bereits erfolgreich bewältigte Situation entweder mit anderen gefürchteten *externen Reizen* (unterschiedlichen Situationen wie überhitzten Räumen) oder mit anderen gefürchteten *internen Reizen* (Symp-

tomen wie Schwindel, Beklemmungsgefühlen, Schwäche- und Hilflosigkeitsgefühlen), um Ihre Erwartungsängste zu widerlegen und die Gefahr späterer Rückfälle zu vermindern.

3. *Lassen Sie sich immer wieder von Angst überfluten.*
Gehen Sie nicht gestuft nach ansteigender Schwierigkeit vor, sondern konfrontieren Sie sich abwechselnd mit leichteren und schwierigeren Situationen, bezogen auf das Ausmaß der Angst. Es geht nicht um einen dauerhaften Angstabfall, der nur eine Sicherheitsstrategie darstellen würde, sondern um möglichst viele Erfolgserlebnisse trotz wiederkehrender Angst und Furcht.

4. *Sorgen Sie für Abwechslung.*
Suchen Sie *verschiedenartige Situationen* trotz Angst auf, wiederum ohne Vorgehen nach ansteigender Aufgabenschwierigkeit. Trotz vorübergehender Zunahme des Angstniveaus stellen sich langfristig schnellere und höhere Erfolgsraten ein, weil Erfolgserlebnisse nicht mehr mit dem Abfall von Angst und Furcht verbunden werden.

5. *Variieren Sie den Kontext der Übungen.*
Streben Sie eine *Generalisierung* Ihrer Erfolgserlebnisse auf möglichst viele andere Angstsituationen an. Suchen Sie zu diesem Zweck unterschiedliche angstbesetzte Situationen zu verschiedenen Zeitpunkten auf, aber auch bei wechselnden äußeren Umständen und schwankender innerer Befindlichkeit.

6. *Verlassen Sie sich zur Steigerung Ihres Selbstwirksamkeitsgefühls ganz auf sich selbst.*
Verzichten Sie auf alle bisherigen *Sicherheitsstrategien*. Sie müssen sich deswegen nicht von Anfang an subjektiv hilfreiche »Krücken« wie das Handy oder mitgeführte Medikamente verbieten, wenn Sie bestimmte Situationen sonst vermeintlich nicht bewältigen könnten. Es geht letztlich um Erfolgserlebnisse in bisher gefürchteten Situationen und nicht um den Abfall von Angst ohne Hilfsmittel.

7. *Stärken Sie Ihr Erfolgsgedächtnis.*
Speichern Sie Ihre *Erfolgserlebnisse* optimal und auf vielfältige Weise ab, damit Sie sie jederzeit in Angstsituationen rasch und wirksam abrufen können. Nutzen Sie dazu *Gedächtnisstützen* wie Fotos, Videos, Sprachnotizen auf Ihrem Handy, Tagebuchaufzeichnungen, bestimmte Stichworte

bzw. Sätze auf einer Karteikarte oder verschiedene subjektiv bedeutsame Symbole und Objekte.

8. *Aktivieren Sie vor Beginn der Konfrontationstherapie ganz bewusst Ihr Furchtgedächtnis.*
Lassen Sie vor schwierigen Aufgabenstellungen Ihre Erwartungsängste und Ihr *Furchtgedächtnis* ohne Ablenkung, Unterdrückung oder positive Affirmationen voll und ganz zu. Nach der Widerlegung Ihrer Befürchtungen durch die erlebten Erfolge in den gefürchteten Situationen wird Ihre Freude umso größer sein und Ihr Erfolgsgedächtnis weiter gefestigt werden.

9. *Machen Sie in Angstsituationen unbedingt positive Erfahrungen.*
Für Ihre Lebenszufriedenheit genügt es nicht, dass Sie nach der Konfrontationstherapie einfach nur »weniger Angst« haben. Es geht vor allem um viele neue Lernerfahrungen, die eine *Bereicherung und Erfüllung Ihres Lebens* darstellen.

10. *Nehmen Sie Ihre körperliche und seelische Befindlichkeit in Angstsituationen bewusst wahr.*
Lenken Sie sich von unangenehmen Zuständen in gefürchteten Situationen nicht permanent ab, sondern *bleiben Sie dran.* Ihr Motto soll sein: »Hinschauen statt wegschauen«, »Zulassen statt unterdrücken«. Durch den Verzicht auf alle Unterdrückungsmaßnahmen sparen Sie viel Energie, die Sie besser zur Erreichung Ihrer Ziele einsetzen können.

11. *Fassen Sie Ihr Befinden und Ihre Gefühle in Worte.*
Machen Sie in Angstsituationen die Erfahrung, dass Sie auch ohne Änderung Ihrer Gedanken und Gefühle erfolgreich handeln können. Zur Bewältigung von Angst und Furcht müssen Sie vorher nicht unbedingt Ihre negativen Denkmuster ändern, sondern vielmehr die Fähigkeit entwickeln, Ihre Gefühle in Form von Worten auszudrücken. Die *Sprache* aktiviert Ihr Frontalhirn, genauer den präfrontalen Kortex, der die Aktivität des limbischen Systems, speziell des Mandelkerns mit seiner furchtauslösenden Funktion, hemmt. Mithilfe des Frontalhirns gewinnen Sie die Kontrolle über Ihre Emotionen, was Sie zu zielorientiertem Handeln befähigt. Fassen Sie Ihre Gefühle einfach nur in *treffende Worte,* wie etwa: »Ich ekele mich vor dieser Spinne«, »Ich fürchte mich vor diesem Hund«, »Ich habe Angst vor einem Seilbahn- bzw. Flugzeugabsturz.«

12. Achten Sie auf eine positive Stimmung.
In Zuständen des emotionalen Wohlbefindens werden Sie viel leichter bestimmte Angstsituationen aufsuchen, eher positive Lernerfahrungen machen und diese auch besser in Ihrem Erfolgsgedächtnis abspeichern. Eine bessere körperliche und psychische Befindlichkeit stellt sich trotz anhaltender Angst bereits durch die Vorfreude auf das ein, was Sie in den angestrebten Situationen tun und erleben möchten. Sie stärken Ihre Erfolgsmotivation und verbessern Ihre Stimmung trotz einer gewissen Erwartungsangst, wenn Sie sich so gut wie möglich auf die bevorstehenden Situationen vorbereiten.

13. Suchen Sie völlig neue Situationen auf, denen Sie trotz Angst mit großer Neugierde entgegenblicken.
Wählen Sie für Ihre Konfrontationstherapie *attraktive Ziele* aus, bei denen Ihr Interesse größer ist als Ihre Angst, etwa Situationen, in denen Sie schon lange nicht mehr oder noch niemals waren, die Sie jedoch unbedingt aufsuchen möchten und mit Vorfreude erwarten.

14. Achten Sie auf körperliche Betätigung vor und während der Konfrontation.
Körperliche Aktivität verbessert nicht nur die körperliche und seelische Befindlichkeit, sondern auch die Wachheit und Offenheit Ihrer Sinne in allen möglichen phobischen Situationen sowie aufgrund einer besseren Durchblutung des Gehirns auch die Lernfähigkeit.

15. Nutzen Sie nach einer ausgedehnten Konfrontationsübung erholsamen Schlaf zur Stärkung Ihres Erfolgsgedächtnisses.
Das *Langzeitgedächtnis* bildet sich erst im Schlaf, selbst ein kleines »Nickerchen« kann diesbezüglich hilfreich sein. Üben Sie daher nicht stunden- oder tagelang, wie dies bei der massierten Konfrontationstherapie empfohlen wird, sondern machen Sie zwischendurch *Erholungspausen*, um Ihre Lernerfahrungen möglichst gut im Gehirn abspeichern zu können. Erfolgserlebnisse bestehen nicht einfach darin, dass Sie etwas kurzfristig geschafft haben, sondern dass Sie das Gelernte langfristig gut abgespeichert haben.

16. Üben Sie vor allem an Vormittagen.
Führen Sie neue Übungsaufgaben vor allem in der *ersten Tageshälfte* durch, nicht nur deshalb, weil Sie dann frischer sind als am Abend nach der Arbeit. Am Vormittag ist der Spiegel des Dauerstresshormons *Corti-*

sol am höchsten. Cortisol ist für die Speicherung der gemachten Erfahrungen im Gedächtnis sehr wichtig. Nur bei massiver Angstüberflutung und akutem Stress wie in Prüfungssituationen führt Cortisol zu einer Abrufblockade des gespeicherten Wissens.

d) Konfrontationstherapie auf der Basis eines achtsamen, akzeptierenden, werteorientierten Umgangs mit Angst und Furcht

Die Betroffenen stellen sich gefürchteten Objekten, Orten und Situationen im Bewusstsein, dass ihre Horrorszenarien nur *Vorstellungen* sind, die nichts mit der Realität zu tun haben, sodass Körper und Psyche nicht mehr so heftig reagieren wie bei realer Bedrohung. Eine derartige Vorgangsweise ist bei Spezifischen Phobien deswegen so hilfreich, weil es sich dabei oft um »irrationale« Ängste handelt, die von den Betroffenen aufgrund der *vorschnellen Gleichsetzung von Vorstellung und Realität* auch durch eine Konfrontationstherapie mit vielen Erfolgserlebnissen nicht so leicht aufgelöst werden können.

Trotz Widerlegung negativer innerer Bilder durch positive Erfahrungen und Stärkung des Erfolgsgedächtnisses gegenüber dem Angstgedächtnis können lebhafte *»Was wäre, wenn…?«*-Vorstellungen stets aufs Neue völlig unrealistische Bedrohungsszenarien hervorrufen, ähnlich wie dies bei Menschen mit einer Generalisierten Angststörung oder einer schweren Zwangsstörung der Fall ist.

Wirksame Bewältigungsstrategien von Spezifischen Phobien werden durch ein Training in der Methode der *achtsamkeitsbasierten Stressreduktion* nach Jon Kabat-Zinn gefördert.

Im Folgenden wird eine verhaltenstherapeutische Weiterentwicklung der Achtsamkeitstherapie in Form der *Akzeptanz- und Commitmenttherapie (ACT)* vorgestellt. Diese Methode hat *sechs therapeutische Prozesse* herausgearbeitet, die die *psychische Flexibilität* als Basis der seelischen Gesundheit fördern sollen (Achtsamkeit und Akzeptanz wurden bereits bei Schritt 5 beschrieben):

1. Achtsamkeit (statt Abschweifen in die Zukunft oder Vergangenheit)
Leben Sie achtsam in der *Gegenwart,* statt sich über den Weg Ihrer Spezifischen Phobien ständig mit der näheren oder ferneren Zukunft zu beschäftigen. *Achtsamkeit* stellt eine geistige Haltung dar, bei der die Aufmerksamkeit voll und ganz auf die Gegenwart, auf die momentane Situation gelenkt wird, in der Absicht, alles, was gerade in uns und um uns herum passiert, mit allen Sinnen wahrzunehmen.

Bei einer Spezifischen Phobie werden Sie von Ihrer Angst vor bestimmten Objekten, Situationen und Symptomen überflutet: Sie befinden sich im *Modus des Erlebens* von etwas, das derzeit noch gar nicht Realität ist. Im Zustand der achtsamen Wahrnehmung befinden Sie sich im *Modus des distanzierten Beobachters:* Sie nehmen mit allen Sinnen wahr, was im Moment gerade passiert. Nehmen Sie die typischerweise gefürchteten Objekte, Orte und Situationen so wahr wie eine interessierte Wissenschaftlerin, die alles ganz genau beobachtet und penibel dokumentiert, was sie mit ihren Augen und Ohren registrieren oder mit einer Filmkamera aufnehmen kann. Nehmen Sie zur Distanzierung von den angstmachenden Objekten, Orten und Situationen eine *Beobachterperspektive* ein, dann bleiben Sie mental ganz im Augenblick, im Hier und Jetzt, und Ihr Körper wird nicht mehr so stark aktiviert, wie dies bei realer Gefahr der Fall ist.

Beschreiben Sie innerlich mit treffenden Worten, was Sie gerade wahrnehmen: Was genau sehen, hören, spüren und riechen Sie im Moment? Beobachten Sie ganz genau, wie die gefürchteten Objekte, Orte und Situationen tatsächlich ausschauen, ohne Ihre Wahrnehmungen dessen, was ist, mit Ihren Fantasien, was sein könnte, zu vermischen. Nehmen Sie gefürchtete Situationen so wahr, wie wenn Sie sie mit einer Filmkamera aufzeichnen würden.

Registrieren Sie in ähnlicher, *nicht beurteilender Weise* auch Ihre Körperempfindungen, Gefühle, Gedanken und Vorstellungen, ohne sich ständig davon abzulenken und auch ohne diese permanent als Bedrohung Ihres Wohlbefindens und Ihrer Lebensmöglichkeiten zu bewerten, denn Sie können auch mit Angst, Furcht und Unwohlsein allen Objekten, Orten und Situationen erfolgreich begegnen.

2. Akzeptanz (statt Kontrolle der inneren und äußeren Realität)
Akzeptieren Sie alle gefürchteten Situationen, Gedanken, Vorstellungen, Gefühle und körperlichen Symptome als momentan gegeben, ohne sie vermeiden oder kontrollieren zu wollen, aber auch ohne zu resignieren. Machen Sie sich bewusst, was Sie kontrollieren können und was nicht. *Kontrollieren* können Sie Ihr sichtbares Verhalten, nicht jedoch Ihre plötzliche Furcht und Ihre irrationale Angst. Ihre vorschnelle Furchtreaktion angesichts von vermeintlichen Bedrohungen beruht auf einem überaktiven Mandelkern, der zur Sicherung Ihres Lebens schneller reagiert als Ihr Denken. Zeitlich etwas verzögert hemmt Ihr Frontalhirn, konkret Ihr präfrontaler Kortex, den Fluchtreflex, sodass Sie in der Situation bleiben können, um das zu tun, was Ihnen wichtig ist.

3. Abstand/Distanzierung (statt Verschmelzung mit inneren Bildern)

Die *Gleichsetzung* oder Verschmelzung (»Fusion«) von Gedanken und bildhaften Vorstellungen einerseits und der möglichen Realität andererseits stellt im Fall einer akuten Bedrohung durch ein spezifisches Objekt oder eine spezielle Situation eine Überlebensstrategie dar, löst jedoch ohne tatsächliche Gefahr einen vorschnellen Alarmzustand in Körper und Seele aus. Die *Distanzierungsfähigkeit* gegenüber angstmachenden Bildern und Vorstellungen ist bei Spezifischen Phobien nach den ACT-Konzepten viel wichtiger als die lebhafte Erinnerung an Erfolgserlebnisse in den typischerweise gefürchteten Situationen.

Viele Menschen mit Spezifischen Phobien haben *keine schlimmen Erfahrungen* mit den gefürchteten Objekten, Orten und Situationen gemacht und somit auch *kein situationsspezifisches Furchtgedächtnis* aufgebaut, das durch ein Erfolgsgedächtnis gehemmt werden müsste. Positive Erfahrungen über den Weg der klassischen bzw. modifizierten Konfrontationstherapie sind zwar wichtig zur Stärkung des Selbstvertrauens, lösen jedoch nicht das Grundproblem, nämlich die beharrliche Fixierung auf ein unwahrscheinliches, aber dennoch nicht sicher ausschließbares *Restrisiko*.

Gehen Sie auf *kritische Distanz* zu Ihren Gedanken, Bildern und Vorstellungen, statt diese mit der Wirklichkeit gleichzusetzen. Dann führen Ihre Gedanken und Vorstellungen nicht mehr zu jener körperlichen und psychischen Aktivierung, wie diese bei realer Gefahr zur Sicherung Ihres Lebens unbedingt notwendig ist. *Unterscheiden* Sie zwischen der inneren und der äußeren Realität, zwischen dem, was Sie in sich gerade wahrnehmen, und dem, was Sie um sich herum im Moment tatsächlich mit Ihren Augen sehen. *Normale Angst* schaukelt sich dann zur Furcht und Panik hoch, wenn Sie mit Ihren inneren Bildern von der vermeintlichen Realität gleichsam verschmelzen und das für eine akute Bedrohung halten, was nur in Ihrer Fantasie existiert.

Sie müssen angesichts von gefürchteten Objekten, Orten und Situationen nicht positiv denken und auch Ihre negativen Gedanken nicht in hilfreichere umformen. Sie müssen nur einen *anderen Umgang* mit Ihren spontan auftretenden Gedanken und Vorstellungen erlernen, die Ihnen Angst und Furcht einjagen. Entwickeln Sie eine Haltung der *losgelösten Achtsamkeit*. Nehmen Sie Ihre Ängste und Befürchtungen, aber auch Ihre negativen Erfahrungen in der Vergangenheit einfach nur bewusst wahr und gehen Sie auf Abstand dazu, sodass diese nicht mehr Ihr Verhalten bestimmen können.

Nehmen Sie Ihre seelische und körperliche Befindlichkeit aus einer *distanzierten Beobachterposition* wahr und betrachten Sie sich gleichsam von außen. Kommentieren Sie den Ablauf Ihrer Gedanken und Vorstellungen in der Position eines *kritischen Beobachters,* etwa so: »Ich habe gerade den Gedanken, diese Spinne könnte giftig sein / dieser Hund könnte mich beißen / bei diesem Gewitter könnte ich vom Blitz erschlagen werden / von diesem Standort könnte ich in die Tiefe fallen / in diesem überfüllten Raum ohne Fenster könnte ich plötzlich keine Luft mehr bekommen / in diesem Aufzug könnte ich stecken bleiben und hilflos ersticken. Ich merke, wie daraus bildhafte Vorstellungen entstehen, die Angst und Furcht in mir auslösen und unangenehme körperliche und seelische Zustände bewirken.« Auf diese Weise schaffen Sie eine innere Distanz zu Ihren Horrorvorstellungen. Lassen Sie Ihre Gedanken und Vorstellungen vorbeiziehen wie die Wolken am Himmel oder kommen und gehen wie Meereswellen, ohne sie kontrollieren zu wollen. Oder vergegenwärtigen Sie sich Ihre Fähigkeit, die Bilder des Werbefernsehens vorbeiziehen zu lassen, ohne sich davon beeinflussen zu lassen, und wenden Sie sie auf Ihre Horrorvorstellungen an.

Sagen Sie sich immer wieder Sätze vor, die die *vorschnelle Gleichsetzung* von bildhaften Vorstellungen und der tatsächlichen Realität unterbrechen, wie etwa: »Ein Gedanke ist nur ein Gedanke, eine Vorstellung ist nur eine Vorstellung, es handelt sich dabei nicht um die Realität«, »Ich habe gerade den Gedanken, dass mir in dieser Situation gleich etwas Schlimmes passieren wird, aber das sind nur Befürchtungen ohne Realitätscharakter«, »Meine Gedanken, Bilder und Vorstellungen sind nicht die Wirklichkeit, auch wenn mein Körper schon heftig darauf reagiert«, »Ich habe in dieser Situation ein ungutes Gefühl, aber ein Gefühl sagt nichts über die Wirklichkeit aus«, »Meine Angstsymptome sind nur die Reaktion auf meine Horrorvorstellungen und nicht auf die Realität«, »Es wäre schlimm, wenn meine Gedanken und Vorstellungen zur Realität würden, aber es sind nur Wörter und Bilder in meinem Kopf.«

4. Kontakt zum Selbst (statt Identifizierung mit dem momentanen Selbstbild)
Halten Sie sich in angstmachenden Situationen vor Augen, was Sie sind und was Sie können. *Vergegenwärtigen Sie sich alle Fähigkeiten,* über die Sie außerhalb von phobischen Situationen verfügen. Sie sind mehr als das, was Ihnen Ihr momentanes Selbstbild in bestimmten Angstsituationen vorgaukelt. Sie sind nicht grundsätzlich so ängstlich, schwach und hilflos, wie Sie sich aufgrund Ihrer Spezifischen Phobie fühlen, wenn Sie den gefürchteten Situationen ausgesetzt sind.

Die Identifizierung und die *Verschmelzung mit Ihrem negativen Selbst-*

bild und Ihrem sehr geringen Selbstwirksamkeitsglauben in den typischerweise gefürchteten Situationen schränken Ihre Handlungsmöglichkeiten stark ein.

Betrachten Sie sich aus einer übergeordneten Position, und zwar aus der Position eines sogenannten *Beobachter-Selbst*, jener Person, die mehr ist als Ihr situativ wahrgenommenes Selbst, das aus lauter negativen Selbstbildern besteht. Nehmen Sie Bezug auf Ihr Selbst in seiner ganzen Wirklichkeit, jenseits von gefürchteten Situationen, dann gewinnen Sie Kraft und Energie, trotz Angst erfolgreich handeln zu können. Sagen Sie sich immer wieder: »Ich bin mehr als das, wie ich mich in dieser Angstsituation fühle und wie andere Menschen mich gerade wahrnehmen. Ich besinne mich auf meine Stärken, auf das, was ich wirklich bin und kann.«

5. Formulierung von persönlichen Werten (statt Leben ohne Ziel und Plan)
Was sind die *zentralen Werte* Ihres Lebens, für die es sich lohnt, zu leben und zu kämpfen, mit und trotz Angst? Besinnen Sie sich auf Ihre *Grundbedürfnisse,* grundlegenden Wertvorstellungen und daraus abgeleiteten *Ziele* für die nähere und fernere Zukunft. Werte sind unabhängig von Ihrer momentanen körperlichen und seelischen Befindlichkeit; sie haben die gleiche Bedeutung, ob es Ihnen gut oder schlecht geht, ob Sie viel oder wenig Angst und Furcht haben.

6. Engagiertes Handeln (statt Erschöpfung durch ständiges Angstmanagement)
Gehen Sie die *Verpflichtung* (engl. *commitment*) ein, ein Leben auf der Basis Ihrer Werte zu führen und bedeutsame Ziele trotz Angst und Furcht engagiert anzustreben und umzusetzen. Mut bedeutet nicht, keine Angst mehr zu haben, sondern mit Angst und Furcht anders als bisher umzugehen, nämlich ohne Flucht und Vermeidung. Treffen Sie die *Entscheidung,* dass Ihre momentanen Bedürfnisse, Interessen, Werte und Ziele wichtiger sind, als Ihre Angst und Furcht zu vermeiden oder zu bekämpfen. Handeln Sie entschlossen, um Ihr Leben nach Ihren zentralen Werten und Bedürfnissen zu gestalten.

Selbsthilfe bei Spezifischer Phobie, Tier-Typ

Furcht vor bedrohlichen und ekelerregenden Tieren

Tierphobien besser verstehen und hilfreich analysieren

Eine *Tierphobie* (*Zoophobie*, griech. *zoon* = Tier, Lebewesen) ist eine belastende und lebenseinengende Furchtreaktion angesichts eines bestimmten Tieres, die gewöhnlich schon lange vor der konkreten Begegnung mit diesem mit entsprechenden Erwartungsängsten einhergeht. Grundsätzlich können alle möglichen Tiere zum Inhalt einer Tierphobie werden. Die häufigsten Tierphobien beziehen sich auf *Spinnen, Schlangen, Hunde und Katzen*. Bei einer Vogelphobie haben manche Betroffene Angst vor Verletzungen am Kopf, die anderen haben eher einen Ekel vor Federn.

Tierphobien stehen mit einer von zwei Emotionen in engem Zusammenhang: *Ekel- oder Bedrohungsgefühlen*. Es kann sich aber auch um eine Mischung aus beiden Gefühlen handeln.

Ekelgefühle werden bei Tierphobien auf zweifache Art und Weise ausgelöst: einerseits durch den *Anblick* des Tieres (oft bereits durch plastische Bilder oder lebhafte Vorstellungen), andererseits durch den realen oder nur vorgestellten, sehr unangenehm erlebten *Hautkontakt* mit dem Tier. Ekelgefühle sind viel schwerer überwindbar als Angstgefühle, weil man sich an Ekelreaktionen aufgrund der Kombination von biologisch-evolutionären und erziehungsbedingten Prägungen auch durch wiederholte Konfrontation nicht so leicht gewöhnt wie an plötzliche Furchtreaktionen.

Die *Spinnenphobie* (*Arachnophobie*, griech. *arachne* = Spinne) ist – wie die Furcht vor Nacktschnecken, Mäusen, Ratten, Fröschen, Läusen, Motten, Würmern und Ameisen – ein Beispiel für Ekelgefühle angesichts bestimmter Tiere. Die *Hauswinkelspinne*, auch *Hausspinne* genannt, ist die häufigste Spinne in unseren Wohnungen sowie im häuslichen Umfeld.

Eine Spinnenphobie tritt vorwiegend bei *Frauen* auf, was sich nicht genetisch, sondern nur durch die Sozialisationsbedingungen erklären lässt: Jungen haben von klein auf eher als Mädchen gelernt, mit Spinnen erfolgreich umzugehen oder zumindest ihre Angst- oder Ekelgefühle zu unterdrücken.

Fast allen Menschen mit einer Spinnenphobie ist bewusst, dass es bei uns *keine gefährlichen Spinnen* gibt. Die Betroffenen vermeiden aus Ekelgefühlen den Anblick von Spinnen und damit alle möglichen Orte, wo Spinnen anzutreffen sind. Falls sie beim plötzlichen Anblick einer Spinne nicht laut zu schreien beginnen, fangen manche Spinnenphobikerinnen wie kleine Kinder zu weinen an. Sie setzen gegen Spinnen die Fliegenklatsche, den Staubsauger oder einen Insektenspray ein, falls kein Helfer zur Verfügung steht.

Eine *krankheitswertige Spinnenphobie ist* – wie heftige Reaktionen auf andere ekelerregende Tiere – mehr als eine bloße Abneigung. Es wird dabei ein *unüberwindbares Ekelgefühl* ausgelöst, das so lange bestehen bleibt, bis das Tier – meist durch andere Personen – entfernt wird oder bis durch Flucht eine subjektiv sichere Distanz dazu besteht. Selbst danach kann durch die Erinnerung an den Anblick des Tieres oder die Vergegenwärtigung, wo das Tier sich aufgehalten hat bzw. wie es sich bewegt hat, ein neuerliches Ekelgefühl ausgelöst werden, das so ausufern kann, dass deswegen der ganze Raum als »verseucht« erlebt und gemieden wird. Personen mit derart unkontrollierbaren Ekelgefühlen haben eine Art *magisches Denken* wie Menschen mit Wasch- und Reinigungszwängen, nach dem Motto: »Einmal in Hautkontakt – immer in Hautkontakt«, als würde sich das Ekelgefühl durch gründliches Waschen und Reinigen nicht verflüchtigen.

Furchtreaktionen drehen sich bei Tierphobien um Bedrohungsfantasien unterschiedlicher Art, vor allem jedoch um die weit überschätzte Gefahr, von einem bestimmten Tier schmerzhaft gebissen, überrannt, niedergetrampelt, gestochen oder lebensgefährlich verletzt zu werden.

Eine *Hundephobie* (*Kynophobie*, griech. *kyon* = Hund) ist – ebenso wie die Furcht vor Schlangen, Katzen, Pferden, Kühen, Stieren, Bienen, Wespen, Zecken oder Haien – ein Musterbeispiel für die subjektiv empfundene *Bedrohung* durch unberechenbare oder zumindest in manchen Fällen gefährliche Tiere. Als bedrohlich werden keinesfalls nur Kampfhunde gewertet, deren Angriffe auf Menschen in den Medien immer wieder berichtet werden, sondern alle möglichen Hunde, selbst wenn diese gut erzogen sind, einen Maulkorb tragen oder an der Leine sind, weil sich die Betroffenen eine Hundeattacke bereits vorgestellt haben, obwohl diese aufgrund der genannten Umstände völlig unwahrscheinlich ist.

Viele Menschen halten alle möglichen *Schlangen* für giftig, oft nur deshalb, weil sie viel zu wenig Kenntnis über sie haben. Schwimmer und Taucher können sich im Meer auch dann vor einem *Hai* fürchten, wenn in der jeweiligen Urlaubsgegend niemals Haie gesichtet wurden. Zahlreiche Menschen fürchten einen *Wespenstich* auch dann panisch, wenn sie nachweisbar gar nicht allergisch dagegen sind. Manche tierbezogenen Befürchtungen haben auch heute noch – abgesehen von gefährlichen allergischen Reaktionen auf Bienen- und Wespenstiche – eine durchaus realistische Grundlage. *Zeckenbisse* sind glücklicherweise meist harmlos, es können dadurch jedoch auch zwei gefährliche Krankheiten übertragen werden: die Frühsommer-Meningoenzephalitis (FSME) und die Borreliose, gegen die es derzeit noch immer keinen Impfschutz, wohl aber eine erfolgreiche antibiotische Behandlung gibt. Der österreichische Dichter Ferdinand Raimund beging in einer depressiven Phase Selbstmord, weil er nach einem Hundebiss davon überzeugt war, dass der Hund die Tollwut hatte, eine Krankheit, die auch heute noch nach dem Ausbruch schlimmer Symptome bis zum Tod führen kann.

Nach Meinung verschiedener Fachleute – die jedoch durchaus zu hinterfragen ist – wird die Wahrscheinlichkeit einer Tierphobie durch fünf Faktoren erhöht:

1. Das *Aussehen* des Tieres weicht vom menschlichen Körperschema ab, wie etwa das schlauchförmige Aussehen von Schlangen oder die acht langen behaarten Beine einer Spinne. Kritisch ist dagegen einzuwenden, dass es viele vom menschlichen Erscheinungsbild völlig abweichende Tiere gibt, die keinen Anlass für eine Tierphobie darstellen.
2. Die *Bewegungen* des Tieres erfolgen schnell, abrupt und nicht vorhersehbar, wie etwa bei einer Spinne mit acht Beinen, was das Gefühl der Unkontrollierbarkeit verstärkt. Kritisch ist anzumerken, dass auch die Reaktionsmuster vieler anderer Tiere nicht vorhersehbar sind, ohne dass deswegen eine Phobie entsteht.
3. Das *plötzliche und unerwartete Auftauchen* des Tieres in unmittelbarer Nähe löst eine Schreckreaktion aus, wie dies bei Spinnen, Mäusen, Insekten oder Vögeln der Fall sein kann. Der Überraschungseffekt spielt sicher eine große Rolle für die darauffolgende emotionale und verhaltensbezogene Überreaktion, kann aber nicht den Umstand erklären, dass viele Tierphobiker gefürchtete Tiere nicht einmal im unbewegten Zustand betrachten können, auch nicht bei bewusster Vorbereitung auf den Anblick des Tieres.
4. Der Anblick des Tieres löst *Ekel* aus und erinnert an *Schmutz*, wie etwa bei Spinnen, Schlangen oder Ratten. Ekel könnte aber auch durch zahlreiche andere Tiere, wie etwa Käfer oder Ameisen, ausgelöst werden, ohne dass deswegen eine Phobie entsteht.

5. Das subjektive Bedrohungsgefühl durch bestimmte Tiere hängt mit der *Evolution* des Menschen zusammen. In früherer Zeit waren verschiedene Tiere, wie etwa giftige Spinnen oder Schlangen, dem Menschen durchaus gefährlich, was heute zumindest in unserer Gegend nicht mehr der Fall ist, weil sie gar nicht mehr vorhanden sind. Kritisch ist anzumerken: Die subjektive Bedrohung durch gefährliche Tiere lässt sich nicht allein evolutionsgeschichtlich erklären. Denn sofern keine Allergie vorliegt, sind andere Tiere wie Bienen oder Wespen gleich »gefährlich« wie Kreuzspinnen.

Tierphobien lassen sich am besten erklären durch evolutionsgeschichtlich bedingte Prägungen aus der Frühzeit der menschlichen Spezies in Verbindung mit negativen Lernerfahrungen des Einzelnen in der Kindheit, ängstlichem Modellverhalten der Eltern und Lerndefiziten im erfolgreichen Umgang mit den gefürchteten Tieren, verstärkt durch Informationen vonseiten der sozialen Umwelt, vor allem durch die modernen Medien, manchmal zusätzlich verstärkt durch negative bzw. traumatische Erfahrungen im Laufe des späteren Lebens.

Am Beispiel der *Spinnenphobie,* der häufigsten Tierphobie, zeigt sich die Irrationalität vieler Tierphobien recht deutlich. Menschen mit einer Spinnenphobie empfinden beim Anblick von Spinnen viel mehr Ekel als vor anderen Tieren, bei denen mindestens so große Ekelgefühle angebracht wären, wie etwa vor Käfern oder Motten, aber auch viel mehr Angst und Furcht als vor anderen Tieren, die objektiv viel gefährlicher sind, wie etwa Bienen und Wespen, deren Stich eine allergische Reaktion auslösen und im schlimmsten Fall bis zum Tode führen kann. Stiche von Bienen und Mücken werden meist aufgrund wiederholter Erfahrungen als zwar unangenehm, aber nicht gefährlich wahrgenommen. Menschen mit einer Spinnenphobie wurden kaum jemals von einer Spinne gebissen und haben daher auch nicht die Erfahrung gemacht, dass deren Bisse vergleichsweise harmlos sind.

Menschen mit einer Tierphobie nehmen gefürchtete Tiere aufgrund ihrer starken Angst und großen Furcht anders wahr als nichtphobische Personen. *Akute Furcht* führt dazu, dass objektiv harmlose Tiere wie Spinnen viel rascher, aufmerksamer und über einen längeren Zeitraum wahrgenommen und als viel größer, stärker und bedrohlicher eingeschätzt werden, als sie tatsächlich sind. Nicht die Augen und die reine Wahrnehmung, sondern die momentan vorhandenen *Emotionen von Angst oder Ekel* bestimmen, wie bestimmte Objekte und Situationen gesehen und verarbeitet werden.

Den meisten Menschen mit einer Spinnenphobie ist grundsätzlich, jedoch nicht bei akuter Angst, Furcht und Panik bewusst, dass selbst *Vogelspinnen* für Menschen ungefährlich sind, während sie mit ihrem Gift Fliegen und Mücken töten und besser verdauen können. Angesichts der üblichen Spinnen in der Wohnung, im Keller und rund um das Haus, die auch von fast allen Menschen mit einer Spinnenphobie als ungiftig wahrgenommen werden, zeigt sich deutlich, dass bei der Furcht vor Spinnen nicht Angst vor einer realen Bedrohung, sondern vielmehr *Ekel* das dominante Gefühl ist, das ein Flucht- und Vermeidungsverhalten auslöst.

Bezüglich des *Bedrohungsaspekts* von Spinnen gilt: Von rund 35.000 Spinnenarten weltweit sind nur einige Dutzend für den Menschen potenziell bedrohlich, davon ist jedoch keine einzige im deutschen Sprachraum heimisch. In Europa gibt es nur drei giftige Spinnenarten, inklusive der *Kreuzspinne,* die jedoch für Menschen nicht gefährlich sind und deren Biss im schlimmsten Fall eine ähnliche Auswirkung hat wie ein Wespenstich bei einer nichtallergischen Person. Für Menschen hochgiftige Spinnen, die mit ihren Beißwerkzeugen die menschliche Haut durchdringen können, findet man nur in tropischen Regionen sowie in Australien.

Aus biologischer Sicht gilt *Furcht* und die damit verbundene Wahrnehmungseinengung auf mögliche Gefahren im Fall einer echten Bedrohung als Überlebensstrategie, bei *Phobien* dagegen besteht eine Übersensibilität und Überreaktion der Betroffenen. *Ekelgefühle* beim Anblick bestimmter Tiere wie Mäuse, Ratten oder Insekten stellen in der Evolution einen sinnvollen Schutz vor Gefahren wie der Übertragung von Krankheiten dar, wenngleich man vor Jahrhunderten darüber noch gar nicht Bescheid wusste.

Zahlreiche Menschen mit einer Tierphobie, die mit Ekelgefühlen in Zusammenhang steht, können wegen der gefürchteten Tiere, wie etwa *Schnecken*, weder in ihrem Garten zusammen mit Gästen entspannt Platz nehmen noch durch die Natur streifen, aber auch aus Angst vor *Mäusen* oder *Ratten* nicht in den Keller gehen oder andere »unsichere« Gegenden im oder um das Haus herum aufsuchen.

Die *Hundephobie* (Kynophobie, von griech. *kyon* = Hund, oder: *Canophobie,* von lat. *canis* = Hund) ist die wichtigste Tierphobie, soweit es um *Bedrohungsgefühle* geht. Angesichts der Häufigkeit der Hundephobie und der Auswirkungen auf das Leben der Betroffenen gibt es dazu bedauerlicherweise noch viel zu wenig wissenschaftliche Literatur, verglichen mit der zur Spinnenphobie. Die Mehrzahl der therapeutischen Konzepte wurde für Kinder entwickelt, obwohl auch viele Erwachsene unter einer

Hundephobie leiden. Von Hundebissen sind am häufigsten und folgenschwersten kleine Kinder betroffen, die das Verhalten von Hunden noch nicht richtig einschätzen können.

Tierphobische Personen schätzen die *Wahrscheinlichkeit* eines Bisses und das *Ausmaß* der dadurch verursachten Verletzungen viel höher ein als nichtphobische Personen. Eher selten geht eine Hundephobie auf einen schwerwiegenden oder auch harmlosen Hundebiss zurück, meistens handelt es sich dabei um eine subjektive Bedrohungseinschätzung nach dem Motto: »Wenn mich dieser Hund beißen würde, könnte das schlimme Folgen haben«, oder: »Wenn der Besitzer seinen Hund nicht unter Kontrolle hat, könnte er mich anspringen und schwer verletzen.«

Hundephobische Personen neigen dazu, ihre Phobie rational zu begründen, etwa durch ihre Furcht vor Kampfhunden oder nicht ausreichend erzogenen Hunden, die laut Medienberichten immer wieder Kinder und Erwachsene anfallen und schwer verletzen. Viele Betroffene können beim Besuch eines Restaurants oder Cafés weder drinnen noch draußen sitzen, wenn ein Hund neben seinem Besitzer am Boden liegt. Zahlreiche Hundephobiker können nicht einmal dann den Gehsteig entlanggehen, wenn hinter einem sicheren und hohen Zaun ein Hund lautlos oder bellend umherläuft. Kleinere Kinder erleben Hunde bereits aufgrund ihrer Größe als bedrohlich, auch wenn es sich dabei um sehr friedliche Wesen wie etwa Bernhardiner handelt, oder sie fürchten sich vor laut bellenden Dackeln, auch wenn diese relativ klein sind.

Laut manchen Forschern hängt die Hundephobie mit der *Urangst* des Menschen vor *wilden Tieren* zusammen, zumal viele Hunde eine gewisse bedrohliche Ähnlichkeit mit dem Wolf haben.

Menschen mit einer *Wespenphobie* können, auch ohne dass bei ihnen eine allergische Reaktionsbereitschaft vorliegt, im Sommer oft nicht im Biergarten eines Cafés oder Restaurants sitzen; sie haben eine übersteigerte Angst, eine Wespe könnte in ihr Trinkglas fallen, aus dem sie dann, ohne es zu merken, trinken könnten, dadurch gestochen und in der Folge davon aufgrund der Schwellung im Hals ersticken würden.

Laut *tiefenpsychologischen Erklärungen* kann hinter einer Spinnenphobie, Hundephobie oder anderen Tierphobie die *Bedrohlichkeit des Lebens* ganz allgemein stehen, die auf scheinbar gefährliche Tiere wie Hunde oder Wespen projiziert wird, sodass bei Tierphobien *tiefergehendere Probleme* zu bearbeiten sind als nur die manifeste Tierphobie. Eine Tierphobie, die vorher nur leicht ausgeprägt war, erreicht tatsächlich oft erst durch bestimmte *psychosoziale Faktoren* wie etwa eine Scheidung ein krankheitswertiges Ausmaß, das heißt wenn bestimmte Hilfestellungen vonseiten einer wichtigen Bezugsperson wegfallen. Eine Frau mit Hundephobie kann sich durch das Vertrauen zu ihrem Mann, der gut mit Hunden umgehen kann, geschützt fühlen; sobald jedoch die Beziehung durch Trennung oder Tod endet, kann die latent vorhandene Hundephobie voll ausbrechen.

Welche Tierphobien treten bei Ihnen in belastender und lebenseinengender Weise auf? Welches *Vermeidungsverhalten* ist typisch für Sie? Welche Situationen, die Sie gerne aufsuchen würden, vermeiden Sie wegen Ihrer Tierphobie? Auf welche *Kontroll- und Sicherheitsstrategien* verlassen Sie sich im Umgang mit gefürchteten Tieren? Mit welchen *Tricks* können Sie sich zumindest phasenweise in der Nähe gefürchteter Tiere aufhalten? In welcher Weise möchten Sie mit bislang gefürchteten Tieren gerne umgehen können?

Im Folgenden erhalten Sie konkrete Hilfestellungen bei jenen Tierphobien, die Sie am ehesten ohne psychotherapeutische Unterstützung erfolgreich bewältigen können. Es handelt sich dabei um Spinnen-, Schlangen-, Schnecken-, Mäuse-, Katzen- und Hundephobien, die Betroffene auch häufig in eine verhaltenstherapeutisch orientierte Praxis führen. Im Fall einer Angst vor Tieren wie etwa Zecken, Wespen, Wildschweinen oder Stieren, die für den Menschen zumindest in bestimmten Fällen, vor allem ohne geeignete Schutzmaßnahmen, durchaus gefährlich sein können, ist unbedingt eine Psychotherapie bei einer sachkundigen Person erforderlich.

Tierphobien erfolgreich bewältigen

1. Ändern Sie schädliche Denkmuster.
Machen Sie sich Ihre *tierspezifischen Denkmuster* bewusst und entwickeln Sie Sichtweisen, die der Realität entsprechen, um unnötige Erwartungsängste vor der Konfrontation mit dem betreffenden Tier zu vermindern. Hilfreich sind *realitätsgemäße Einstellungen und Überzeugungen* wie etwa: »Ekelerregende Spinnen und Insekten muss man nicht mögen, es reicht, wenn man sich durch sie in seinem Leben und Verhalten nicht einschränken lässt«, »Es gibt bei uns keine gefährlichen Spinnen, auch wenn sie noch so furchteinflößend ausschauen«, »Hunde greifen am ehesten dann an, wenn sie sich bedroht fühlen«, »Hunde sind nur dann gefährlich, wenn man bestimmte Verhaltensregeln missachtet«, »Eine gesunde Vorsicht vor fremden Hunden ist gut, jedoch ohne Einschränkung des Lebens«, »Bestimmte Tiere sind nur dann gefährlich, wenn man ihre Jungen bedroht.«

2. Verbessern Sie Ihre körperliche Befindlichkeit.
Bewegen Sie sich ein wenig auf der Stelle oder im Sitzen, statt starr vor Schreck zu werden, jedoch nicht hektisch, um das Tier nicht zu irritieren. Nehmen Sie eine *selbstbewusste Körperhaltung* ein, die Ihnen das Gefühl gibt, die Situation bewältigen zu können. Laufen Sie nicht davon, sondern bleiben Sie, wo Sie gerade sind, oder gehen Sie langsam am Tier vorbei, ohne es zu beachten, oder gehen Sie langsam zurück, ohne Tieren wie Hunden oder Kühen in die Augen zu schauen. *Atmen* Sie bei Angst und Furcht langsam aus, um sich zu entspannen. Vermindern Sie Ihre Anspannung im Gesicht, indem Sie das Tier mit einem Lächeln anblicken und damit das zuständige Areal im Gehirn aktivieren. Nutzen Sie die *Klopftechnik,* während Sie innerlich Ihre Angst in Worte fassen und damit zulassen, wie etwa: »Ich fürchte mich vor diesem Tier.« Die Verminderung Ihrer körperlichen Anspannung trägt wesentlich dazu bei, dass Sie nicht von Ihrer körperlichen und psychischen Befindlichkeit auf eine tatsächliche Bedrohung durch ein bestimmtes Tier schließen. Akzeptieren Sie es, wenn Sie beim Anblick des Tieres zu weinen beginnen, statt sich zu schämen. Weinen dient dem Stressabbau.

3. Nehmen Sie gefürchtete Situationen sowie körperliche und psychische Reaktionen achtsam wahr.
Beobachten Sie das gefürchtete Tier, wie eine Biologin dies tun würde, um die spezifischen Merkmale und typischen Verhaltensweisen in allen Details zu erfassen. Hunden sollten Sie dabei jedoch nicht in die Augen schauen. Formulieren Sie in treffenden Worten, was Sie ganz konkret wahrnehmen, einerseits während Sie das Tier längere Zeit genau beobachten, andererseits, während Sie Ihre körperliche und psychische Befindlichkeit registrieren. Lassen Sie alle Gefühle wie Angst, Furcht und Ekel zu und finden Sie dazu die passenden Worte, statt Ihre Gefühle zu unterdrücken oder sich ihretwegen zu schämen. Derartige *Verbalisierungen* stärken nachweislich die Steuerungsfähigkeit durch das Frontalhirn. Halten Sie die Beschreibungen der äußeren und inneren Realität mit der Memofunktion Ihres Handys fest, um sich Ihre Ausführungen später mehrfach anzuhören. *Fotografieren und filmen* Sie das Tier, um die Aufnahmen später betrachten und mit anderen Menschen besprechen zu können. Machen Sie dabei Aufnahmen des Tieres in seinem momentanen Umfeld und gezoomt auch in seiner ganzen Größe und mit verschiedenen Details seines Aussehens. Welche Einzelheiten fallen Ihnen bei diesem Tier zum ersten Mal auf? Was genau finden Sie beeindruckend, schön, ungewöhnlich, furcht- oder ekelerregend?

4. Lenken Sie Ihre Aufmerksamkeit auf das, was Sie tun möchten.
Sehen Sie das gefürchtete Tier nach der detaillierten Beobachtung im größeren Zusammenhang dessen, was Sie in dieser Situation eigentlich vorhaben. Was möchten Sie im Freien oder in einem Raum allein oder zusammen mit anderen Menschen eigentlich tun, während dieses Tier anwesend ist? Engen Sie Ihren Blick nicht völlig auf das Tier ein, sondern *erweitern Sie Ihre Aufmerksamkeit* auf das, was Sie vorhaben, ohne sich dabei durch die Anwesenheit des Tieres stören zu lassen. Die Fähigkeit zur Aufmerksamkeitsausrichtung auf jene Sachverhalte, die Ihnen wichtiger sind als das gefürchtete Tier, stellt eine grundlegende Form der Bewältigung von Tierphobien dar. Das furcht- oder ekelerregende Tier muss Ihnen nicht gleichgültig werden und auch nicht vorher verschwinden, bevor Sie wichtige Ziele umsetzen und gewünschte Tätigkeiten ausführen können. Das betreffende Tier soll bloß nicht mehr so viel Macht über Sie bekommen, dass Sie Ihr Verhalten einschränken oder gar handlungsunfähig werden.

5. Lernen Sie vom Vorbild anderer Menschen.
Nutzen Sie *Verhaltensanleitungen* und *Verhaltensmodelle* von Tierbesitzern und beobachten Sie andere Personen beim erfolgreichen Umgang mit den von Ihnen gefürchteten Tieren. Filmen Sie deren Verhaltensweisen und schauen Sie sich die Videos später mehrfach an. Halten Sie die wichtigsten Erkenntnisse aus der Verhaltensbeobachtung von Vertrauenspersonen in Bezug auf Ihr eigenes Verhalten schriftlich kurz und prägnant fest. Ahmen Sie angemessene Verhaltensweisen von Vertrauenspersonen zuerst in deren Anwesenheit und später allein nach.

6. Coachen Sie sich durch wirksame Selbstanweisungen.
Ermutigen Sie sich durch bestimmte *Selbstinstruktionen* und *Affirmationen*, deren Überzeugungskraft Sie bereits vor dem Anblick der gefürchteten Tiere getestet und im Rahmen von Entspannungsübungen in Ihrem Unbewussten abgespeichert haben: »Ich akzeptiere meine Schreck- und Ekelreaktion angesichts von Spinnen, lasse mich davon aber nicht steuern«, »Ich muss meine Furcht- und Ekelgefühle angesichts von Spinnen, Schlangen und Hunden nicht ganz loswerden, es reicht, wenn ich ohne Vermeidungsverhalten trotzdem alles tun kann, was mir wichtig ist«, »Ich verzichte auf die Kontrolle meiner Furcht- bzw. Ekelreaktion angesichts eines bestimmten Tieres und konzentriere mich auf das, was ich eigentlich tun und erreichen möchte«, »Ich habe großen Respekt vor diesem gewaltigen Hund, ich lasse mich jedoch nicht durch meine Angst

und Furcht in meinem Aktionsradius einengen«, »Bestimmten Tieren, die auch viele andere Menschen fürchten, begegne ich mit gesunder Vorsicht, ich gebe ihnen jedoch nicht mehr so viel Macht über mich wie früher«, »Ich habe mich über Spinnen ausreichend informiert und weiß, welche giftig und welche harmlos sind«, »Ich beobachte Schlangen ganz genau, um welche es sich handelt, bevor ich mich vorschnell fürchte«, »Ich habe einen besseren Umgang mit der gefürchteten Tierart ausreichend trainiert, daher kann ich dem betreffenden Tier in der momentanen Situation ohne Vermeidungsverhalten begegnen«, »Ich halte im Umgang mit Hunden die wichtigsten Verhaltensregeln ein, das gibt mir Vertrauen und Sicherheit«, »Ich beobachte das gefürchtete Tier eine Zeitlang, bis die größte Furcht nachlässt, ohne davonzulaufen.«

7. *Bereiten Sie sich auf gefürchtete Situationen mental vor.*
Visualisieren Sie die Begegnung mit dem gefürchteten Tier aus der *Beobachterposition*. Lassen Sie vor Ihrem inneren Auge einen Film ablaufen, als wäre Ihre erfolgreiche Konfrontation mit dem gefürchteten Tier bereits per Video dokumentiert. Versetzen Sie sich danach mental in eine Situation, als würde dieses Video gerade aufgenommen. Sie befinden sich dann in der *Teilnehmer- oder Erlebnisposition,* als ob Sie sich gerade mit dem betreffenden Tier konfrontieren würden. Nutzen Sie auch eine Strategie, die im Rahmen von professioneller Hypnose eingesetzt wird: Versetzen Sie sich in einen Zustand des Wohlbefindens bzw. an einen sicheren Ort, von dem aus Sie das gefürchtete Tier betrachten.

8. *Konfrontieren Sie sich schrittweise mit allen gefürchteten Situationen.*
- *Verbessern Sie Ihren Wissensstand.* Sammeln Sie alle möglichen Informationen über das gefürchtete Tier, indem Sie dazu bestimmte Artikel oder Bücher lesen und Internet-Recherchen anstellen. Zahlreiche grundlose Angst- und Furchtreaktionen angesichts bestimmter Tiere hängen mit mangelndem Wissen zusammen. Bringen Sie auch positive Aspekte des betreffenden Tieres in Erfahrung, wie etwa dessen erstaunliche Fähigkeiten sowie Nützlichkeit für die Umwelt, sodass sich vielleicht bereits dadurch Ihre Einstellung dem Tier gegenüber etwas verändert.
- *Konfrontieren Sie sich mit Abbildungen des Tieres.* Betrachten Sie viele Bilder des Tieres und seiner diversen Erscheinungsformen in Büchern, auf dem Handy bzw. Tablet sowie auf dem Bildschirm des PCs oder Laptops. Lassen Sie alle körperlichen und psychischen Reaktionen zu, ohne sie vermeiden oder kontrollieren zu wollen. Berühren Sie

im Laufe der Zeit auch alle Bilder, um mit dem gefürchteten Tier auf diese Weise symbolisch in Kontakt zu treten. Zeichnen Sie das Tier mithilfe von guten Abbildungen oder malen Sie wie Kinder entsprechende Vorlagen aus.
- *Machen Sie eine mediengestützte Konfrontation.* Schauen Sie sich im Internet professionelle Filme und Amateurvideos zu dem gefürchteten Tier an. Beobachten Sie dabei das Tier in Aktion sowie in seinem Umfeld. Finden Sie besondere Merkmale und typische Eigenschaften des Tieres heraus, die Ihnen bisher noch gar nicht aufgefallen sind, vor allem auch Eigenschaften, die Ihr Interesse wecken und Ihre Bewunderung hervorrufen.
- *Berühren Sie Stoff- und Plastiktiere.* Betrachten Sie das gefürchtete Tier in Form von Exemplaren aus Stoff und Plastik. Besorgen Sie sich realistisch geformte Spinnen, Käfer und Schlangen aus Plastik und trainieren Sie den Umgang mit diesen Tieren. Berühren Sie die jeweiligen Objekte eine Zeitlang, nehmen Sie sie schließlich in die Hand, tragen Sie sie einige Meter hin und her und stellen Sie sie schließlich dort ab, wo Sie sich oft aufhalten, um sich an deren Anblick zunehmend zu gewöhnen.
- *Beobachten Sie das reale Tier aus sicherer Position.* Betrachten Sie das gefürchtete Tier einige Zeit in der Realität mit allen Details. Das betreffende Tier befindet sich dabei sicher hinter Glas bzw. Gittern, in einem Gefäß bzw. Käfig oder an der Leine bzw. Kette. Nehmen Sie ganz bewusst einen Hund wahr, der mit einem Maulkorb an der Leine in der Nähe steht oder liegt. Betrachten Sie gefürchtete Pferde, Kühe oder andere Tiere wie ein Wissenschaftler, der neue Erkenntnisse gewinnen möchte. Was fällt Ihnen dabei auf?
- *Besuchen Sie Tiergärten, Tierheime, Tierhandlungen und Tierzüchter.* Gehen Sie auch zu Sammlungen mit präparierten und ausgestopften Tieren und beobachten Sie verschiedene Terrarien. Lernen Sie die betreffenden Tiere in bestimmten Einrichtungen lebendig und tot näher kennen. Halten Sie Ihre Erfahrungen mit der Foto- oder Videofunktion Ihres Handys fest und schauen Sie sich die Bilder und Videos zu Hause an.
- *Betrachten Sie das Tier im natürlichen Umfeld.* Konfrontieren Sie sich mit dem Tier in freier Natur von einem geschützten Ort aus, während es frei umherläuft. Besuchen Sie Wohnhäuser mit Gärten sowie Privatwohnungen, in denen sich das Tier befindet. Besuchen Sie im Fall einer Hundephobie Restaurants und Cafés, in denen Hunde zugelassen sind, und gehen Sie an Häusern mit Gärten vorbei, in denen ein

Hund hinter einem Zaun umherläuft. Bleiben Sie immer in der Position der Beobachtung des Tieres aus angemessener Distanz. Angst und Furcht steigen erst dann an, wenn Sie sich vorstellen, dass das Tier auf Sie zukommt und ein Hautkontakt entsteht, bei dem Sie verletzt werden könnten.
- *Ignorieren Sie das Tier.* Tolerieren Sie die Anwesenheit des Tieres in Ihrer Wohnung bzw. in Ihrem Wohnumfeld, während Sie Ihrer Arbeit nachgehen, fernsehen, Zeitung lesen, das Essen einnehmen oder einen Besuch empfangen. Lenken Sie Ihre Aufmerksamkeit voll und ganz auf das, was Sie gerade tun und erleben, statt auf das, was Sie unbedingt vermeiden möchten.
- *Überprüfen Sie Ihre Erwartungsängste.* Stellen Sie sich vor, wie das Tier in näherem Kontakt reagieren wird. Beobachten Sie, was in der Realität tatsächlich passieren wird. Die konkreten Erfahrungen, etwa mit Spinnen und Hunden, werden Ihre Befürchtungen höchstwahrscheinlich viel besser widerlegen als umfangreiche Informationen: Spinnen werden bestimmt davonlaufen, statt auf Ihrem Körper herumzukrabbeln, Hunde werden wahrscheinlich an Ihnen schnüffeln und Sie freudig anspringen statt zubeißen. Neue und positive Erfahrungen mit den bislang gefürchteten Tieren werden Ihre Furchtreaktionen als Folge negativer Vorstellungen oder Erfahrungen wirksam hemmen.
- *Kommen Sie dem Tier näher.* Nähern Sie sich dem Tier in Räumen sowie im Freien sukzessive an (bei Hunden in Anwesenheit des Besitzers), ohne es zu berühren. Nehmen Sie das Glas in die Hand, in dem sich eine Spinne oder ein anderes kleines Tier gut sichtbar befindet. Stellen Sie sich oder setzen Sie sich neben einen Hund mit Maulkorb, den sein Besitzer an der Leine führt.
- *Grenzen Sie sich vom Tier wirksam ab.* Beseitigen Sie das Tier aus Ihrem Umfeld, ohne es zu berühren. Verwenden Sie eine Schaufel und einen Besen oder ein Glas und Blatt Papier, um Spinnen oder Käfer ins Freie zu befördern, statt sie mit dem Staubsauger zu entfernen. Weisen Sie einen Hund an, dass er von Ihnen ablassen soll (»Geh weg«, »Nein«), oder werfen Sie ihm ein Leckerli zu, damit er auf die von Ihnen gewünschte Distanz geht.
- *Konfrontieren Sie sich mit mehreren Tieren.* Begeben Sie sich in Situationen, in denen sich mehrere Tiere, etwa Hunde, Spinnen oder Schnecken im Freien, befinden. Machen Sie alle Übungen zuerst mit einer Vertrauensperson und dann allein.
- *Wagen Sie sanfte Berührungen.* Berühren Sie das gefürchtete Tier unter sicheren Bedingungen in sanfter Weise mit dem Finger oder

mit der flachen Hand, im Vertrauen auf die Unterstützung durch bestimmte Personen, anfangs im Fall von Ekelgefühlen mit Handschuhen und gemeinsam mit einer Vertrauensperson. Berühren Sie den Hund einer befreundeten Person, der Sie vertrauen. Lassen Sie Fotos und Videos von Ihren Erfolgen erstellen.

- *Stärken Sie Ihren Selbstwirksamkeitsglauben.* Konfrontieren Sie sich mit dem Tier zunehmend allein sowie in allen möglichen Situationen, um das Vertrauen in Ihre Handlungsfähigkeit zu fördern und von anderen Personen unabhängig zu werden.
- *Gehen Sie auf engeren Kontakt mit dem gefürchteten Tier.* Treten Sie unter sicheren Bedingungen in einen engeren Körperkontakt mit dem Tier. Lassen Sie eine Spinne auf Ihrem Körper bzw. Ihrer Kleidung krabbeln. Gestatten Sie einem Hund das Schnüffeln an Ihrem Körper und lassen Sie sich von ihm auch freudig anspringen, wenn dies von der Art Ihrer Kleidung und der Größe des Hundes her möglich ist. Füttern Sie einen anderen, bereits besser vertrauten Hund aus der Hand, versorgen Sie ihn mit Wasser und spielen Sie mit ihm.
- *Machen Sie Mutproben.* Gehen Sie dazu über, das Tier in die Hand zu nehmen oder längere Zeit zu berühren bzw. zu streicheln, wenn keine objektive Gefahr besteht. Bei einer Hundephobie geht es darum, den Körperkontakt zu intensivieren, mit dem Hund an der Leine eine Zeitlang umherzugehen und auch das Apportieren zu üben. Wenn Aufgabenstellungen in Richtung direkter Körperkontakte mit dem gefürchteten Tier eine persönliche Überforderung darstellen, sollten Sie sich mit den erreichten Erfolgen zufriedengeben. Es genügt, dass sich Ihr bisheriges Vermeidungsverhalten vermindert hat und Ihr Handeln zukünftig nicht mehr von Ihren Angst- und Ekelgefühlen gegenüber einem spezifischen Tier bestimmt wird, sondern vielmehr von Ihren zentralen Werten, Bedürfnissen und Zielen.

Selbsthilfe bei Spezifischer Phobie, Naturgewalten-Typ

In der weit verbreiteten Furcht vor *Naturgefahren* (Höhen, Tiefen, Stürmen, Unwettern, Blitz, Donner, Wassermassen, Feuer, Dunkelheit) spiegelt sich unser biologisches Erbe deutlich wider. Am stärksten zeigt sich dies bei den völlig normalen Ängsten bei Kindern, die erst einen angemessenen Umgang mit diesen Naturgefahren erlernen müssen. Doch auch Erwachsene fürchten oft zu Recht die Gewalten der entfesselten Natur.

Furcht vor Höhen und Tiefen

Höhenphobie besser verstehen und hilfreich analysieren
Die krankhafte Furcht vor Höhen wird als *Akrophobie* (griech. akros = Gipfel, Höhe) bezeichnet. Diese Angst wird auch mit dem Begriff *Bathophobie* (griech. bathos = Tiefe) bezeichnet, der sich auf die krankheitswertige Furcht vor der Tiefe bzw. vor einstürzenden Gebäuden bezieht.

Eine Höhenphobie besteht in der Angst vor der Entfernung vom Boden. Dahinter steht das *bedrohte Grundbedürfnis nach sicherem Boden unter den Füßen*. Die Betroffenen leiden neben zahlreichen vegetativen Symptomen wie Herzklopfen, Atembeschwerden und Magenproblemen auch unter heftigen *Schwindelzuständen* und weichen Knien mit Stand- und Gangunsicherheit.

Das *Kernproblem* bei einer Höhenangst besteht nicht in der Höhe an sich, sondern in dem Umstand, dass man in der Höhe das *Gleichgewicht* verlieren, in die Tiefe fallen und dabei um Leben kommen könnte, vor allem dann, wenn man sich nirgends festhalten kann oder nur ein niedriges Geländer vorhanden ist. In diesem Sinne lässt sich die Höhenangst auch als *Fallangst* verstehen.

Hinunterfallen kann man bei Unachtsamkeit von Balkonen, Brücken, Leitern, Stiegen, Wendeltreppen, Türmen, Aussichtsplattformen, Baugerüsten, Sesselliften, steilen Abhängen, Bergvorsprüngen und sogar von einem Sessel oder Tisch in der Wohnung beim Auswechseln einer Glühbirne. *Einstürzen* kann ein Turm, ein Haus oder eine Aussichtswarte, wenn man sich gerade hoch oben befindet und dann in die Tiefe mitgerissen werden könnte. *Abstürzen* kann ein Aufzug, eine Seilbahn, ein Flugzeug, ein Heißluftballon oder ein Bergsteiger. *Erdrückt* werden kann man in einstürzenden U-Bahnen, Bergwerken oder anderen Orten, in denen große Mengen an Material von hoch oben nach unten fallen könnten.

Je stärker die Betroffenen ihre Vorstellungskraft auf derartige Horrorszenarien einengen und je mehr ihr Vermeidungsverhalten ausufert, desto ausgeprägter wird ihre Höhenangst. Menschen mit Höhenangst können in Hochhäusern weder wohnen noch arbeiten noch Besuche abstatten. Viele Betroffene können nur bei geschlossenen und nicht bei offenen Fenstern von der Höhe in die Tiefe schauen. Kinder meiden aus Höhenangst oft diverse Rutschen bzw. Klettergerüste und das Hinaufklettern auf Bäume, Zäune oder Mauern.

Höhenangst wird nicht durch eine objektiv definierbare Höhe ausgelöst, sondern durch das *subjektive Gefühl von bedrohlicher Höhe,* die bereits durch die fünfte Stufe auf einer Leiter erreicht sein kann, aber auch schon durch das Stehen auf einem Stuhl.

Höhenangst als Angst, das Gleichgewicht und den Halt zu verlieren und dann in die Tiefe zu stürzen, ist der Inbegriff einer *Kontrollverlustangst.* Nicht selten wird das Gefühl des Kontrollverlusts noch zusätzlich verstärkt durch eine *Klaustrophobie* in Höhensituationen oder an unterirdischen Orten. Als Angst, in der Höhe eingesperrt zu sein, dort nicht herauskommen zu können und ohne Fluchtweg den Umständen hilflos ausgeliefert zu sein, ist *Höhenangst* oft ein *Teilaspekt einer Spezifischen Phobie des Situativen Typs,* wie etwa einer Flug-, Aufzug-, Sessellift-, Seilbahn-, Hochhaus- oder Fernsehturmphobie, oder einer multiplen Situationsphobie im Sinne einer Agoraphobie.

Diagnostisch ist dabei folgender *Unterschied* interessant: Die meisten Menschen, die noch nie bzw. höchst ungern Flugzeuge, Seilbahnen, Sessellifte und lange Aufzüge benutzt haben, haben gewöhnlich eine Höhenangst. Es gibt aber auch viele Personen, die sich früher problemlos diesen Höhensituationen ausgesetzt haben, inzwischen aber eine Klaustrophobie mit erlebten Panikattacken in geschlossenen Räumen entwickelt haben und diese Situationen daher nun meiden. *Räumliche Einengung* und nicht Höhenangst ist das Problem bei Skifahrern, die früher gerne wegen der besten Pisten mit Seilbahnen und Sesselliften auf hohe Berge gefahren sind und inzwischen aber nur noch Schlepplifte benutzen können, im Wissen, hier jederzeit beide Spuren verlassen zu können – ohne dass sie dies jemals tatsächlich getan hätten!

Was fürchten Sie bei einer Flug-, Aufzug- oder Gondelphobie in höherem Ausmaß: den lebensgefährlichen Absturz oder die fehlende Fluchtmöglichkeit? In beiden Fällen handelt sich es um eine Kontrollverlustangst, im ersten Fall leiden Sie unter einer Höhenangst, im zweiten Fall unter einer Klaustrophobie (ggf. mit erlebter Panikattacke).

Die Thematik der *Flugphobie (Aviophobie)* wird weiter unten im Zusammenhang mit der Spezifischen Phobie, Situativer Typ, noch ausführlich dargestellt, weil viele Betroffene neben ihrer Flugangst meist keine weiteren Höhenängste aufweisen, wohl aber eine Klaustrophobie in verschiedenen anderen Situationen, bei denen es stets darum geht, nicht jederzeit entkommen zu können und keine Kontrolle über die jeweilige Situation zu haben.

Von der Höhenangst abzugrenzen ist der *Höhenschwindel* als völlig normale *Warnfunktion* des Körpers in potenziell gefährlichen Situationen. Neben dem Schwindelgefühl tritt dabei oft eine starke Übelkeit auf, im schlimmsten Fall kommt es sogar zum Erbrechen. Viele Betroffene können mangels Training nicht angemessen mit einem Höhenschwindel umgehen, was eine Höhenangst auslösen oder verstärken kann. Einen Höhenschwindel kann man durch bestimmte Strategien stark vermindern, aber als überlebensnotwendiges Gefahrensignal niemals völlig beseitigen.

Zahlreiche Menschen werden beim *Blick in die Tiefe* nach einigen Sekunden schwindlig, spüren beim Blick von einem Balkon oder einer Brücke einen Drang, gegen ihren Willen hinunterzuspringen, oder sie fühlen sich magisch in die Tiefe gezogen. Es erfolgt stets die gleiche Reaktion: einen Schritt zurücktreten und aus »sicherer Entfernung« hinunterblicken. Beim Höhenschwindel zeigt sich das Grundproblem von Menschen mit Phobien: Die Aufmerksamkeit ist in ängstlicher Weise genau auf das gerichtet, was man vermeiden möchte, nämlich die Kontrolle über den Körper, die Gefühle und den Verstand zu verlieren, statt darauf, was man eigentlich tun möchte und daher anpeilen sollte.

Einige medizinische Informationen zur Thematik von *Schwindel* können hilfreich sein. Das *Gleichgewichtszentrum* als übergeordnete Instanz der Gleichgewichtsregulation befindet sich im Hirnstamm, der im untersten Teil des Gehirns die überlebenswichtigen Funktionen steuert, wie etwa die Atmung, den Blutdruck und die Reflexe. Der menschliche Körper wird durch *drei Systeme* in seiner Lage stabilisiert, die ihre Wahrnehmungen an den Hirnstamm weiterleiten: durch die Augen *(optisches System)*, den Gleichgewichtssinn im Innenohr *(vestibuläres System)* und die Wahrnehmung der Stellung und Bewegung des eigenen Körpers im Raum *(propriozeptives System)*.

Die *Körperwahrnehmung* (Propriozeption) umfasst die Wahrnehmung der momentanen Muskelanspannung und der Position der Gelenke. Zur Aufrechterhaltung des Gleichgewichts schwanken wir ein wenig, was völlig normal ist, wie man besonders deutlich an Seiltänzern und Balancekünstlern beobachten kann. Starres Stehen durch Anspannung bietet keinen Schutz vor dem Sturz, wie zahlreiche Menschen mit chronischem Schwindel glauben, sondern erhöht die Stand- und Gangunsicherheit, auch am Boden, wie dies bei vielen Menschen mit chronischer muskulärer Verspannung der Fall ist.

Die *Augen* nutzen über das *seitliche (periphere) Gesichtsfeld* bestimmte unbewegliche und kontrastreiche Orientierungspunkte in der Umgebung – wie etwa Bäume, Objekte, Wände, Säulen, Zäune oder Geländeformationen – zur *Lagestabilisierung* des Körpers im Raum. Die Stabilisierung der Lage erfolgt also nicht über die zentrale Netzhaut, mit der wir Gegenstände erkennen und verfolgen, sondern über die Peripherie der Netzhaut des Auges.

Höhenschwindel stellt einen *Entfernungsschwindel* dar. Beim Blick in die Tiefe können unsere Augen aufgrund der weiten Entfernung *keinen Fixpunkt zur Lageorientierung* finden. Wenn wir uns ohne Fixpunkte in der Nähe nur noch auf unsere beiden anderen Stabilisierungssysteme verlassen müssen, schwanken wir zur besseren Lageorientierung stärker mit dem Kopf und auch mit dem Körper als sonst, was von vielen Menschen als Bedrohung erlebt wird, sodass spätestens zu diesem Zeitpunkt ein Höhenschwindel auftritt. Die Betroffenen neigen dann zu extremer Verspannung, was vom propriozeptiven System registriert wird und Schwindelgefühle und Fallängste auslösen kann, auch wenn sie sich gar nicht in großer Höhe befinden.

Schwindel, vor allem auch ein Höhenschwindel, resultiert aus *widersprüchlichen Rückmeldungen der verschiedenen Wahrnehmungssysteme:* Es besteht ein »Konflikt« zwischen den Augen und dem Körper. Bei geschlossenen Augen hört ein Höhenschwindel bald auf, da das Gehirn keine widersprüchlichen Informationen mehr erhält, wobei das Schließen der Augen natürlich lebensgefährlich sein könnte, weil man dann nicht mehr sieht, wo man sich befindet. Es ist daher nicht als Maßnahme gegen Schwindel zu empfehlen.

Schwindel als Ausdruck einer Gleichgewichtsstörung stellt ein *Alarmsignal* dar, nach dem Motto: »Stell' dich ordentlich hin, sonst fällst du um bzw. hinunter!« Sobald wir an einer bestimmten Stelle beim Blick in die Tiefe vom Stehen in die Hocke gehen oder uns gar flach auf den Bauch legen, lässt der Höhenschwindel bald nach, weil der Körper nicht mehr als schwankend erlebt wird. Es gilt das Motto: »Je tiefer der Körperschwerpunkt ist, desto weniger schwankt der Körper.« Höhenschwindel kann beim Gehen und Stehen, aber auch im Sitzen, etwa auf einem Sessellift, auftreten. Beim Gehen bzw. Wandern in höher gelegenen Gegenden gewinnen unsere Augen beim Blick in die Tiefe bzw. in die Ferne den Eindruck, dass wir uns gar nicht bewegen, während der Gleichgewichtssinn im Innenohr und die Körperwahrnehmung (Propriozeption) gegenteilige Informationen liefern. Beim Stehen auf sicherem Boden hoch oben können wir trotz Halt an einem Geländer schwindlig werden. Der Körper steht zwar auf festem Untergrund, schwankt aber aufgrund der ängstlichen Anspannung mehr als normal, während die Augen beim Blick in die Tiefe bzw. Ferne mangels eines nahen, unbeweglichen Fixierungspunkts nichts zur Lageorientierung beitragen können.

Schwindel kann auch dann auftreten, wenn man von der Brücke auf den dahinfließenden Fluss hinunterschaut, ohne gleichzeitig mit dem peripheren Gesichtsfeld einen fixen Punkt in der Nähe wahrzunehmen. Ein ähnlicher Schwindel entsteht auch beim Blick auf dahinziehende Wolken am Himmel. Der Schwindel auf einem Sessellift, auf einem Boot oder im Auto als Buch lesender Beifahrer entsteht dadurch, dass man zwar ruhig sitzt bzw. steht, jedoch mit dem Körper, also propriozeptiv, eine Bewegung wahrnimmt, während die Augen keine Bewegung sehen bzw. zur Lageorientierung auf keinen Fixpunkt außerhalb des schwankenden bzw. sich bewegenden Objekts gerichtet sind.

Höhenschwindel als körperliches Koordinationsproblem entsteht also dadurch, dass beim Blick in die Tiefe aufgrund der weiten Entfernung möglicher Fixpunkte auf dem Boden bzw. im Tal *die Augen als Mittel zur Lageorientierung des Körpers im Raum ausfallen*. Sobald die Augen wieder eine bessere Lageorientierung im Raum vornehmen können, etwa durch die Fixierung eines nahen Punkts, Gegenstands, Gebäudes, Ortes oder Menschen, lässt der Schwindel bald nach. Mit einem derartigen »Anhaltspunkt« der Augen in der Nähe statt in der Tiefe bzw. Ferne gelingt auch wieder ein schwindelfreier Blick von der Höhe in die Tiefe. Blicken Sie, wenn Sie sich auf dem Balkon eines Hochhauses, auf einer Brücke oder auf einem Bergpfad befinden, *zuerst* auf nahe Objekte, etwa auf das Geländer oder den sicheren Boden unter Ihren Füßen, und erst *danach* in die Tiefe, dann wieder zurück auf das zuerst fixierte Objekt, schließlich erneut in die Tiefe. Auf diese Weise werden Sie sich bald weniger schwindlig fühlen, insbesondere dann, wenn Sie gleichzeitig Ihren verspannten Körper durch sanfte Bewegungen lockern, statt wie erstarrt dazustehen.

Verzichten Sie in Höhensituationen auf das völlig unrealistische Ziel der Freiheit von Höhenangst. Der deutsche Extrembergsteiger und Freeclimber Alexander Huber beschreibt in seinem Buch »Die Angst, dein bester Freund«[18] die Angst als tägliche verlässliche Beraterin, die ihn antreibe, bremse, schütze und leite, um gefährliche Kletteraktionen zu wagen und zu überleben, und ohne die er schon längst tot wäre. Die Angst sei für ihn einerseits Motor, Antrieb und Energiequelle, andererseits Warnerin, Bremserin und Richtungsgeberin. Suchen Sie nach ähnlichen, auf Ihre Person, mit Ihren ganz eigenen Möglichkeiten und Grenzen, abgestimmten Bewältigungsstrategien Ihrer Höhenangst.

Auch was den Höhenschwindel betrifft, geht es nicht darum, diesen durch entsprechendes Training vollständig zu verlieren, sondern so damit umgehen zu lernen, dass er keine unnötige Höhenangst mehr auslöst oder verstärkt. Viele Menschen werden trotz Training nicht schwindelfrei, während andere gerade durch ihre Schwindelfreiheit von Natur aus bestimmte Berufe in großer Höhe ausüben können. Daraus folgt: Sie müssen in Höhensituationen nicht schwindelfrei werden, es reicht bereits ein besserer Umgang mit dem Schwindelgefühl, damit Sie alle gewünschten Orte in der Höhe erfolgreich aufsuchen können.

Den Unterschied zwischen Höhenangst als schwindelunabhängiger Angst vor Höhen auf der einen Seite und Höhenschwindel als körperlichem Koordinationsproblem auf der anderen können Sie in ähnlicher Weise wie ich selbst testen, wenn Sie die Gelegenheit haben, auf den insgesamt 553 Meter hohen Canadian National Tower, den Fernsehturm von Toronto, zu fahren. Wenn Sie problemlos mit dem Lift hochfahren und oben umhergehen können, haben Sie keine Höhenangst und auch keine Klaustrophobie. Wenn Sie dann allerdings hoch oben – auf einer großen und dicken Glasplatte stehend – 342 Meter senkrecht in die Tiefe schauen, ohne gleichzeitig mit dem peripheren Gesichtsfeld einen fixen Punkt in Ihrer Nähe wahrzunehmen, wird Sie ganz spontan ein Höhenschwindel erfassen; dieser lässt sofort nach, wenn Sie neben der Glasplatte stehen, alles rundherum wahrnehmen und erst danach in die Tiefe blicken. Wenn Sie sich auf der Glasplatte hinlegen, lässt der Schwindel ebenfalls bald nach, weil Sie im Liegen keine Körperschwankungen wie beim Stehen wahrnehmen.

Menschen mit Höhenangst haben in der Regel *kein Trauma im Sinne eines Sturzes aus der Höhe* erlitten. Die wenigsten Menschen mit Höhenangst (nur 12 Prozent) haben diese Spezifische Phobie aufgrund von negativen Erfahrungen mit Höhen entwickelt; bei den meisten Betroffenen entstand sie ohne einen bestimmten Auslöser, was auf die Bedeutung genetischer Komponenten als Nachwirkung der Lebensumstände unserer Vorfahren hinweist. Der Mensch ist eben kein Vogel, der sich in die Lüfte erheben kann.

Eine besondere Form der Höhenangst ist die *Brückenphobie (Gephyrophobie,* griech. *gephyra* = Brücke), falls diese nicht als Ausdruck einer Klaustrophobie oder als Teil einer umfassenderen Agoraphobie zu sehen ist. Eine Brücke verbindet zwar meist zwei Ebenen, dazwischen kann jedoch ein Tal, eine Schlucht oder ein Fluss liegen. Der Blick von der Brücke in die Tiefe löst denselben Höhenschwindel aus wie der Blick von einem Felsvorsprung in die Ebene oder einer Bergspitze ins Tal. Vor allem jedoch kommen bei Höhenphobikern Gedanken und Gefühle hoch wie: »Ich habe Angst, dass die Brücke gerade jetzt einbricht und ich in die Tiefe stürze.« Wenn eine Brücke dazu noch etwas wackelig ist, wie etwa eine Hängebrücke aus Holz, kann dies die Höhenphobie eines Betroffenen erheblich verstärken.

Was glauben Sie, nachdem Sie diese Ausführungen gelesen haben: Leiden Sie eher unter einer Höhenangst oder einem Höhenschwindel? Wie erklären Sie sich selbst Ihre Höhenangst, falls Sie davon betroffen sind? Welche *Vermeidungs- und Sicherheitsstrategien* haben Sie im Umgang mit Höhen aller Art entwickelt?

Höhenphobie erfolgreich bewältigen

1. Ändern Sie schädliche Denkmuster.
Hinterfragen Sie Ihre angstmachenden *Denkmuster* und entwickeln Sie hilfreichere Sichtweisen, die Ihnen den erfolgreichen Umgang mit Höhen jeder Art erleichtern, wie etwa: »Höhenangst und Höhenschwindel sind nicht dasselbe: Starke Höhenangst ist eine übermäßige psychische Reaktion, Höhenschwindel eine ganz normale, gesunde und lebenswichtige körperliche Reaktion in Höhensituationen«, »Starke Höhenangst ist eine unangemessene, übersteigerte Reaktion in objektiv relativ sicheren Situationen, die andere Menschen problemlos aufsuchen«, »Höhenangst lässt sich vermindern durch einen besseren Umgang mit übermäßigem Höhenschwindel«, »Höhenschwindel ist angeboren, er lässt sich durch ein Training stark verringern«, »Man kann auch mit Höhenangst und Höhenschwindel erfolgreich Höhensituationen aufsuchen.«

2. Verbessern Sie Ihre körperliche Befindlichkeit.
Auch wenn Sie Angst haben zu stürzen oder hinunterzufallen, sollten Sie nicht starr stehen bleiben, sondern sich ein wenig *bewegen*, um dadurch

Ihre Standsicherheit auszubalancieren. *Atmen Sie langsam und ruhig ein und aus* und entspannen Sie während der verlängerten Ausatmung Ihre Muskulatur, um Ihren Höhenschwindel nicht durch übermäßige Verspannung zu verstärken. *Spüren Sie den festen Boden* unter Ihren Füßen, gehen Sie bewusst in die Knie und federn Sie leicht durch wie beim Skifahren oder Tanzen. Schließen Sie öfters die Augen, um den sicheren Stand Ihres Körpers zu spüren. Gehen Sie bei starkem Höhenschwindel in die *Knie oder in die Liegeposition,* dann lässt er bald nach. Machen Sie ein *Gleichgewichtstraining* sowie verschiedene Balanceübungen, falls Sie unangenehme Schwindelgefühle auch am Boden erleben. Fallangst auf der Erde können Sie auch durch ein gezieltes Training des sicheren Fallens bewältigen lernen, wie dies Sportler zur Vermeidung von Verletzungen tun.

3. Nehmen Sie gefürchtete Situationen sowie körperliche und psychische Reaktionen achtsam wahr.
Bleiben Sie mit allen Sinnen und Gedanken bei dem, was in diesem Moment gerade geschieht. *Akzeptieren Sie Ihre spontanen Gedanken und Vorstellungen* von Bedrohung in Höhensituationen und sagen Sie sich immer wieder: »Ich habe Angst und Furcht abzustürzen, doch das sind nur meine Gedanken und Vorstellungen in einer objektiv sicheren Situation«, »Das sind nur meine Bilder vom Hinunterfallen, gegenwärtig besteht keine reale Gefahr«, »Meine Augen gaukeln mir vor, dass ich gleich falle, ich stehe im Moment aber auf festem Boden und spüre diese Sicherheit auch«, »Ich spüre, wie sehr ich schwanke, doch dass ich deswegen gleich umfalle, sind nur Gedanken und Vorstellungen ohne Realitätscharakter«, »Mein Höhenschwindel ist ganz normal, erst meine Bewertung als bedrohlich macht mir jene Angst, die ich sonst in dieser Höhe nicht hätte.«

4. Lenken Sie Ihre Aufmerksamkeit auf das, was Sie tun möchten.
Menschen mit einer Höhenphobie richten ihre Aufmerksamkeit genau auf das, was sie unbedingt vermeiden möchten: Sie blicken in die Tiefe, in die sie fallen könnten, sodass sich der Körper genau darauf vorbereitet und anspannt, um dies zu verhindern, statt darauf, was er bei erfolgreichem Handeln ganz konkret tun soll. *Schauen Sie immer dorthin, wo Sie Sicherheit erleben,* statt dorthin, wo die Gefahr lauert. Richten Sie Ihren Blick immer auf den Weg, den Sie gehen möchten, auf die Stufen oder Stiegen, die Sie betreten wollen, sowie auf das, was Sie gerade tun. Blicken Sie stets auf das, was Ihnen Halt und Sicherheit gibt, statt auf das, was Ihre Angst, Furcht und Panik auslöst.

5. *Lernen Sie vom Vorbild anderer Menschen.*
Die besten Therapieerfolge bei Höhenangst werden laut Studien durch *angeleitetes Erfolgslernen*, auch als *teilnehmendes Modelllernen* bekannt, erreicht, bei dem die Betroffenen von der Therapeutin oder dem Therapeuten zum richtigen Verhalten angeleitet werden. Suchen Sie im Rahmen Ihres Selbstbehandlungsprogramms nach geeigneten Helfern. Beobachten Sie Vertrauenspersonen im Umgang mit bestimmten Höhen und ahmen Sie anschließend deren Vorbild sukzessive nach, von leichteren bis zu schwierigeren Aufgabenstellungen.

6. *Coachen Sie sich durch wirksame Selbstanweisungen.*
Coachen Sie sich so, wie ein guter Coach Sie bei Höhenangst managen würde. *Sprechen Sie leise mit sich selbst* und weisen Sie sich an, was Sie tun sollen, statt nur an Ihre Vorsätze zu denken. Sagen Sie sich immer vor, was Sie als nächsten Schritt tun möchten, um Erfolgserlebnisse vorzubereiten. Coachen Sie sich mit Sätzen wie: »Schau auf den Weg vor dir«, »Richte den Blick auf einen feststehenden Punkt in der Nähe, der dir Halt und Orientierung gibt«, »Schau auf die nächste Stiege bzw. Sprosse der Leiter«, »Bleibe mit deinen Gedanken und Vorstellungen in der Realität, in der Gegenwart, statt ständig an die nächste Zukunft zu denken«, »Ich habe Respekt vor dieser Höhensituation, lasse mich jedoch nicht von meiner Angst davor dominieren«, »Ich schaffe es, trotz meiner Höhenangst auf den Berggipfel bzw. auf die Aussichtsterrasse eines hohen Turms zu fahren, weil ich den Blick von oben hinunter genießen möchte.«

7. *Bereiten Sie sich auf gefürchtete Situationen mental vor.*
Vergegenwärtigen Sie sich möglichst bildhaft die *Motive*, warum Sie bestimmte Höhen aufsuchen möchten und was Sie hoch oben sehen und erleben möchten, völlig unabhängig von Angst und Furcht. Koppeln Sie Ihre Höhenangst mit *angenehmen Vorstellungsbildern,* die Ihre Sehnsucht nach Höhenerlebnissen wecken und stärken. Stellen Sie sich möglichst lebhaft jene Situationen vor, die Sie später in der Realität tatsächlich aufsuchen möchten. Spielen Sie im Geist durch, wie Sie von exponierten Höhen in die Tiefe blicken. Lassen Sie vor Ihrem inneren Auge einen *Erfolgsfilm* ablaufen, wie Sie auf bestimmte Höhen gelangen und dann wieder zur Erde zurückkommen. Ein oft zitiertes Beispiel: Goethe überwand seine Höhenangst durch die wiederholte Turmbesteigung des Straßburger Münsters, dahinter stand allerdings sein großer Wunsch, über die Alpen nach Rom zu gelangen.

8. *Konfrontieren Sie sich schrittweise mit allen gefürchteten Situationen.*
- *Betrachten Sie Bilder, Videos und Filme zu Höhensituationen.* Konfrontieren Sie sich mit Bildern, Videoaufnahmen und Fernsehfilmen, die Höhensituationen darstellen: Luftaufnahmen interessanter Landschaften, Google-Earth-Aufnahmen Ihrer Wohngegend, Menschen auf Bergen mit Blick in die Tiefe, Videoaufnahmen von Heißluftballonfahrten, Filme mit Starts und Landungen von Flugzeugen, Videos aus der Flugkabine mit der Landschaft auf dem Boden, Bilder und Videos aus Hochhäusern und Fernsehtürmen mit Aufnahmen der Umgebung, Bilder von schwindelauslösenden Wendeltreppen in Häusern, bei denen man von hoch oben in die Tiefe schauen kann, Bilder und Videos von Bergeshöhen mit Ausblick hinunter ins Tal, in tiefe Schluchten und sonstige Abgründe.
- *Bewältigen Sie im Bedarfsfall Höhen in geschlossenen Räumen und in Ihrem wohnlichen Umfeld.* Steigen Sie auf eine Sicherheitsleiter mit fünf bis zehn Sprossen, um eine Glühbirne zu wechseln oder in der Höhe einige Arbeiten zu verrichten, wie etwa die Wand neu zu streichen oder in einem Hochschrank die Kleidungsstücke neu zu ordnen. Blicken Sie in die aufsteigende Richtung sowie dorthin, wo Sie etwas erledigen, statt auf den Boden ohne nahe Fixpunkte vor sich. Gehen Sie auf den Dachboden Ihres Hauses bzw. der Häuser von Verwandten oder Bekannten, aber auch über die Treppe in den Keller hinunter, um Ihre Angst zu fallen zu überwinden.
- *Gehen Sie im Freien verschiedene Treppen hinauf und hinunter.* Trainieren Sie das freie Gehen auf Treppen, wie etwa auf Bahnhöfen, U-Bahnstationen oder unterirdischen Fußgängerpassagen, ohne sich mit den Händen an einem Geländer festzuhalten, während Sie mit Ihrem seitlichen Gesichtsfeld Fixpunkte zur Gleichgewichtsstabilisierung suchen.
- *Blicken Sie von mehrstöckigen Gebäuden in die Tiefe.* Richten Sie Ihren Blick nach unten, während Sie aus dem Fenster eines Hochhauses blicken, auf dem Balkon eines drei- bis siebenstöckigen Hauses stehen oder auf einem kleinen Aussichtsturm trotz Angst und Furcht die Aussicht genießen. Blicken Sie zuerst aus sicherer Entfernung in die Tiefe und gehen Sie dann bis zum Geländer des Balkons oder der Aussichtsplattform. Fixieren Sie zur Stabilisierung Ihres Gleichgewichts mit Ihrem seitlichen Gesichtsfeld ein unbewegliches Objekt in Ihrer Nähe.
- *Blicken Sie von Brücken in die Tiefe.* Gehen Sie über eine Brücke und richten Sie Ihren Blick auf das andere Ende, ohne hinunterzuschauen.

Atmen Sie dabei ruhig und gehen Sie bei normalem, gleichmäßigem Tempo, ohne schneller zu werden. Schauen Sie beim Zurückgehen von der Brücke nach unten in die Tiefe, zuerst einen Meter vom Brückengeländer entfernt und danach nahe dran, während Ihre Augen über das seitliche Gesichtsfeld auf Fixpunkte in der Nähe gerichtet sind. Blicken Sie in ähnlicher Weise bei Brücken, die einen Fluss überqueren, auf das strömende Wasser hinunter. Gehen Sie auch einmal über eine Hängebrücke, das heißt eine leicht schwankende Brücke, und zwar zuerst auf einem Abenteuerspielplatz und später beim Wandern in der Natur.

- *Steigern Sie den Schwierigkeitsgrad.* Suchen Sie im Laufe der Zeit immer höhere Häuser, Türme und Berge auf. Begeben Sie sich in Höhen, die Sie bislang gemieden haben, jedoch gerne erreichen möchten. Fahren Sie mit dem Aufzug auf Fernsehtürme und die höchsten Häuser Ihrer Gegend und blicken Sie von oben in die Tiefe. Fahren Sie in Großstädten wie New York ganz bewusst auf Wolkenkratzer, um die Aussicht von oben zu genießen und zahlreiche Fotos und Videos zu machen. Höhenangst können Sie am besten überwinden, wenn Ihre Sehnsucht nach derart faszinierenden Aussichtspunkten größer ist als Ihre Höhenangst.
- *Fahren Sie mit Sesselliften und Gondelbahnen.* Lernen Sie, in Seilbahnen unangenehme Schwindelgefühle zu ertragen, die mit widersprüchlichen Sinnesmeldungen zusammenhängen, wie etwa ein Schwanken trotz sicherem Sitz- bzw. Stehplatz oder festem Stand beim Blick in die Tiefe. Richten Sie zur Verminderung eines Höhenschwindels Ihren Blick auf relativ nahe Fixpunkte außerhalb des Sesselifts oder der Gondel, und zwar in Fahrtrichtung, etwa auf die nächste Stütze. Fall- und Absturzängste können Sie leichter tolerieren, wenn Sie von der Vorfreude auf bisher nie erlebte Höhenaussichten motiviert werden.
- *Machen Sie ungefährliche Höhenwanderungen.* Unternehmen Sie in Begleitung erfahrener Personen Bergwanderungen im Rahmen Ihrer Möglichkeiten, mit gutem oder gar atemberaubendem Blick ins Tal. Überprüfen Sie bei Aussichtspunkten, wie gut Sie bereits mit Ihrem Höhenschwindel umgehen können, und genießen Sie den Blick auf die Landschaft unter Ihnen.

Furcht vor Dunkelheit

Dunkelangst besser verstehen und hilfreich analysieren
Eine krankheitswertige *Dunkelangst* (Dunkelheitsphobie) wird durch drei Fachbezeichnungen erfasst: *Achluophobie* (griech. *achlys* = Nebel, Dämmerung, Dunkelheit), *Nyktophobie* (griech. *nyktos* = Nacht) und *Skotophobie* (griech. *skotos* = Dunkelheit).

Der Mensch ist – im Gegensatz zu vielen Tieren – von seiner Ausstattung her nicht für das Leben in der Nacht geschaffen, selbst wenn es heutzutage durch das elektrische Licht auch in der Nacht nahezu taghell sein kann. Ein Ort, der tagsüber ohne Angst aufgesucht werden kann, bereitet vielen Menschen in der Nacht Probleme – ein Relikt aus der Steinzeit, als die Nacht aufgrund unsichtbarer Feinde lebensgefährlich war.

Es geht bei der Furcht vor Dunkelheit nicht um die Dunkelheit an sich, sondern vielmehr um das *Gefühl einer erhöhten Bedrohung durch nicht sichtbare Personen oder Tiere*, wenn die Augen die Umwelt nicht klar erkennen können. Im Mittelpunkt steht die Furcht vor realen oder möglichen Gefahren, bei Kindern und Erwachsenen mit großer Fantasie auch die Angst vor völlig irrealen Horrorgestalten (Gespenstern, Geistern, Hexen und bösen Menschen, die einem etwas antun könnten). In der Nacht können wir mögliche Gefahren nicht oder nicht ausreichend wahrnehmen, sodass wir keine Kontrolle darüber haben, was uns zustoßen könnte, sowohl zu Hause als auch auswärts. In diesem Sinne stellt die Dunkelangst den Inbegriff eines angstmachenden *Kontrollverlusts* dar.

Viele Betroffene verlassen mit Einbruch der Dämmerung nicht mehr allein das Haus oder möchten in der Nacht selbst in relativ sicheren Gegenden die kürzesten Wegstrecken nicht allein unterwegs sein. Allein außer Haus, gehen sie mit der »Angst im Nacken« immer schneller, bis sie sogar zu laufen beginnen. Sie befürchten selbst in Begleitung von Vertrauenspersonen, dass ihnen etwas Schlimmes zustoßen könnte, auch wenn sie wissen, dass Ereignisse wie Überfall, Vergewaltigung oder Raubmord heutzutage auch tagsüber vorkommen. Am schlimmsten ist die Winterzeit, in der es schnell dunkel wird, sodass man im Finstern von der Arbeit nach Hause fahren muss.

Viele Erwachsene mit Dunkelangst können in ihrem Zimmer *ohne Licht nicht einschlafen,* oft auch dann nicht trotz Licht, wenn der Partner noch auswärts ist. Bei Frauen spielt die Angst eine Rolle, überfallen, gequält und vergewaltigt zu werden, auch wenn alle Türen abgesperrt und die Fenster geschlossen sind. Viele Frauen können nicht in den finsteren Keller gehen, den Müllsack bei spärlichem Licht nicht in den Abfallbehälter vor dem Haus werfen und abends die Wäsche nicht im Trockenraum aufhängen, wenn auf dem Weg dorthin nur wenig Licht ist. Andere Menschen können in der Nacht ohne Licht nicht einmal auf die Toilette gehen. Manche Personen mit Dunkelangst haben auch eine *Generalisierte Angststörung;* sie sind geprägt von der Angst, dass ihnen im Finstern allein zu Hause etwas Schlimmes zustoßen könnte. Die *Ein- und Durchschlafstörung* vieler Menschen hängt mit der Angst vor Dunkelheit zusammen. Die Betroffenen müssen lernen, sich im Wachzustand weiterhin im dunklen Zimmer aufzuhalten, statt das Licht anzuschalten oder gar das Bett zu verlassen, da derartige Verhaltensweisen als Vermeidung der Dunkelheit und der in der Finsternis aufkommenden Gedanken, Gefühle und Empfindungen zu betrachten sind.

Bei Ausfall unseres Sehsinns in der Dunkelheit verlassen wir uns auf unsere anderen Sinne, vor allem auf unseren Gehörsinn, unseren Geruchssinn und unseren kinästhetischen Sinn (Körperwahrnehmung), ähnlich wie Blinde. Wir nehmen im Finstern Geräusche als bedrohlich wahr, die wir am hellen Tag gar nicht beachten, und spüren körperliche Symptome stärker, die wir bei Tag nicht einmal wahrnehmen, weil die äußeren Reize stärker und faszinierender sind als die inneren Reize und deren Beobachtung.

Die *Augen* ermöglichen ängstlichen Menschen bei Tag eine Aufmerksamkeitsumlenkung von der Innenwelt auf die Außenwelt. Mithilfe des Sehsinns können sie sich von ihrem körperlichen und seelischen Unwohlsein im gegenwärtigen Augenblick sowie vom ständigen Grübeln über die Vergangenheit und vom anhaltenden Sich-Sorgen-Machen über die Zukunft ablenken. Im Stockdunkel der Nacht dagegen bricht die bei vielen Menschen mit Angststörungen am Tag oft nur unterschwellig vorhandene *Angst vor dem Alleinsein* völlig unkontrolliert aus. Bei zahlreichen Menschen mit Dunkelangst ist die Unfähigkeit, ohne eine Vertrauensperson nachts allein zu Hause sein zu können, Ausdruck einer *Trennungsangststörung* des Kindes- bzw. Erwachsenenalters.

Zahlreiche Betroffene haben im Kindesalter, also in einer Zeit, in der die Dunkelangst eine ganz normale Angst darstellt, nicht gelernt, damit angemessen umzugehen, sondern flüchteten bis zur Pubertät in der Nacht zu den Eltern ins Schlafzimmer und konnten in ihrem Zimmer aus Angst vor den eigenen Horrorvorstellungen nicht ohne Licht einschlafen. Sie fürchten sich dann oft auch noch im Erwachsenenalter vor der finsteren Nacht und entwickeln ein ausgeprägtes *Vermeidungsverhal-*

ten vor dem Alleinsein mit sich selbst und den dabei aufkommenden Gedanken, Gefühlen und Körperempfindungen. Die Dunkelangst wird von vielen Menschen mit Trennungsangststörung als Grund dafür angegeben, dass sie am Abend und in der Nacht nicht allein zu Hause bleiben können. Kein Wunder, dass manche Kinder und Jugendliche auch außer Haus ständig die Eltern benötigen, wenn sie die Nacht nicht einmal allein in ihrem Zimmer verbringen können!

Welche der beschriebenen Phänomene im Zusammenhang mit Dunkelangst kennen Sie aus persönlicher Erfahrung? Was davon belastet Sie am meisten? Wie erklären Sie sich die Entstehung und Aufrechterhaltung Ihrer Dunkelangst bis zu Ihrem gegenwärtigen Alter?

Dunkelangst erfolgreich bewältigen

1. Ändern Sie schädliche Denkmuster.
Entwickeln Sie *hilfreiche Einstellungen,* wie etwa: »Die meisten Überfälle und Einbrüche passieren am Tag, in der Nacht denkt man nur eher daran, weil man mehr Zeit dazu hat«, »Das Leben ist immer Gefahren ausgesetzt, in der Nacht spürt man die Bedrohung einfach nur eher«, »Größere Bedrohungsgefühle in der Nacht als am Tag entstehen dadurch, dass man stärker von seiner bildhaften Vorstellungskraft als von seiner visuellen Wahrnehmung gesteuert wird.«

2. Verbessern Sie Ihre körperliche Befindlichkeit.
Entspannen Sie Ihren Körper, damit Sie nicht aufgrund einer inneren Anspannung in der Dunkelheit auf eine mögliche äußere Bedrohung schließen. Nehmen Sie beim Stehen und Gehen in der Dunkelheit eine Körperhaltung ein, die *Selbstsicherheit* ausdrückt, ohne ängstliche Angespanntheit und permanente Kampf- und Abwehrbereitschaft. Gehen Sie bewusst langsamer als sonst, denn Sie sind nicht auf der Flucht. *Atmen* Sie beim Aufsetzen des Fußes jeweils aus, um auf diese Weise Ihren inneren Druck abzubauen. *Reden* Sie im Beisein anderer Menschen absichtlich lauter als üblich oder *hören* Sie beim Alleingehen in der Nacht über Ihr Handy Nachrichten oder Musik ohne Kopfhörer, denn Sie müssen sich mangels Bedrohung nicht möglichst unauffällig verhalten. Lassen Sie sich von Ihrem Beklemmungsgefühl in der Dunkelheit allein zu Hause nicht einschüchtern und rufen Sie im Fall eines vermeintlichen Geräuschs: »Ist da jemand? Kommen Sie hervor und verstecken Sie sich nicht.« Sie machen sich auf diese Weise Mut in einer Situation, wo ohnehin niemand da ist. Gehen Sie auf jenen Ort zu, an dem Sie eine

Person vermuten. Jedes Vermeidungsverhalten bestätigt sonst Ihre Befürchtung. Auch das Bedürfnis, unbedingt das Licht anschalten zu müssen, um niemanden im Raum zu wissen, stellt ein Vermeidungsverhalten dar, das nur von den jeweiligen bildhaften Vorstellungen ausgelöst wird.

3. Nehmen Sie gefürchtete Situationen sowie körperliche und psychische Reaktionen achtsam wahr.
Nehmen Sie alles wahr, was Sie in der Nacht hören, gleichzeitig aber nicht sehen können, ohne es als bedrohlich zu bewerten. Lassen Sie alle spontan auftretenden lebhaften Vorstellungen von Bedrohung und Überfall kommen und von allein wieder gehen, ohne sie beeinflussen zu wollen. Sagen Sie sich immer wieder Sätze vor, mithilfe derer Sie sich *von der vorschnellen Gleichsetzung von Vorstellung und Realität distanzieren,* wie etwa: »Das sind nur meine lebhaften Vorstellungen, die ich vorschnell mit der Wirklichkeit gleichsetze«, »Was ich mir vorstelle, ist grundsätzlich möglich, doch im Moment nicht die Realität«, »Ich bewerte gerade eine Situation ohne Anlass als bedrohlich, wie ich dies tagsüber nicht tun würde«, »In Entspannungssituationen wird das Denken bildhafter, die Realität aber deswegen nicht gefährlicher«, »Meine körperlichen Symptome sind nur die Reaktion auf meine bildhaften Vorstellungen und nicht auf meine konkreten Wahrnehmungen.«

4. Lenken Sie Ihre Aufmerksamkeit auf das, was Sie tun möchten.
Richten Sie Ihre *Aufmerksamkeit* interessiert auf das, was beim Alleingehen in der Nacht rund um Sie herum los ist, sowie auf das, was Sie gerade tun bzw. unternehmen möchten. Nehmen Sie in der Dunkelheit ganz bewusst so gut wie möglich die Gegend wahr, in der Sie bei Tag viel achtloser an allen Orten und Objekten vorbeigehen als in der Nacht. Drehen Sie sich durchaus um, wenn Sie etwas Verdächtiges hören, um zu sehen, was hinter Ihnen gerade geschieht, statt nur zu fantasieren, was passieren könnte. Bleiben Sie immer bei dem, was Sie mit Ihren Sinnen im Hier und Jetzt wahrnehmen können.

5. Lernen Sie vom Vorbild anderer Menschen.
Andere Menschen unterscheiden in der Nacht aufgrund von konkreten Informationen und persönlichen Wahrnehmungen zwischen eher ungefährlichen und eher gefährlichen Situationen, ohne alle Orte im Finstern gleichermaßen bedrohlich einzuschätzen. *Beobachten* Sie andere Personen in Ihrer Nähe und prüfen Sie, ob diese aufgrund ihres unbekümmer-

ten Verhaltens Ihnen das Gefühl vermitteln können, dass die Situation sicher ist.

6. Coachen Sie sich durch wirksame Selbstanweisungen.
Sprechen Sie sich innerlich *Mut* zu, etwa so: »Ich habe ein mulmiges Gefühl, hier allein durch die Nacht zu gehen, aber ich möchte unbedingt einmal ohne fremde Hilfe abends ausgehen, um an einer bestimmten Veranstaltung teilnehmen zu können«, »Es ist ganz normal, dass ich mich im Finstern ein wenig fürchte, ich möchte abends jedoch genauso unterwegs sein können wie andere Menschen auch«, »Wenn ich mich im Finstern einmal stärker fürchte als sonst, rufe ich eine Vertrauensperson an und gehe meinen Weg weiter.«

7. Bereiten Sie sich auf gefürchtete Situationen mental vor.
Stellen Sie sich möglichst *bildhaft* vor, wie Sie in der Nacht bestimmte Orte erreichen und verschiedene Situationen erleben möchten. Spielen Sie vor Ihrem inneren Auge vom Anfang bis zum Ende durch, wie Sie einen bestimmten Weg in der Nacht ganz allein gehen, den Sie bisher schon öfter zusammen mit anderen Menschen gegangen sind. Stärken Sie Ihre Motivation, sich trotz Angst und mulmigen Gefühlen auf die Dunkelheit der Nacht einzulassen, indem Sie sich Ihre *Ziele* vergegenwärtigen, die Sie unbedingt erreichen möchten. Spielen Sie in der Vorstellung auch potenziell bedrohliche Situationen und deren *erfolgreiche Bewältigung* durch, wenn Sie von ständigen Horrorszenarien geplagt werden. Wie könnten Sie einen versuchten Diebstahl oder einen körperlichen Angriff erfolgreich abwehren? Welche *Vorsichtsmaßnahmen* sollten Sie treffen, damit Sie nicht so leicht in derartige Situationen kommen? Könnte Ihnen als Frau vielleicht ein guter Selbstverteidigungskurs das Gefühl von mehr Sicherheit in der Nacht geben?

8. Konfrontieren Sie sich schrittweise mit allen gefürchteten Situationen.
- *Trainieren Sie im Bedarfsfall zu Hause das Schlafen allein im dunklen Zimmer.* Schlafen Sie, wenn Sie einmal allein zu Hause sind, ohne Licht, ohne geschlossene Fenster und ohne abgesperrte Schlafzimmertür. Tolerieren Sie aufkommende Horrorszenarien im Liegen und Aufwachen. Gehen Sie in der Wohnung bzw. im Haus bei Dämmerlicht umher, für den etwaigen Notfall unter Mitnahme einer nicht eingeschalteten Taschenlampe, bis auch diese überflüssig wird.
- *Gehen Sie in der Nacht in Ihrer nächsten Umgebung umher.* Gehen Sie zuerst mit einer Vertrauensperson und später allein kleinere Wege in

der Nähe Ihrer Wohnumgebung, wo nur wenig elektrisches Licht vorhanden ist.
- *Suchen Sie in der Nacht weiter entfernte Orte auf.* Besuchen Sie zuerst mit einer Vertrauensperson und später allein bestimmte Veranstaltungen und machen Sie sich zu Fuß bzw. mit öffentlichen Verkehrsmitteln auf den Heimweg, ohne ein Taxi zu benutzen. Halten Sie sich mit anderen Menschen sowie allein in der Nacht im Zentrum der nächstgelegenen größeren Stadt auf.
- *Gehen Sie in der Nacht durch einen kleinen Wald.* Durchqueren Sie eine größere Parkanlage bzw. einen kleinen Wald, am besten bei Vollmond, mit einer Taschenlampe und dem Handy in der Tasche. Es sollte sich dabei um bislang ungefährliche Orte handeln, die auch die meisten anderen Menschen zu dieser Zeit gefahrlos aufsuchen bzw. aufsuchen würden.

Furcht vor großen und tiefen Gewässern

Ängste vor dem Meer, vor Seen und Flüssen besser verstehen und hilfreich analysieren

Die krankheitswertige Angst und Furcht vor großen, tiefen, dunklen oder unbekannten Gewässern, wie etwa dem offenen Meer, einem tiefen See, einem breiten Fluss oder anderen größeren Wasserflächen, wird *Thalassophobie* (griech. *thalassa* = Meer) genannt. Dabei wird vorausgesetzt, dass die Betroffenen gut schwimmen können, denn wenn schlechte Schwimmer weit entfernt vom Ufer eines großen Gewässers Angst vor der Tiefe bekommen oder bei der Fahrt auf dem Wasser die Befürchtung haben, das Schiff bzw. Boot könnte untergehen, handelt es sich nicht um eine Phobie, sondern um eine sinnvolle Realangst.

Ängste vor unsichtbaren Gefahren in großen Gewässern spiegeln einen ähnlichen Urinstinkt wider wie die Furcht vor Dunkelheit oder Höhen. Die Betroffenen fürchten nicht das Wasser an sich, als gute Schwimmer, die sie sind, meistens auch nicht das Ertrinken, sondern die bedrohlich erlebte *Untiefe* und alles *Unbekannte unter der Wasseroberfläche*. Sie haben Angst vor allem, was im Wasser unsichtbar auf sie lauern oder sie in die Tiefe hinunterziehen könnte. Sie fühlen sich tiefen und unbekannten Gewässern hilflos ausgeliefert und fürchten sich trotz guter Schwimmfähigkeit davor, keinen sicheren Halt mehr unter ihren Füßen zu verspüren.

Es geht auch bei dieser Spezifischen Phobie um das zentrale Thema der *Angst vor Kontrollverlust* in ungewissen bzw. unbekannten Situationen, die grundsätzlich eine Gefahr für Leib und Leben darstellen können, auch wenn dies bei richtigem Verhalten und situationsangemessenen Fähigkeiten sehr unwahrscheinlich ist.

Zahlreiche Betroffene haben auch die Befürchtung, mit dem Körper bzw. den Beinen etwas Unbekanntes zu berühren oder nur die starken Wellen des Wassers bedrohlich zu spüren, sodass sie oft nur seichte Gewässer aufsuchen. Als Begründung dafür, dass unter Wasser kein Objekt dem eigenen Körper nahekommen darf, werden zahlreiche Umstände angeführt: Seeungeheuer, Quallen oder bestimmte Fische wie Haie, von denen man angegriffen werden könnte, Meeresalgen, in denen man sich verfangen könnte, Muscheln und Krebse, auf die man treten könnte, leblose, vor langer Zeit gesunkene Objekte, die zu Verletzungen führen könnten, unbekannte Strömungen, von denen man mitgerissen werden könnte.

Aufgrund der Furcht vor allem, was sich unter der Oberfläche des Meeres oder eines Sees befindet, ist vielen Betroffenen bereits das Gehen im seichten Meer unmöglich, schließlich könnten sie an Meeresalgen hängen bleiben oder durch Meerestiere bzw. Steine verletzt werden. Schnorcheln mit Flossen ist für Betroffene, auch wenn sie gute Schwimmer sind, ein Albtraum, und zwar bereits dann, wenn sie bei klarem Wasser in die Tiefe des Meeres oder Sees blicken und alles wahrnehmen können, was sich an Lebendigem und Leblosem unter der Wasseroberfläche befindet, vor allem jedoch dann, wenn sie umgekehrt bei trübem Wasser kaum etwas genau erkennen können, sodass sie sich wehrlos unbekannten Gefahren ausgesetzt fühlen.

Die Furcht vor dem Meer oder einem See kann in unterschiedlicher Gestalt auftreten: Die einen werden ängstlich am *Ufer* eines Sees oder des Meeres, die anderen werden schon panisch, wenn sie nur an eine *Bootsfahrt* auf einem See bzw. Fluss oder an eine Schifffahrt auf dem Meer denken. Leichte Farbveränderungen des Wassers werden als mögliche Gefahrenquellen betrachtet, zunehmender Wellengang wird in ähnlicher Weise als Bedrohung erlebt, wie bei Flugangst ein paar Turbulenzen die irrationale Angst auslösen, durch einen Flugzeugabsturz zu Tode zu kommen.

Der Aufenthalt auf einem Schiff wirkt auf die Betroffenen bedrohlich aufgrund der Befürchtung, im tiefen Wasser hilflos zu versinken, und nicht wegen der Angst, im Fall einer Panikattacke oder einer panikähnlichen Symptomatik nicht entkommen zu können, wie dies bei Menschen mit Klaustrophobie oder Agoraphobie der Fall ist.

Wenn gute Schwimmer plötzlich große Angst haben, in einem kleinen Badesee von einem Ufer zum anderen zu schwimmen, obwohl ihnen dies früher problemlos möglich war und sie gleichzeitig genug Energie und Schwimmfähigkeit haben, um fünf bis zehn Meter vom Ufer entfernt denselben See schwimmend zu umrunden, bis sie auf der anderen Seite sind, besteht meistens keine Furcht vor der Naturgewalt des Wassers, sondern eine Agoraphobie mit oder ohne Panikstörung. Die Betroffenen haben entweder Angst vor einer Panikattacke, die zu einer Störung der Atmung und damit des Schwimmvorgangs führen könnte, oder sie befürchten Krampfzustände, die sie an Land schon einmal oder mehrfach erlebt haben.

Wenn sowohl gute als auch schlechte Schwimmer bereits Angst haben vor einem Schwimmbad, vor dem Untertauchen mit dem Kopf oder dem ganzen Körper, vor dem Duschen, davor, in einer Badewanne zu sitzen oder gar vor jedem Kontakt mit Wasser, besteht eine *Aquaphobie*. Die Bezeichnung *Hydrophobie* ist wegen der Mehrdeutigkeit des Begriffs unpassend. Bei einer Aquaphobie werden Angst und Furcht nicht durch die Vorstellung ausgelöst, dass sich unsichtbare Gefahren im Wasser verbergen könnten, sondern vom Wasser selbst. Die Ursachen können unterschiedlich sein: fehlende Schwimmfähigkeit, Schamgefühle wegen mangelnder Schwimmfähigkeit, traumatische Erfahrungen als Kind, fast ertrunken zu sein, irrationale Gefühle, vom Wasser bedrängt und umschlungen zu werden, Befürchtungen, vom Badewasser in öffentlichen Einrichtungen durch die Ausscheidungen anderer Menschen angesteckt zu werden. Neben der psychotherapeutischen Bearbeitung dieser Ursachen ist in allen Fällen wieder ein regelmäßiger Kontakt mit dem Wasser erforderlich, um Erfolgserlebnisse zu machen und diese zu speichern.

Falls Sie als guter Schwimmer bzw. gute Schwimmerin Furcht vor dem Meer oder einem großen See haben: Was genau fürchten Sie am meisten? Die Untiefe bzw. das Unbekannte an sich oder haben Sie in der Kindheit oder im späteren Leben negative Erfahrungen mit Gewässern bzw. Wasser gemacht?

Ängste vor Gewässern erfolgreich bewältigen

1. Ändern Sie schädliche Denkmuster.
Identifizieren Sie Ihre negativen Sichtweisen und entwickeln Sie *hilfreichere Einstellungen,* wie etwa:»Das Meer und große Seen sind nur dann gefährlich, wenn man bestimmte Vorsichtsmaßnahmen nicht beachtet«, »Mit gesunder Vorsicht und einiger Erfahrung kann man bei einem See oder am Meer einen schönen Urlaub verbringen.«

2. Verbessern Sie Ihre körperliche Befindlichkeit.
Lernen Sie, sicher im Wasser zu *gehen*, sodass Sie dies mit Freude tun. Gehen Sie mit Schwimmschuhen im Wasser am Ufer des Sees bzw. Meeres entlang, mit den Beinen bis zu den Unterschenkeln im Wasser. Achten Sie beim Schwimmen auf die richtige Atmung.

3. Nehmen Sie gefürchtete Situationen sowie körperliche und psychische Reaktionen achtsam wahr.
Akzeptieren Sie Ihre spontan auftretenden Gedanken und Vorstellungen von der Bedrohung, im Wasser unterzugehen und nicht mehr hochzukommen, obwohl Sie eine gute Schwimmerin bzw. ein guter Schwimmer sind. Sagen Sie sich zur leichteren *Distanzierung* von Ihren Vorstellungen immer wieder Sätze wie: »Das sind nur meine schlimmen Vorstellungen von unbekannten Gefahren unter Wasser. Doch nur weil ich mir diese gut vorstellen kann, besteht noch lange keine reale Bedrohung«, »Ich habe gerade den Gedanken und die bildhafte Vorstellung, beim Fahren mit dem Schiff auf dem Wasser in den Fluten zu versinken, doch das entspricht nicht der Realität«, »Ich habe als guter Schwimmer Angst, beim Schwimmen unterzugehen, doch das ist nur ein spontanes Gefühl, das nichts über eine reale Gefahr aussagt.«

4. Lenken Sie Ihre Aufmerksamkeit auf das, was Sie tun möchten.
Nehmen Sie zuerst eine Zeitlang vom Ufer aus die herankommenden Wellen wahr. Legen Sie sich dann auf eine Luftmatratze oder ein Ruderboot, um sich an das Wasser zu gewöhnen. Begeben Sie sich danach selbst ins Wasser und spüren Sie, wie Ihr Körper auch ohne tragende Unterlage vom Wasser des Sees bzw. des Meeres getragen wird. Machen Sie die Ganzkörper-Schwebeübung »Toter Mann«, das heißt, legen Sie sich mit ausgestreckten Armen und Beinen ruhig auf den Rücken ins Wasser, ohne unterzugehen, und spüren Sie das Auf und Ab der Wellen, bis Sie diese Erfahrung vielleicht sogar genießen können. Nutzen Sie anfangs die Unterstützung von Vertrauenspersonen oder informieren Sie sich im Internet, welche Hilfestellungen es zu dieser Übung gibt.

5. Lernen Sie vom Vorbild anderer Menschen.
Beobachten Sie die Aktivitäten bestimmter Vertrauenspersonen in Zusammenhang mit einem großen See oder dem Meer und ahmen Sie deren Verhalten in einer für Sie passenden Weise nach. Lassen Sie sich von den Wellen tragen, wie andere Personen dies tun, und gehen Sie mit den Wellen mit, statt dagegen anzukämpfen. Fahren Sie zusammen mit

anderen Menschen in einem Boot oder Segelboot und lassen Sie sich dabei von den anderen erklären, was Sie am besten tun und vermeiden sollten.

6. *Coachen Sie sich durch wirksame Selbstanweisungen.*
Unterstützen Sie Ihr mutiges Verhalten durch passende *Selbstinstruktionen,* wie etwa: »Ich bleibe bei einem See und am Meer vorsichtiger als andere Menschen, ich möchte jedoch in diesem Urlaub auf dem Wasser mehr erleben als bisher«, »Ich habe Respekt vor den Wellen des Meeres, sehe in ihnen aber genau jene Herausforderung, wegen der ich hierhergekommen bin.«

7. *Bereiten Sie sich auf gefürchtete Situationen mental vor.*
Spielen Sie im Geist möglichst lebhaft jene Aktivitäten und Verhaltensweisen durch, die Sie in Zusammenhang mit Seen, Flüssen und dem Meer tatsächlich umsetzen möchten. Stellen Sie sich vor, wie Sie schließlich mit Spaß und Freude im Wasser schwimmen oder tauchen, um mithilfe dieser *Visualisierungsübungen* die Vorfreude darauf zu verstärken.

8. *Konfrontieren Sie sich schrittweise mit allen gefürchteten Situationen.*
- *Konfrontieren Sie sich anfangs symbolisch mit großen Gewässern.* Betrachten Sie Bilder, Filme und Videos mit Aufnahmen vom Meer, großen Seen und Flüssen, vor allem auch entsprechende Unterwasseraufnahmen. Schauen Sie sich umfangreiches Bild- und Filmmaterial von jenen Gegenden am Meer, See oder Fluss an, die Sie gerne aufsuchen möchten.
- *Konfrontieren Sie sich mit Situationen in der Nähe des Wassers.* Begeben Sie sich wiederholt ans Ufer eines Sees, Flusses oder Meeres. Betrachten Sie das Kommen und Gehen der Wellen oder das vorbeifließende Wasser. Halten Sie Ihre Eindrücke mit dem Fotoapparat oder Handy fest. Begeben Sie sich anschließend ins Wasser, zuerst knietief und später bis zur Brust, d. h. bis dahin, wo Sie noch gut stehen können.
- *Konfrontieren Sie sich mit unterschiedlichen Situationen auf dem Wasser.* Nutzen Sie unterschiedliche Schiffe für Fahrten auf dem Meer, See oder Fluss zusammen mit Vertrauenspersonen: ein großes Schiff, ein kleineres Ausflugsboot, ein selbstgesteuertes Elektroboot, ein Tretboot, ein Schlauchboot, nach Möglichkeit auch ein Segelschiff. Begeben Sie sich vom Boot aus für einige Zeit ins Wasser, um das Schwimmen in größerer Entfernung vom Ufer zu üben. Schwimmen Sie später, sofern Sie ein guter Schwimmer bzw. eine gute Schwimme-

rin sind, etwas weiter auf den See oder das Meer hinaus, aber lassen Sie sich dabei von Personen auf einem Boot begleiten.
- *Konfrontieren Sie sich mit Situationen unter Wasser.* Begeben Sie sich an sicheren Orten, im Beisein von anderen Menschen, mit einer Schwimmweste und einem Schnorchelgerät ins Wasser, um zuerst oberhalb und dann auch mit dem Kopf unter Wasser zu schwimmen bzw. zu tauchen. Trainieren Sie vorher den Umgang mit dem Schnorchel in Ufernähe. Machen Sie später mit einer Unterwasserkamera Fotos von dem, was Sie unter Wasser wahrnehmen. Verzichten Sie in weiterer Folge, sofern Sie ein guter Schwimmer bzw. eine gute Schwimmerin sind, auf die Schwimmweste, um Ihre Erfolgserlebnisse weiter auszubauen. Als Fernziel könnten Sie Schnorcheln im Roten Meer, zusammen mit einer Vertrauensperson, anpeilen, um die bunte Unterwasserwelt näher kennenzulernen.

Furcht vor Gewitter, Blitz und Donner

Ängste vor Gewittern besser verstehen und hilfreich analysieren

Krankheitswertige Ängste in Bezug auf Gewitterphänomene werden durch drei Fachbezeichnungen erfasst, die aufgrund der griechischen Wortwurzeln unterschiedliche Aspekte zum Ausdruck bringen: *Astraphobie* (griech. *astrape* = Blitz) bezeichnet das häufigste Problem, nämlich die belastende Furcht vor Blitzen, *Brontophobie* (griech. *bronte* = Donner) bezieht sich auf die übersteigerte Furcht vor Donner, *Keraunophobie* (griech. *keraune* = Donnerschlag, Donner, Blitz) umfasst die übertriebene Furcht vor Donner und Blitz.

Im Mittelpunkt einer *Blitz- und Donnerphobie* steht die Furcht vor einem heftigen Blitz, der einen tödlich treffen oder zumindest schwer verletzen könnte, und vor dem darauffolgenden lauten Knall, der bei vielen Personen eine Schreckreaktion auslöst. Bereits eine schlechte Wetterprognose kann starke Erwartungsängste und einen vorschnellen Rückzug in die Wohnung bewirken. Doch auch zu Hause fühlen sich Menschen mit Angst vor Gewittern nicht sicher genug. Manche von ihnen verdunkeln die Fenster so gut wie möglich, damit sie den Blitz nicht wahrnehmen müssen, und halten sich beim Donner die Ohren zu.

Die Betroffenen stellen sich vor, dass sie draußen vom Blitz getroffen werden oder zu Hause durch einen Blitz verletzt oder getötet werden könnten, der ins Haus einschlägt und das ganze Gebäude in Brand setzt oder der durch das geschlossene Fenster hereinkommt, obwohl sie gleichzeitig um die Schutzwirkung des vorhandenen Blitzableiters wissen. Viele Blitzphobiker kennen das physikalische Prinzip des *Faraday'schen Käfigs*, nach dem eine Ganzmetallkarosserie bei geschlossenen Autofenstern vor Blitzen sicher schützt, weil der Blitz von den Außenflächen des Metalls in die Erde abgeleitet wird, sie haben aber trotzdem während eines Gewitters auch im Auto panische Angst. Viele von ihnen unterbrechen sogar schon bei einsetzendem Regen sofort die Fahrt, auch wenn gar kein Gewitter mit Blitz und Donner vorhergesagt bzw. wahrnehmbar ist.

Bei Gewittern ist – abgesehen von großen Überschwemmungen durch ungebändigte Wassermassen – vor allem ein *Blitzschlag* nicht nur für Hab und Gut, sondern auch für Leib und Leben sehr bedrohlich, während ein heftiger Donner »nur« furchteinflößend wirkt, insbesondere auf Kinder und sensible Erwachsene. Im Gegensatz zu anderen Ländern stehen im deutschsprachigen Raum weitere Gewittergefahren wie Tornados und gefährliche Hagelkörner nicht im Mittelpunkt der Befürchtungen von gewitterphobischen Personen. *Tornados* kommen kaum vor, die *Hagelkörner* sind meistens nicht groß genug, das heißt kleiner als einen Zentimeter, sodass sie den menschlichen Körper nicht gefährden. Sehr ängstliche Personen können jedoch auch durch normalen Hagel beunruhigt werden.

Die Angst vor Blitzen ist ebenso sinnvoll und lebensrettend wie die Angst vor Höhen und Tiefen. Die nachfolgenden *Informationen* und *Schutzmaßnahmen* können krankheitswertig übersteigerte Ängste vor heftigen Gewittern mit Donner und Blitz reduzieren.[19]

Bei einem *Gewitter* trifft eine Warmfront auf eine Kaltfront. Die daraus entstehenden elektrischen Spannungen entladen sich in Form von Blitz und Donner. Die *elektrischen Entladungen von Blitzen* finden entweder zwischen den Wolken oder zwischen den Wolken und der Erde statt. Blitze können sich nicht nur im Zentrum eines Gewitters, sondern auch außerhalb seines Regengebietes entladen. Das elektrische Feld eines Blitzes breitet sich kreisförmig um die Einschlagstelle aus, sodass eine Entfernung bis zu 30 Metern noch lebensgefährlich sein kann. Ein Gewitter gilt dann als sehr nahe, sodass unmittelbar ein Blitzschlag geschehen kann und Lebensgefahr droht, wenn nach dem Blitz innerhalb von zehn Sekunden der Donner folgt. Bei hörbarem Donner ist ein Gewitter nur noch weniger als 10 Kilometer entfernt. Sobald eine halbe Stunde lang kein Donner mehr erfolgt, ist das Gewitter vorüber.

Suchen Sie bei drohendem Gewitter mit Blitzschlaggefahr am besten so rasch wie möglich Sicherheit in *Häusern aus Backsteinen bzw. Beton*, die eine *Blitzschutzanlage* haben, und zwar spätestens dann, wenn zwischen Blitz und Donner weniger als 30 Sekunden vergangen sind.

Einen, allerdings nur bedingten, Schutz bieten auch *Gebäude ohne Blitzschutzanlage*, und zwar am sichersten in der Mitte des Raumes. In ungeschützten Häusern sollten Sie Fenster und Türen schließen und sich von diesen fernhalten, einen Sicherheitsabstand zu elektrischen Geräten von mindestens einem Meter einhalten und weder Gas-, Wasser- und Heizungsanlagen noch ein Festnetztelefon berühren und auch nicht duschen oder baden. Handys können dagegen gefahrlos benutzt werden. Bei sehr sensiblen bzw. teuren elektronischen Geräten sollten Sie bei einem aufkommenden Gewitter alle Stecker ziehen, außer Sie verwenden spezielle Geräte zum Schutz vor Überspannungen, etwa Überspannungsschutz-Steckdosenleisten. Ins offene Gelände sollten Sie sich sicherheitshalber erst dann wieder begeben, wenn zwischen Blitz und Donner ein zeitlicher Abstand von mehr als einer halben Minute besteht, auch wenn viele Menschen diese Vorsichtsmaßnahme nicht einhalten.

Gehen Sie bei Blitzen *im Freien* mit geschlossenen Beinen in eine tiefe Hocke, verschränken Sie die Hände um die Beine und legen Sie Ihr Gesicht auf Arme und Knie. Legen Sie sich keinesfalls flach auf den Boden, sondern halten Sie die Berührung Ihres Körpers mit dem Boden flächenmäßig möglichst gering. Begeben Sie sich niemals an hochgelegene Stellen, wo Sie selbst dann der höchste Punkt im Gelände wären, sondern suchen Sie Schutz an tiefergelegenen Orten wie Bodenmulden, Hohlwegen, unter Steinbrücken oder am Fuße eines Felsvorsprungs, aber berühren Sie dabei keine Felswand.

Halten Sie mindestens zehn Meter *Abstand* zu einschlaggefährdeten Objekten wie Holzhäusern, Hütten, einzeln stehenden Bäumen, Metallzäunen, Holzmasten von Strom- und Telefonleitungen sowie anderen Bauten, die in die Höhe ragen, da Blitze immer in die höchstgelegenen Objekte einschlagen. Gehen Sie auf einen Abstand von mindestens zwei Metern zu anderen Personen, wenn Sie in einer Gruppe unterwegs sind. Verzichten Sie auf den Schirm, um keinen Blitz anzuziehen. Verlassen Sie beim Baden oder Segeln sofort das Wasser, da Blitze oft ins Wasser einschlagen und Wasser den Blitz weiterleitet.

Beachten Sie im *Straßenverkehr* ebenfalls bestimmte Vorsichtsmaßnahmen. Unterbrechen Sie die Fahrt mit dem Fahrrad oder Motorrad, um ein schützendes Gebäude aufzusuchen, oder entfernen Sie sich wenigstens drei Meter von Ihrem Fahrzeug. Bleiben Sie während der Autofahrt im sicheren Auto sitzen, ohne Metallteile zu berühren (wegen der gängigen Kunststoffverkleidung im Innenraum besteht bei den meisten modernen Autos hier keine Gefährdung mehr), halten Sie aber während eines heftigen Gewitters an, denn zum einen können durch den Blitz die

Elektronik bzw. die Autoreifen beschädigt werden, zum anderen könnten Sie durch eine Schreckreaktion einen Fahrfehler begehen.

Bei einer *Gewitterphobie* mit Blitzangst geht es meist nicht um die Furcht vor Überschwemmungen von Häusern, Überflutungen weiter Landstriche oder Zerstörungen durch Schlammlawinen. Derartige Ängste sind völlig normal bei Menschen, die schlimme, oft traumatisierende Erfahrungen gemacht haben oder die in Gebieten wohnen, die von diesen Naturkatastrophen bedroht sein können.

In bestimmten Fällen kann die Furcht vor Überschwemmungen ohne konkreten Anlass ausufern in die Angst vor dem Ertrinken in einer nächtlichen Flutwelle oder aufgrund von einem unzureichenden Wasserabfluss nach Starkregen. Die krankhafte Furcht vor Überschwemmungen und Überflutungen ohne realistische Grundlage wird als *Antlophobie* (griech. *antlos* = spritzendes, bewegtes Wasser) bezeichnet. Die Betroffenen vermeiden aus Angst vor tödlicher Überflutung durch große Wassermassen den Aufenthalt an großen Flüssen und Seen sowie am Meer, fürchten aber auch bereits heftige Gewitter mit lang anhaltendem Regen.

Im Winter haben traumatisierte oder besonders ängstliche Personen auch Angst vor anderen Naturphänomenen wie einem *Lawinenabgang*, sodass sie aus Angst, von einer Schneelawine verschüttet zu werden, weder im Gebirge Ski fahren noch im Tal den Urlaub verbringen können, obwohl eine optimale Lawinenverbauung besteht oder überhaupt keine Lawinengefahr besteht. Menschen mit einer *Chionophobie* (griech. *chion* = Schnee) haben Angst vor dem Schnee und dessen Folgen wie etwa Unfällen auf Glatteis oder spontanen Lawinenabgängen, sodass sie bei Schneefall oft nicht einmal das Haus verlassen.

Falls Sie unter der Furcht vor Gewittern mit Donner und Blitz leiden: Was sind Ihre *schlimmsten Befürchtungen*? Haben Sie bei einer Blitzphobie mehr Angst vor dem Tod oder vor dem Verlust Ihres Hab und Guts? Haben Sie bestimmte negative Erfahrungen gemacht, die bei jedem Gewitter immer wieder hochkommen?

Welche *Flucht- und Vermeidungsstrategien* haben Sie im Rahmen Ihrer Donner- bzw. Blitzphobie entwickelt? Was sind Ihre typischen Kontroll- und Sicherheitsverhaltensweisen?

Ängste vor Gewitter, Blitz und Donner erfolgreich bewältigen

1. Ändern Sie schädliche Denkmuster.
Machen Sie sich Ihre typischen Einstellungen und Sichtweisen in Bezug auf Gewitter mit Blitz und Donner bewusst und entwickeln Sie *hilfreichere Sichtweisen,* wie etwa: »Unter Einhaltung bestimmter Sicherheitsvorkehrungen sind Blitze nicht gefährlich, sondern ein beeindruckendes Naturschauspiel«, »Heftiger Donner wirkt bedrohlich, ist aber völlig ungefährlich«, »Blitz und Donner erinnern die meisten Menschen an angstmachende Kindheitserlebnisse, sind aber, mit den Augen von Erwachsenen betrachtet, nicht so bedrohlich, wie sie in der Kindheit eingeschätzt wurden.«
Lernen Sie, ein Gewitter mit Blitz und Donner mit den *Augen eines Erwachsenen* und nicht mit den Augen eines Kindes zu betrachten, oder anders formuliert: mit den Augen und Ohren eines Menschen aus dem technisch-naturwissenschaftlichen Zeitalter und nicht mit den Sinnen eines Menschen aus der Frühgeschichte der Menschheit, als derartige Naturschauspiele noch als Strafe der Götter galten und den Menschen schon auch deshalb große Angst und Furcht einflößten.

2. Verbessern Sie Ihre körperliche Befindlichkeit.
Verändern Sie im Fall von heftigen Schreckreaktionen bei Blitz und Donner Ihre *Atmung,* indem Sie ganz bewusst lang und langsam ausatmen und versuchen, sich dabei zu entspannen. Üben Sie für den Ernstfall im Freien, angesichts von Blitzen weder stehen zu bleiben noch sich hinzulegen, sondern mit geschlossenen Beinen in die *Hocke* zu gehen, die Arme um die Beine zu verschränken und das Gesicht auf Arme und Knie zu legen.

3. Nehmen Sie gefürchtete Situationen sowie körperliche und psychische Reaktionen achtsam wahr.
Studieren Sie den Ablauf eines Gewitters mit dem Interesse einer Meteorologin. Bleiben Sie so gut wie möglich bei der *reinen Beobachtung* der beeindruckenden Naturphänomene von Blitz und Donner. Unterscheiden Sie zwischen dem, was Sie mit Ihren Augen und Ohren wahrnehmen, nämlich Blitz und Donner, und dem, was Sie in Ihrer Vorstellung bereits für die Realität halten, nämlich, dass Sie von einem Blitz getötet oder schwer verletzt werden könnten.
Sagen Sie sich immer wieder: »Eine potenzielle Gefahr durch Blitzschlag ist bei Einhaltung bestimmter Sicherheitsvorkehrungen bei einem

Gewitter keine reale Gefahr«, »Meine Gedanken und Vorstellungen spiegeln nicht die Realität wider, auch wenn ich heftige Angstsymptome verspüre«, »Nur weil ich angesichts von Blitz und Donner große Angst und Furcht habe, stellt dieses heftige Gewitter aufgrund der getroffenen Sicherheitsvorkehrungen keine reale Gefahr dar.«

4. Lenken Sie Ihre Aufmerksamkeit auf das, was Sie tun möchten.
Nutzen Sie die Gelegenheit, aus einer sicheren Position das Gewitter zu *filmen* und die stärksten Blitze zu *fotografieren,* dann bleibt Ihre Aufmerksamkeit im Sinne einer nützlichen Tätigkeit trotz Angst ganz auf das faszinierende Gewitter mit Blitz und Donner ausgerichtet. Akzeptieren Sie es, wenn Sie aufgrund Ihrer Angst vor Blitz und Donner von Ihrem geplanten Vorhaben zu Hause oder auswärts abgelenkt sind, konzentrieren Sie sich aber dennoch so gut wie möglich weiterhin auf Ihre Ziele und geplanten Aktivitäten.

5. Lernen Sie vom Vorbild anderer Menschen.
Nutzen Sie das Vorbild von *Vertrauenspersonen* und deren Verhalten bei Gewitter, um daraus zu lernen. Nehmen Sie wahr, dass auch andere Menschen durchaus eine gewisse Angst und Furcht vor heftigen Gewittern haben, aber dennoch unter Einhaltung aller Vorsichtsmaßnahmen das tun, was sie sich für diesen Zeitpunkt vorgenommen haben.

6. Coachen Sie sich durch wirksame Selbstanweisungen.
Ermutigen Sie sich durch *innere Dialoge,* wie etwa: »Ich habe großen Respekt vor diesem heftigen Gewitter und gewaltigen Naturschauspiel, ich werde jedoch trotz meiner Angst und Furcht das tun, was ich vorhabe, sobald der Donner nach dem Blitz länger ausbleibt als eine halbe Minute«, »Ich akzeptiere meinen Schreckreflex bei Blitz und Donner, lasse mich dadurch aber nicht von meinen Aktivitäten daheim und außer Haus abhalten, solange ich die notwendigen Sicherheitsvorkehrungen einhalte.«

7. Bereiten Sie sich auf gefürchtete Situationen mental vor.
Stellen Sie sich vor Ihrem inneren Auge möglichst lebhaft vor, wie Sie trotz Angst und Furcht erfolgreich verschiedene Situationen aufsuchen, in denen Gewitter auftreten können, etwa beim Spazierengehen, beim Autofahren, bei einem Ausflug oder Verwandtenbesuch. Üben Sie mental die wichtigsten Vorsichtsmaßnahmen ein, die von Fachleuten empfohlen werden.

8. *Konfrontieren Sie sich schrittweise mit allen gefürchteten Situationen.*
- *Konfrontieren Sie sich mediengestützt mit Gewittern.* Informieren Sie sich über die naturwissenschaftlichen Grundlagen von Blitz und Donner und verwenden Sie dazu alle möglichen Bild- und Tonquellen aus dem Internet. Hören Sie auf YouTube den Lärm von heftigen Gewittern und betrachten Sie Filme und Videos von Blitzen und Einschlägen in den Boden, in das Wasser sowie in verschiedene Gebäude.
- *Konfrontieren Sie sich mit Gewittern in sicheren Häusern.* Beobachten Sie in einem Haus mit Blitzschutzanlage bei geschlossenem Fenster den Ablauf eines Gewitters. Sie müssen dabei keinen Mindestabstand zum Fenster einhalten. Glas ist ein Isolator, sodass Blitze nicht durch das geschlossene Fenster in die Wohnung kommen können. Filmen Sie die heftigsten Gewitterphasen mit Ihrem Handy und zeigen Sie das Video später anderen Personen.
- *Konfrontieren Sie sich mit angekündigten Gewittern im Auto.* Benutzen Sie trotz Gewitterwarnung Ihr Auto ohne jedes Vermeidungsverhalten. Das physikalische Prinzip des Faraday'schen Käfigs schützt Sie vor Blitzschlag; zusätzlichen Schutz bieten das Glas der Scheiben als Isolator sowie die vollständige Kunststoffverkleidung des Innenraums, die bei den meisten modernen Autos gegeben ist. Halten Sie jedoch bei heftigem Gewitter an, um durch Donner und Blitz beim Fahren nicht irritiert zu werden, bleiben Sie bis zum Ende des Gewitters im Sicherheit gebenden Auto und beobachten Sie den Himmel.

Selbsthilfe bei Spezifischer Phobie, Blut-Spritzen-Verletzungs-Typ

Furcht vor allem, was »unter die Haut« geht

Ängste vor Ohnmacht, Schmerzen und Ekel besser verstehen und hilfreich analysieren

Die krankheitswertige Furcht vor Blut und allen medizinischen Behandlungssituationen, die buchstäblich »unter die Haut« gehen, wie etwa vor Blutabnahme, Spritzen (Schutzimpfungen), Infusionen und Operationen, aber auch vor kleineren Verletzungen wie Schnitt- oder Schürfwunden, die mit dem Austreten von Blut oder dem Auftreten von Schmerzen einhergehen, wird als *Blut-Spritzen-Verletzungsphobie* bezeichnet.[20] Ihre auf altgriechischen bzw. lateinischen Wortwurzeln beruhenden, in der Fachliteratur jedoch kaum verwendeten Bezeichnungen lauten: *Hämatophobie* (griech. *haima* = Blut), die Furcht vor Blut, *Trypanophobie* (griech. *trypanon* = Bohrer, Stecher), die Furcht vor Spritzen (eigentlich die Furcht vor dem Gestochenwerden) und *Vaccinophobie*, die Furcht vor Impfungen (lat. *vaccinus* = von Kühen stammend; viele Impfstoffe wurden früher aus der Lymphe von Kälbern gewonnen).

Die Betroffenen vermeiden entsprechende Situationen und Erfahrungen so weit wie möglich oder können diese nur unter größter Anstrengung und Belastung ertragen. Bei zahlreichen Personen besteht auch eine Furcht vor medizinisch notwendigen Krankenhausaufenthalten sowie vor Krankenhausbesuchen bei nahen Verwandten oder guten Bekannten, die man an anderen Orten sonst gerne trifft.

Viele Menschen mit einer Blut-Spritzen-Verletzungsphobie neigen auch ohne den Anblick von Blut und medizinischen Untersuchungs- und Behandlungssituationen zu einer *orthostatischen Dysregulation*, das heißt, sie kollabieren leichter als andere Menschen, wenn sie längere Zeit unbeweglich dastehen, vor allem dann, wenn es sehr heiß ist und sie zu wenig getrunken haben, weil das Blut verstärkt in die Beine absackt und nicht mehr im nötigen Ausmaß über die Venen zum Herzen zurückgelangt. Als Folge davon wird das Gehirn mit Blut und damit auch mit Sauerstoff unterversorgt, sodass der Körper zuerst mit Schwindel und Schwarzwerden vor den Augen und schließlich mit einer kurzen Ohnmacht reagiert.

Diese Phobie beginnt manchmal schon zwischen dem 7. und 9. Lebensjahr, mehrheitlich jedoch rund um das 10. Lebensjahr, bedingt durch negative oder gar traumatische Erfahrungen (Ohnmachtsreaktion in Zusammenhang mit Blut, Blutabnahme oder medizinischen Behandlungsmaßnahmen, Festgehaltenwerden bei Blutabnahmen und notwendigen, jedoch nicht als notwendig erkannten medizinischen Behandlungen, häufige Krankenhausaufenthalte) oder entsprechende Vorbilder innerhalb oder außerhalb der Familie. Die Ausprägung einer Blut-Spritzen-Verletzungsphobie kann durch die Erfahrung eines doppelten Kontrollverlusts in der Kindheit grundgelegt worden sein: einerseits dem eigenen Körper gegenüber, andererseits der medizinischen Behandlungssituation gegenüber. Diese Gruppe von Spezifischen Phobien umfasst mindestens zwei Arten, die entweder mit der Furcht vor Ohnmacht oder mit der Furcht vor Schmerzen zu tun haben.

Oft wird auch die *Zahnbehandlungsphobie* zur Blut-Spritzen-Verletzungsphobie gezählt, die sonst den Spezifischen Phobien, andere Typen, zugeordnet werden müsste. In diesem Ratgeber wird die Zahnbehandlungsphobie daher ebenfalls bei den Blut-Spritzen-Verletzungsphobien angeführt.

Trotz Gemeinsamkeiten kann man folgende *Unterschiede* feststellen: Blut- und Verletzungsphobiker fürchten vor allem Ohnmachtsreaktionen, Spritzenphobiker dagegen haben besonders Angst vor unangenehmen bis unerträglichen Schmerzen, und Zahnbehandlungsphobiker fürchten sich sowohl vor starken Schmerzen als auch vor dem Kontrollverlust in der Behandlungssituation.

Gemeinsam ist allen Betroffenen die Angst, in den gefürchteten Situationen *die Kontrolle zu verlieren* und ohnmächtig allen Vorgängen im eigenen Körper bzw. in der unmittelbaren Umgebung ausgeliefert zu sein. Es besteht entweder eine Kontrollverlustangst in Bezug auf den eigenen Körper bzw. auf das eigene Verhalten, in Verbindung mit der Angst, sich peinlich und blamabel zu verhalten, oder eine Furcht vor Kontrollverlust in einer Situation, in der man den jeweiligen Behandlern und deren wenig einfühlsamem Verhalten hilflos ausgeliefert sein könnte.

Menschen mit einer Blut-Spritzen-Verletzungsphobie haben oft deswegen große Ängste vor allen möglichen medizinischen Eingriffen, weil diese gewöhnlich mit einer *Blutabnahme* oder der Verabreichung von *Spritzen* verbunden sind. Eine Blut-Spritzen-Verletzungsphobie gefährdet langfristig die Gesundheit, weil die Betroffenen routinemäßige Blutuntersuchungen, Schutzimpfungen, Zahnbehandlungen und kleinere bzw. größere Operationen häufig vermeiden, und zwar auch dann, wenn sie bereits leichtere Beschwerden oder gar starke Schmerzen haben, die sie lieber symptomatisch mit Schmerzmitteln dämpfen, statt kausal behandeln zu lassen. Manche Frauen mit Kinderwunsch verzichten sogar auf Kinder aus Angst vor Blut und Schmerzen bei der Geburt. Andere Betroffene vermeiden oder beenden vorzeitig medizinische Ausbildungen, weil sie kein menschliches Blut sehen können und sich vom Leiden schwerkranker Menschen nicht abgrenzen können.

Manche Menschen mit einer Blut-Spritzen-Verletzungsphobie haben mehr *Ekel* als Angst vor Blut und medizinischen Untersuchungen bzw. Behandlungen. Den Betroffenen fällt es schwer, ihre Ekelgefühle zu tolerieren. Ekel führt ebenfalls zur Abnahme der Herzrate und des Blutdrucks und kann eine vorhandene Ohnmachtsneigung verstärken. Aus evolutionsbiologischer Sicht stellt Ekel eine emotionale Schutzreaktion vor Krankheiten dar, indem der Kontakt mit den ekelerregenden Substanzen gemieden wird.

Furcht vor Blut, Spritzen und Verletzungen

Blut-Spritzen-Verletzungsphobien besser verstehen und hilfreich analysieren

Blut-Spritzen-Verletzungsphobien können auch mit HIV-Ansteckungsängsten oder jenen Infektionsängsten zu tun haben, die oft die Basis von Zwangsstörungen in Form von Wasch- und Reinigungszwängen darstellen und die mit den Zwangsgedanken einhergehen, aufgrund einer Infektion »verseucht« zu sein und andere anzustecken. Auf diese Variante der Blut-Spritzen-Verletzungsphobie, die im Zusammenhang mit dem Thema Zwangsstörung betrachtet werden müsste, soll in diesem Ratgeber zu Spezifischen Phobien nicht näher eingegangen werden.

Die Blut-Spritzen-Verletzungsphobien, um die es hier geht, hängen vor allem mit der *Angst vor körperlichem Unwohlsein, vor Ekel, vor einem Kreislaufkollaps* und dem damit einhergehenden körperlichen Kontrollverlust zusammen. Bei manchen Betroffenen kann die *Angst vor Ansteckung* oder Verunreinigung durch fremdes Blut aber auch eine gewisse Bedeutung bei der Blutphobie spielen.

Rund 75 Prozent der Menschen mit einer Blut-Spritzen-Verletzungsphobie sind in Zusammenhang mit dem Anblick von Blut, kleineren Verletzungen oder medizinischen Behandlungssituationen (Blutabnahme, Impfung, Blutspenden, kleineren Operationen) schon mindestens einmal ohnmächtig geworden, sodass sie entsprechende Erwartungsängste entwickelt haben, auch wenn eine derartige Ohnmacht völlig harmlos ist, abgesehen von einer möglichen Verletzung beim Zusammensinken.

Zahlreiche Personen mit einer Blut-Spritzen-Verletzungsphobie verlieren bei der sogenannten *Kipptisch-Untersuchung* im Krankenhaus mehr oder weniger das Bewusstsein, weil ihre Herzfrequenz und ihr Blutdruck beim Aufrichten stark abfallen, und zwar auf einen Blutdruck um 21 mm Hg und eine Herzfrequenz um 22 Schläge pro Minute.

Die auftretende Ohnmacht im Alltag, nicht im Rahmen einer medizinischen Behandlung, muss nicht unbedingt die Reaktion auf Erfahrungen mit dem eigenen Körper sein, sondern kann auch durch das Mitgefühl beim Anblick anderer Personen auftreten, die bluten, verletzt sind oder medizinisch untersucht bzw. behandelt werden. Menschen mit einer Blut-Spritzen-Verletzungsphobie sind oft sehr einfühlsame Personen, die sich viel zu wenig abgrenzen können. Bereits die Beschreibungen medizinischer Eingriffe, wie sie andere Personen erlebt haben, können bei den Betroffenen Unwohlsein und Gefühle einer nahenden Ohnmacht auslösen.

Zum besseren Verständnis sowie zur erfolgreichen Behandlung einer Blutphobie sind einige *medizinische Informationen* von großer Bedeutung:

Bei Angst und Furcht steigen aufgrund der biologisch determinierten Kampf-Flucht-Reaktion der Puls und der Blutdruck an, was eine völlig normale körperliche Reaktion darstellt. Menschen mit Panikattacken und Krankheitsängsten fürchten jedoch, sie könnten in dieser Situation einen Herzinfarkt oder einen Schlaganfall erleiden. Bei Menschen mit Phobien bringt der subjektiv bedrohlich erlebte Herz-Kreislauf-Anstieg, insbesondere in Verbindung mit einer situativen Panikattacke oder panikähnlichen Symptomatik, das Ausmaß der Phobie zum Ausdruck.

Viele Personen mit einer Blut-Spritzen-Verletzungsphobie leiden dagegen unter einer Fehlregulation des vegetativen Nervensystems mit einem typischen *zweiphasigen Verlauf,* dessen Verständnis von entscheidender Bedeutung für eine wirksame Selbstbehandlung ist. In der ersten Phase erfolgen im Rahmen der Fluchtreaktion über den Weg des *sympathischen Nervensystems* ein Anstieg der Herzrate auf über 100 Schläge pro Minute (Fachausdruck: *Tachykardie*) sowie eine Verengung der Blutgefäße und als Folge davon ein Anstieg des Blutdrucks, wie dies auch bei allen anderen Phobien sowie bei Panikattacken der Fall ist. Nach einer relativ kurzen Aktivierungsphase der Körpers setzt jedoch über das *para-*

sympathische Nervensystem (über den Vagusnerv) eine Hemmung der Fluchtreaktion (Fachausdruck: *tonische Immobilität*) ein: Das Herz schlägt sehr langsam, mit einer Herzrate unter 40 Schlägen pro Minute (Fachausdruck: *Bradykardie*), der Blutdruck fällt ab, Atemnot stellt sich ein, es kommt zu Übelkeit und Schweißausbrüchen (kaltem Schweiß auf der Stirn), die Blutgefäße erweitern sich, das Blut »versackt« in den Beinen, und zwar in den Venen, in denen das Blut dann nicht in ausreichendem Maße zum Herzen zurückfließt, sodass aufgrund der daraus resultierenden Sauerstoffunterversorgung des Gehirns zuerst Schwindelgefühle und Schwarzwerden vor den Augen auftreten können und es bei anhaltendem Sauerstoffmangel zu einer *vagovasalen Synkope* kommt.

Ein derartiger Kreislaufkollaps, der für die Betroffenen und oft auch für die umstehenden Beobachter sehr dramatisch wirkt, stellt einen an sich völlig ungefährlichen *Selbstschutzmechanismus* des Organismus dar, sobald der Blutdruck unter einen bestimmten Wert fällt (unter 50 mm Hg), weil das Gehirn dann nicht mehr genug Sauerstoff über den Blutkreislauf erhalten würde. Im Liegen verbessert sich ohne jede Behandlungsmaßnahme innerhalb von Sekunden die Blutzufuhr zum Gehirn, wenngleich sich die Betroffenen eine Zeitlang danach noch etwas benommen und erschöpft fühlen.

Früher bedeuteten Blutaustritt durch Verletzungen sowie hoher Blutverlust den sicheren Tod. Aus *evolutionsbiologischer Sicht* dient eine vorübergehende Ohnmacht der Sicherung des Lebens und Überlebens, weil im Fall schwerer Verletzungen durch das ruhige Liegen ohne Bewegung ein geringerer Blutverlust erfolgt als durch hektische Bewegungen oder Weiterkämpfen gegen den Feind – abgesehen von dem Umstand, dass der scheinbar leblose Körper den Angreifer von weiteren Attacken abhält. Eine Ohnmacht erleichtert es auch, bedrohliche Situationen zu überstehen, wenn man ihnen durch Flucht nicht mehr rechtzeitig entkommen kann.

Die Ohnmachtsanfälle von Menschen mit einer Blut-Spritzen-Verletzungsphobie erinnern an unsere Abstammung aus der Tierwelt: In extremen, lebensbedrohlichen Situationen reagieren Tiere reflexhaft durch das Erstarren oder den Totstellreflex. Personen, die jedoch bereits beim Anblick von fremdem Blut sowie beim Verlust von sehr geringen Blutmengen in Ohnmacht fallen, haben eine Fehlschaltung im Gehirn, die ohne reale Bedrohung zu früh und unnötig oft ausgelöst wird. Als oberstes Überlebensprinzip des Organismus in Gefahrensituationen gilt die Versorgung aller lebenswichtigen Organe mit Blut. Bis zu einem Verlust von 30 Prozent des Blutes wird der Blutdruck aufrechterhalten. Erst danach fällt der Blutdruck stark ab, um einen weiteren Blutverlust zu verhindern, die Wundheilung zu erleichtern und das Überleben zu sichern. Auffällig ist der Umstand, dass zahlreiche Menschen mit einer Blutphobie nicht während, sondern erst nach der Konfrontation mit Blut in Ohnmacht fallen. Dies wird nicht durch eine zu schnelle, sondern durch eine zu tiefe Atmung begünstigt, bei der zu viel Kohlendioxid abgeatmet wird, was neben zahlreichen anderen Symptomen zu Schwindel und Ohnmachtsneigung führen kann.

Oft kommt es gar nicht bis zur Ohnmacht mit Hinfallen auf den Boden, sondern nur zu den typischen *Vorzeichen:* Schwindel, Benommenheit, Schwächegefühlen, »weichen Knien« (durch nachlassende Muskelspannung), Gesichtsblässe, Wärmegefühlen, Schwitzen, kaltem Schweiß auf der Stirn und den Händen, Übelkeit, flauem Gefühl im Magen, Kribbelempfindungen auf der Haut, Schwarzwerden vor den Augen, Verschwommensehen, Gesichtsfeldeinschränkung, Ohrgeräuschen, akustischen Wahrnehmungsveränderungen (Geräusche werden als leiser oder weiter entfernt erlebt).

Die »Ohnmachtsspirale« wird häufig verstärkt durch *negative Denkmuster,* die mit Ohnmacht und Hilflosigkeit zu tun haben (»Gleich falle ich ohnmächtig um«, »Jetzt bekomme ich einen Herzinfarkt, und niemand kann mir rechtzeitig helfen«, »Ich werde mich unsterblich blamieren«), aber auch durch *schädliche Verhaltensweisen,* die häufig bei Frauen mit niedrigem Blutdruck zu beobachten sind, welche eher als Männer zu einem Schonverhalten neigen und sich am liebsten hinlegen würden, wenn ihnen dies nicht peinlich wäre, oder die sich krampfhaft irgendwo festhalten, wodurch jedoch noch mehr Blut in den Venen verbleibt, weil Bewegung vermieden wird.

Manche Betroffene verstärken ungewollt das subjektive Gefühl der Ohnmachtsneigung aufgrund von Sauerstoffnot im Gehirn noch durch eine rasche und flache Atmung im Sinne einer *Hyperventilation.* Dadurch wird – vor allem ohne Bewegung – zu viel Kohlendioxid abgeatmet, was zur Verschiebung des Säure-Basen-Gleichgewichts des Blutes führt, konkret zur Verschiebung des pH-Werts in Richtung einer sogenannten *Alkalose.* Es handelt sich dabei um eine ab einem pH-Wert von 7,45 gegebene, schwerwiegende Störung des Säuren-Basen-Haushalts mit einem Übergewicht an Basen. Daraus resultieren Symptome wie Angst, Schwindel, Benommenheit, Übelkeit, Kribbelgefühle und im schlimmsten Fall einer *Hyperventilationstetanie* subjektiv bedrohliche, medizinisch gesehen jedoch völlig ungefährliche Krampfzustände, jedoch kaum eine tatsächliche Ohnmachtsreaktion.

Angst und Furcht sind, wie bereits erwähnt, nicht die einzigen Emotionen in Zusammenhang mit einer Blut-Spritzen-Verletzungsphobie. Starke *Ekelgefühle* angesichts von Blut und Verletzungen – vor allem bei Personen mit großer Ekelempfindlichkeit in vielen anderen Situationen, wie etwa Ausscheidungen aller Art – können eine Blut-Spritzen-Verletzungsphobie verstärken, weil durch Ekel ebenfalls die parasympathische Reaktionsbereitschaft gefördert wird, das heißt die Neigung zu Übelkeit, Puls- und Blutdruckabfall. Blut gilt als Überträgersubstanz für alle möglichen Krankheiten, sodass nicht nur Angst, sondern auch Ekel angesichts von Blut eine biologisch sinnvolle Schutzreaktion des Körpers darstellen kann.

Zahlreiche Menschen sind in der Hitze, nicht selten in einem heißen Urlaubsland, bei längerem Stehen ohne Bewegung, vor allem bei Austrocknung aufgrund von *Flüssigkeitsmangel*, als Folge des Versackens des Bluts in den Beinen schon einmal kollabiert und haben deswegen an heißen Tagen eine Agoraphobie (Platzangst) mit Einengung des Aktionsradius entwickelt. Viele Personen mit orthostatischer Dysregulation, das heißt mit Kollapsneigung bei längerem Stehen ohne Bewegung, weisen auch eine Blut-Spritzen-Verletzungsphobie auf.

Nur ein Teil der Menschen mit einer starken *Furcht vor Spritzen und medizinischen Untersuchungs- und Behandlungssituationen* vermeidet derartige Umstände und Anlässe aus Angst vor Ohnmacht. Der andere Teil der Betroffenen aus der Gruppe der Spritzenphobiker fürchtet im Zusammenhang mit medizinischen Untersuchungen und Behandlungen primär *Schmerzen oder schmerzhafte Verletzungen* und entwickelt aufgrund des anhaltenden Fluchtreflexes mit dem Ziel, dem medizinischen Behandler und der damit verbundenen Situation des Ausgeliefertseins zu entkommen, eine Kampf-Flucht-Reaktion mit muskulärer Anspannung und Blutdrucksteigerung.

Die vom *sympathischen Nervensystem* gesteuerte unwillkürliche Fluchtreaktion zeigt sich in einem Anstieg von Puls und Blutdruck, was subjektiv in Form von Herzrasen, Hitzegefühlen und starkem Schwitzen erlebt wird, aber auch in einer unangenehmen Atemnot sowie einer muskulären Anspannung zum Ausdruck kommt, die als inneres und äußerlich sichtbares Zittern und schmerzhafte Verkrampfung gespürt wird. Personen, die eher vom sympathischen, blutdrucksteigernden Nervensystem gesteuert werden, benötigen andere Strategien zur erfolgreichen Bewältigung medizinischer Behandlungssituationen als Personen, die vom parasympathischen, blutdrucksenkenden Nervensystem gesteuert werden, nämlich blutdrucksenkende Entspannungstechniken, die bei einer Blutphobie mit der Neigung zum Blutdruckabfall die Symptome noch verschlimmern würden.

Die unvermeidlichen Missempfindungen bzw. *Schmerzen* bei Spritzen werden nicht nur durch eine angstbedingte Muskelverspannung verstärkt, sondern auch durch eine erhöhte Schmerzsensibilität, eine übermäßige Aufmerksamkeitsausrichtung auf den Schmerz und demotivierende Denkmuster (»Diesen Schmerz halte ich nicht aus«). Aufgrund der Verkrampfungsneigung werden vor allem intramuskuläre Injektionen, bei denen der Wirkstoff in die Skelettmuskulatur injiziert wird, als sehr schmerzhaft erlebt.

Sind Sie schon einmal in Zusammenhang mit Blut oder medizinischen Behandlungssituationen in der beschriebenen Weise vollständig oder beinahe ohnmächtig geworden? Oder haben Sie Ihre Symptome in Reaktion auf solche Erfahrungen bei anderen Menschen entwickelt? Haben Sie derzeit anhaltende Erwartungsängste, angesichts von Blut oder Verletzungen in Ohnmacht zu fallen? Welche Erfahrungen, körperlichen Symptome, Denkmuster und Verhaltensweisen sind Ihnen diesbezüglich in Erinnerung, sodass entsprechende Erwartungsängste in Bezug auf Blut bzw. medizinische Behandlungssituationen bestehen? Leiden Sie unter Ihrer Blut-Spritzen-Verletzungsphobie bereits seit der Kindheit bzw. dem Jugendalter, wie dies bei den meisten Betroffenen der Fall ist? Neigen Sie Ihrer Meinung nach bei der Verabreichung von Spritzen wegen einer Blutphobie zu einem Blutdruckabfall oder wegen der Angst vor Schmerzen zu einer Muskelverspannung und damit einhergehend zu einem Blutdruckanstieg?

Welche *Vermeidungsstrategien* haben Sie entwickelt, die mangels Erfolgserlebnissen alles nur noch schlimmer gemacht haben?

Blut-Spritzen-Verletzungsphobien erfolgreich bewältigen

1. Ändern Sie schädliche Denkmuster.
Überprüfen und korrigieren Sie falsche Grundannahmen mit den daraus resultierenden schädlichen Schlussfolgerungen und Befürchtungen. Unterbrechen Sie den Teufelskreis der »Ohnmachtsspirale«, indem Sie Sichtweisen entwickeln, die Ihnen helfen, angesichts von Blut tatkräftig zu handeln, statt mit Ohnmachtsangst zu reagieren. Hilfreich sind *Einstellungen* wie: »Einmal angesichts von Blut in einer bestimmten Situation umzufallen bedeutet nicht, dass dies immer wieder passiert«, »Angesichts von Blut umzufallen, ist nicht gefährlich, sondern nur peinlich«, »Beim Anblick von Blut umzufallen hat nichts mit Schwäche zu tun«,

»Eine Blutuntersuchung ist wichtiger, als zu versuchen, ohne Angst und Ekelgefühle zu leben.«

2. *Verbessern Sie Ihre körperliche Befindlichkeit.*
Die wirksamste Strategie zur *Verhinderung einer Ohnmachtsreaktion* beim Anblick von Blut oder im Rahmen einer Blutabnahme besteht in einer ganz bestimmten, rasch erlernbaren Anspannungstechnik zur Steigerung des Blutdrucks, die in der Fachliteratur *Angewandte Anspannung* genannt wird: Spannen Sie vor der Blutabnahme die großen Skelettmuskeln der Arme, der Beine und der Brust 15 bis 20 Sekunden lang an und lösen Sie dann langsam die Anspannung bis auf das Ausgangsniveau. Machen Sie diese »pumpende« Übung insgesamt fünfmal, zwischendurch jeweils mit einer Pause von etwa 20 Sekunden. Atmen Sie dabei normal weiter, weil der Körper für diese Anstrengung Sauerstoff benötigt. Strecken Sie bei der Blutabnahme jenen Arm, dem Blut entnommen wird, entspannt aus und spannen Sie den anderen Arm dagegen stark an, biegen Sie ihn am besten ab und machen Sie mit der Hand eine Faust. Schlagen Sie gleichzeitig zur anhaltenden Blutdrucksteigerung bei der Blutabnahme beide Beine übereinander, spannen Sie dabei auch Ihre Gesäßmuskeln an und drücken Sie Ihre Beine fest zusammen, weil Sie dadurch den intramuskulären Druck erhöhen und das Blut aus den Venen wieder zurück zum Herzen pressen, sodass beim Auspumpen mehr Blut und damit auch mehr Sauerstoff in Ihr Gehirn gelangt. Den Blutdruckanstieg spüren Sie in Form eines leichten Wärmegefühls im Gesicht. Machen Sie bei längerem Stehen im Vorfeld von medizinischen Untersuchungen vorsichtshalber kräftige körperliche Bewegungen mit den Beinen, um einen Blutdruckabfall zu verhindern. Überprüfen Sie die Wirkung der Blutdrucksteigerung durch die Anspannung Ihres Armes mithilfe eines Blutdruckmessgeräts und stärken Sie dadurch Ihre Überzeugung, dass Sie Ihren Körper erfolgreich beeinflussen können. Bereits das Wissen und die Erfahrung der Beeinflussbarkeit des Blutdrucks verhindert oft eine Ohnmacht. Bei einer Spritzenphobie mit der Angst vor schmerzhaften Einstichen, die reflexhaft zu einer Muskelanspannung führt, sollten Sie dagegen Atemtechniken wie verlängertes Ausatmen einsetzen, wodurch Sie rasch eine muskuläre Entspannung Ihres Körpers bewirken können.

3. Nehmen Sie gefürchtete Situationen sowie körperliche und psychische Reaktionen achtsam wahr.
Beobachten Sie austretendes Blut bei sich und anderen Personen ganz genau, während Sie alle aufkommenden Gedanken und Gefühle zulassen. Sagen Sie sich: »Beim Anblick von Blut denke ich sofort an einen Kreislaufkollaps, doch das ist nur ein Gedanke, der nichts mit der Realität zu tun haben muss, denn ich bin bisher erst einmal umgefallen«, »Das ist Blut von einer Verletzung, die jedoch harmlos und nicht bedrohlich ist«, »Das ist Blut von jemandem, der fachgerecht versorgt wird, ich muss mir keine Sorgen dazu machen«, »Ich betrachte mein Blut aus einer kleinen Wunde, es ist kein Zeichen von großer Bedrohung«, »Ich sehe einen Mann, der blutet; er leidet und nicht ich«, »Mir ekelt vor fremdem Blut, das ist okay, ich kann die blutende Person aber dennoch richtig versorgen, wenn ich angemessene Schutzmaßnahmen treffe (etwa Einweghandschuhe trage).« Erkennen Sie rechtzeitig die *Vorzeichen einer möglichen Ohnmacht,* wie etwa beschleunigten Herzschlag, Übelkeit, Kloßgefühl im Hals und Schwindel, ohne dass Sie sich hineinsteigern, denn höchstwahrscheinlich werden Sie gar nicht ohnmächtig.

4. Lenken Sie Ihre Aufmerksamkeit auf das, was Sie tun möchten.
Die gewöhnlich praktizierte Ablenkung von Blut und medizinischen Untersuchungs- und Behandlungsmaßnahmen, vor allem auch das Schließen der Augen, ist kurzfristig sicherlich wirksam, vor allem als Erstmaßnahme, damit sich die Betroffenen entsprechenden Situationen überhaupt aussetzen. Studien haben jedoch gezeigt, dass die *gezielte Aufmerksamkeitszuwendung* in Form der bewussten Konfrontation mit den subjektiv bedrohlichen Situationen die vorhandene Angst, Furcht oder Ekelreaktion angesichts von Blut und Blutabnahme langfristig besser reduziert und damit auch entsprechende Erwartungsängste vermindert. Richten Sie Ihre Aufmerksamkeit ohne Ablenkung zuerst ganz bewusst auf das ausgetretene Blut bei sich oder anderen Personen, um zu beurteilen, welche Maßnahmen Sie selbst ergreifen können, welcher Schutz (etwa Handschuhe) dabei sinnvoll ist und welche Hilfsmaßnahmen Sie einleiten oder herbeirufen sollten, dann gelingt es Ihnen leichter, sich auf das zu konzentrieren, was Sie danach tun sollen und wollen.

5. Lernen Sie vom Vorbild anderer Menschen.
Beobachten Sie andere Menschen als *Modellpersonen* in Filmen, Videos und in der Realität bei Blutabnahmen, Schutzimpfungen, Blutzuckermessungen sowie bei der fachgerechten Versorgung kleinerer Verletzun-

gen. Lassen Sie sich dann von diesen Personen über den richtigen Umgang mit allen blutrelevanten Situationen informieren und in der Praxis unterstützen, bevor Sie später diese Aufgaben allein erledigen.

6. *Coachen Sie sich durch wirksame Selbstanweisungen.*
Ermutigen Sie sich durch kurz und prägnant formulierte, persönlich bedeutsame *Selbstinstruktionen,* die das Gefühl der Selbstwirksamkeit durch positive Überzeugungen stärken: »Ich atme ruhig ein und aus«, »Ich kann durch körperliche Anspannung und Bewegung meinen Blutdruck steigern, sodass ich nicht umkippe«, »Mir ist diese Blutabnahme zur Überprüfung meiner Gesundheit sehr wichtig«, »Ich habe mich auf die Blutabnahme ausreichend vorbereitet und werde mich jetzt auch so verhalten«, »Ich toleriere den Anblick meines Blutes, weil ich endlich einmal meine Blutwerte erfahren möchte«, »Ich darf Angst vor Blut haben, lasse mich jedoch von meiner Blutphobie nicht mehr so einschränken wie bisher«, »Ich stelle mich mutig allen Situationen, die mit Blut zu tun haben, auch wenn ich dabei einmal eine harmlose Ohnmacht erleiden sollte«, »Medizinische Untersuchungen und Behandlungen sind mir wichtiger, als durch eine kurze Ohnmacht nicht peinlich aufzufallen«, »Im Fall von Ohnmachtsgefühlen oder der Angst vor Ohnmacht teile ich dies dem medizinischen Personal rechtzeitig mit«, »Ich bin in der Lage, die richtigen Schutzmaßnahmen zu treffen, um eine blutende Person angemessen zu versorgen.«

7. *Bereiten Sie sich auf gefürchtete Situationen mental vor.*
Setzen Sie sich mit geschlossenen Augen auf einen Stuhl und lassen Sie Ihren *Angstfilm* vor Ihrem inneren Auge so ablaufen, als würden Sie sich ein Video von Ihrer Blutabnahme oder Schutzimpfung anschauen. Sie befinden sich dabei in der Position einer *distanzierten Beobachterin,* die diese Situation von außen betrachtet, was anfangs die mentale Auseinandersetzung damit erleichtert. Versetzen Sie sich dann in die Situation hinein, die im Video festgehalten wird, das heißt, stellen Sie sich vor, wie an Ihnen die medizinische Untersuchung bzw. Behandlung gerade durchgeführt wird. Nutzen Sie bei dieser mentalen Konfrontationstherapie jene Strategien, die Ihnen helfen, mit dieser Situation angemessen zurechtzukommen. Wenn Sie in medizinischen Situationen angesichts von Blut mit Blutdruckabfall und Ohnmachtsneigung reagieren, sollten Sie die vorgestellten Übungen zur Blutdrucksteigerung machen; wenn Sie dagegen aufgrund der Angst vor Schmerzen mit muskulärer Anspannung und Blutdrucksteigerung reagieren, sollten Sie Entspannungsübungen einsetzen.

8. *Konfrontieren Sie sich schrittweise mit allen gefürchteten Situationen.*
- *Betrachten Sie zuerst Bilder und dann auch Filme und Videos, die mit Blut, Spritzen und Verletzungen zu tun haben.* Schauen Sie sich Fotos, Bücher, Zeitschriften, Filme und Videos aus dem Internet an, die Blut, blutende Wunden, Wundversorgungen, Unfälle mit blutverschmierten Menschen, Injektionsnadeln, Impfungen, Blutabnahmen, kleinere und größere Operationen zum Inhalt haben. Lassen Sie dabei Ihre Gefühle voll und ganz zu und nehmen Sie wahr, welche Gefühle gerade auftreten. Unterscheiden Sie zwischen Angst, Furcht, Ekel, Hilflosigkeit und Mitleid mit anderen Personen, die gerade verletzt sind, bluten und medizinisch behandelt werden. Können Sie bereits bei Filmen aufgrund Ihrer hohen Empathie mit verletzten und blutenden Menschen den Anblick von Blut nicht ertragen? Dann sollten Sie erkennen, dass Sie wohl auch in der Wirklichkeit nicht vom Blut an sich, sondern vom Leiden anderer Menschen emotional stark betroffen sind, weil Sie sich unbewusst in deren Situation hineinversetzen.
- *Konfrontieren Sie sich mit allem, was wie Blut ausschaut.* Falls Sie bereits auf die Farbe Rot mit Unwohlsein oder Ekel reagieren, betrachten Sie rote blutähnliche Flüssigkeiten in kleinen Glasgefäßen und essen Sie öfters rote Nahrungsmittel wie Tomaten und Tomatensuppe. Schmieren Sie sich Ketchup auf die Hände oder malen Sie mit roten Fingerfarben ein Bild, wie Kinder dies gerne tun.
- *Trainieren Sie im Bedarfsfall den Umgang mit rohem Fleisch.* Lernen Sie den Umgang mit verschiedenen Arten von Fleisch, falls Ihnen auch das Blut von Tieren zu schaffen macht, vor allem in Form von Ekelgefühlen. Zerteilen Sie ein großes Stück Fleisch in kleinere Stücke, um damit ein Gulasch zuzubereiten. Braten Sie ein Stück Rindfleisch nicht ganz durch (»medium«), um es dann zu verzehren. Formen Sie aus Hackfleisch Klöße mit allen Zutaten, um sie dann zu braten. Vorhandene Ekelgefühle müssen dabei nicht verschwinden, das Ziel ist vielmehr die erfolgreiche Zubereitung von Speisen, die Sie als nicht vegetarisch lebende Person bisher gemieden haben, sodass neue Erfahrungen Ihre negativen Erinnerungen oder Befürchtungen überlagern.
- *Machen Sie einen Blutzuckertest.* Beobachten Sie zuerst mehrere Menschen bei einem Blutzuckertest und lassen Sie sich dann von einer Fachperson einen Tropfen Blut zur Zuckermessung abnehmen. Führen Sie später wiederholt Blutzuckermessungen eigenständig durch, ähnlich wie dies Diabetiker regelmäßig tun müssen. Holen Sie fach-

liche Informationen ein, wie Sie Ihren Blutzucker richtig messen. Waschen Sie sich vor dem Zuckermessen unbedingt die Hände, am besten mit warmem Wasser, was die Durchblutung anregt, und trocknen Sie die Finger danach gut ab, weil Wasserreste den Blutstropfen verdünnen könnten. Betrachten Sie ganz bewusst den Blutstropfen, der durch richtiges Piksen mithilfe der Stechlanze aus der Fingerkuppe austritt, und tragen Sie ihn auf den Teststreifen wie vorgesehen auf. Fassen Sie nach der Blutzuckermessung den Teststreifen auf der Seite mit Ihrem Blut an, um die Angst vor Ihrem eigenen Blut zu verlieren, und entsorgen Sie ihn dann. Nutzen Sie die Stechlanze nicht nur bei sich selbst, sondern – angeleitet durch fachliche Unterstützung – auch bei nahestehenden Personen zur Zuckermessung, indem Sie bei diesen Menschen einen Tropfen Blut aus dem Finger herauspressen.

- *Besuchen Sie Verwandte und Bekannte im Krankenhaus.* Zeigen Sie Anteil am Schicksal kranker Menschen und besuchen Sie diese im Krankenhaus, ohne sich mit deren Leidenszustand zu identifizieren. Lernen Sie, sich wirksam vom Leiden anderer Menschen abzugrenzen, sonst bleibt Ihnen weiterhin nur die Abgrenzung durch permanente Vermeidung von Krankenhausbesuchen.
- *Konfrontieren Sie sich mit dem Anblick von Blut ohne Anspannungsübungen.* Die Technik der *Angewandten Anspannung* sollten Sie nur im Notfall und in bestimmten Situationen wie etwa bei einer Blutabnahme einsetzen, um nicht durch eine Ohnmachtsreaktion peinlich aufzufallen. Konfrontieren Sie sich mit dem Anblick von Blut und entsprechenden Situationen, um die Erfahrung zu machen, dass Sie auch ohne Anspannungsübungen und ohne Flucht und Vermeidung beim Anblick von Blut nicht immer direkt kollabieren, sondern mit etwas Unwohlsein durchaus alles tun können, was Ihnen wichtig ist.
- *Lassen Sie notwendige Blutuntersuchungen, Schutzimpfungen und medizinische Behandlungen durchführen.* Stellen Sie sich allen medizinisch sinnvollen oder sogar längst fälligen Untersuchungs- und Behandlungssituationen. Begleiten Sie auch nahestehende Personen zu ähnlichen Anlässen, um Ihre Erfolgserlebnisse zu festigen und auszubauen.
- *Gehen Sie zum Blutspendedienst.* Beobachten Sie, wenn möglich, zuerst andere Menschen beim Blutspenden und geben Sie danach selbst eine Blutspende ab. Stehen Sie anschließend sehr langsam auf, um keine Ohnmachtsreaktion zu provozieren.

Furcht vor Zahnbehandlungen

Zahnbehandlungsphobien besser verstehen und hilfreich analysieren
Die *Zahnbehandlungsphobie (Dental-, Oralo-* oder *Odontophobie)* passt aufgrund der Angst vor Schmerzen bei der Zahnbehandlung oder beim Zähneziehen am ehesten zur Spritzenphobie ohne Ohnmachtsneigung. Zahlreiche Menschen mit einer Zahnbehandlungsphobie haben Angst vor Schmerzen trotz Schmerzmedikation, reagieren übersensibel auf zahnärztliche Routinebehandlungen oder fürchten das Einführen von Instrumenten in die Mundhöhle, weil dies bei ihnen einen Würgereflex auslösen könnte, verbunden mit der Angst, sie könnten das medizinische Gerät verschlucken. Manche Betroffene befürchten irrtümlich, sie könnten bei örtlicher Betäubung nicht schlucken oder nicht atmen. Zahlreichen Betroffenen machen der Bohrer und das Geräusch des Bohrers große Angst und Sorge, ob sie die Behandlung durchstehen können.

Menschen mit einer Zahnbehandlungsphobie und einer gleichzeitigen Spritzenphobie befinden sich in einem Dilemma: Sie wollen keine Schmerzen haben, fürchten jedoch schmerzstillende Spritzen. Wenn sie nicht gleichzeitig eine Blutphobie, Klaustrophobie oder Agoraphobie haben, fürchten die Betroffenen nicht die Ohnmacht und auch nicht die fehlende Fluchtmöglichkeit, sondern sie haben Angst davor, trotz lokaler Betäubung unkontrollierbare Schmerzen zu haben bzw. unerträgliche Gefühle von Ausgeliefertsein dem Behandlungspersonal gegenüber ertragen zu müssen.

Das Gefühl von *Einfluss und Kontrolle* während der Behandlung wirkt schmerzlindernd. Je weniger subjektive Kontrolle die Betroffenen in der Behandlungssituation zu haben glauben, desto eher brechen sie die Zahnbehandlung ab. Das hat bedeutsame Auswirkungen auf die erfolgreiche Bewältigung einer Dentalphobie: Je mehr Einfluss und Kontrolle die Zahnärzte ihren Patientinnen und Patienten zugestehen und je mehr sie auf ihre Bedürfnisse Rücksicht nehmen, desto weniger Angst und Furcht treten vor bzw. während der Zahnbehandlung auf.

Starke *Kontrollüberzeugungen* in Bezug auf die Schmerzen, das heißt Überzeugungen, auftretende Schmerzen nicht hilflos hinnehmen zu müssen, sondern mithilfe bestimmter Strategien wirksam beeinflussen zu können, wirken nachweislich schmerzlindernd. Dieser Personengruppe helfen Vorinformationen zu auftretenden Schmerzen.

Zahnbehandlungsphobien erfolgreich bewältigen

1. Ändern Sie schädliche Denkmuster.
Entwickeln Sie *hilfreichere Sichtweisen,* wie etwa: »Schmerzen beim Zahnarzt sind unangenehm, aber sie sind einfach der Preis für gesunde Zähne«, »Besser sind gesunde Zähne bei leichten Behandlungsschmerzen als schlechte Zähne mit ständigen Schmerzen«, »Die Zahngesundheit ist wichtig, denn kaputte Zähne können durch Entzündungsprozesse sogar zu Herzproblemen führen«, »Lieber sich dem Zahnarzt ausliefern als einem Leben mit kaputten Zähnen!«

2. Verbessern Sie Ihre körperliche Befindlichkeit.
Verwenden Sie die Technik der *Angewandten Entspannung* mithilfe der *Progressiven Muskelentspannung,* die in der Anspannung und nachfolgenden Entspannung verschiedener Muskelgruppen besteht. Nutzen Sie rasch wirksame Atemtechniken, bei denen Sie zwei- bis dreimal länger aus- als einatmen. Ausatmen geht mit Muskelentspannung und Absenkung der Pulsfrequenz und des Blutdrucks einher. Lenken Sie Ihre Aufmerksamkeit zusätzlich auf die Bauchatmung und spüren Sie das Heben und Senken der Bauchdecke im Rhythmus Ihrer Atmung, während Ihre Hände zur Beruhigung auf Ihrer Bauchdecke liegen. Atmen Sie langsam und ruhig ein und aus, um eine Hyperventilation zu verhindern. Atmen Sie in der Vorstellung den angenehmen Duft von Pfefferminz, Orangen, Zitronen, Rosen oder Lavendel ein. Düfte wirken nachweislich beruhigend.

3. Nehmen Sie gefürchtete Situationen sowie körperliche und psychische Reaktionen achtsam wahr.
Spüren Sie alle Empfindungen im Mund- und Rachenraum, ohne dagegen anzukämpfen. Nehmen Sie alle Missempfindungen und Schmerzen kurzfristig durchaus wahr, jedoch ohne sie als bedrohlich und unaushaltbar zu interpretieren. Akzeptieren Sie Ihre spontan auftretenden negativen Gedanken und Katastrophenvorstellungen und lassen Sie sie vorüberziehen wie die Wolken am Himmel.

4. Lenken Sie Ihre Aufmerksamkeit auf das, was Sie tun möchten.
Schmerzen werden umso stärker erlebt, je mehr *Aufmerksamkeit* ihnen zuteilwird. Atemübungen, Hypnose und Selbsthypnose als gezielte Lenkung der Aufmerksamkeit auf Zustände des Wohlbefindens haben sich in der Zahnmedizin sehr bewährt, weil dadurch ein Ausblenden vorhan-

dener Schmerzreize sowie belastender situativer Faktoren im Behandlungszimmer erreicht wird. Nutzen Sie *selbsthypnotische Strategien,* indem Sie sich möglichst bildhaft an schöne Urlaubserlebnisse erinnern oder sich das Zusammensein mit einer Vertrauensperson vergegenwärtigen, die Ihnen Sicherheit und Geborgenheit vermittelt. Bereiten Sie sich auf die Zahnbehandlung mithilfe einer Hypnose-CD vor, wie es einige zu kaufen gibt, und hören Sie diese mit Kopfhörern eine Viertelstunde vor der Zahnbehandlung sowie auch während der Behandlung an. Hören Sie mit Kopfhörern Ihre Lieblingsmusik, um auf diese Weise die Geräusche des Bohrers sowie auftretende Schmerzen besser ertragen zu können. Manche Zahnärzte bieten zur Ablenkung von der Zahnbehandlung auch eine Videobrille mit Filmen an.

5. Lernen Sie vom Vorbild anderer Menschen.
Beobachten Sie vor der eigenen Zahnbehandlung, in Absprache mit Ihrer Zahnärztin, eine *Vertrauensperson* bei deren Zahnbehandlung. Finden Sie heraus, auf welche Weise andere Personen ihre durchaus normalen Zahnbehandlungsängste bewältigen, um daraus zu lernen.

6. Coachen Sie sich durch wirksame Selbstanweisungen.
Nutzen Sie *Selbstinstruktionen* wie etwa: »Nach der Behandlung sind meine Zähne gesund und schön«, »Ich habe lieber vorübergehende Schmerzen beim Zahnarzt als ständig Schmerzen wegen kaputter Zähne«, »Auch wenn ich mich etwas peinlich verhalten sollte, bin ich stolz auf den Besuch beim Zahnarzt und möchte bis zum Schluss der Behandlung bleiben«, »Wenn ich möchte, kann ich in Absprache mit dem Zahnarzt die Behandlung jederzeit unterbrechen«, »Ich freue mich schon darauf, endlich wieder ohne Zahnschmerzen essen zu können«, »Ich möchte wieder unbeschwert lachen können, ohne meine Zahnlücken verbergen zu müssen«, »Ich vertraue dem Zahnarzt und lasse mich auf die Behandlung ein, egal, wie es mir dabei geht«, »Ich darf Angst vor Zahnbehandlungen haben, Hauptsache, ich gehe regelmäßig zum Zahnarzt.«

7. Bereiten Sie sich auf gefürchtete Situationen mental vor.
Stärken Sie Ihre Kontrollüberzeugungen durch *Mentales Training.* Stellen Sie sich möglichst bildhaft vor, wie Sie im Wartezimmer der Zahnärztin und danach im Behandlungszimmer auf die Behandlung warten. Bauen Sie mental eine vertrauensvolle Beziehung zum Zahnarzt auf und erinnern Sie sich, was er Ihnen schon vorher zur Beruhigung versichert

hat. Vergegenwärtigen Sie sich, wie er Ihre Zähne gründlich untersucht, Ihnen eine Spritze zur Schmerzlinderung verabreicht und danach an Ihrem kariösen Zahn bohrt und diesen saniert. Nehmen innerlich vorweg, wie gut es Ihnen langfristig nach der Zahnbehandlung gehen wird. Stellen Sie sich auch das Pfeifen und Surren des Bohrers vor, während Sie sich Ihren schönsten Urlaub vergegenwärtigen oder Ihre Lieblingsmusik hören. Üben Sie zu Hause auch das weite Öffnen des Mundes, während Sie ausatmen und dabei die Schultern senken, um eine reflexhafte Anspannung zu verhindern.

8. *Konfrontieren Sie sich schrittweise mit allen gefürchteten Situationen.*
- *Nutzen Sie Fotos und Videofilme* von Zahnbehandlungen und lesen Sie Literatur, in der Zahnbehandlungen erklärt werden.
- *Vereinbaren Sie bei einem verständnisvollen Zahnarzt einen Ersttermin* und nehmen Sie diesen zusammen mit einer Vertrauensperson wahr. Sprechen Sie bei dieser Gelegenheit Ihre Zahnbehandlungsphobie ganz offen an und überprüfen Sie, ob Sie zum Zahnarzt das nötige Vertrauen aufbauen können.
- *Führen Sie mit dem Zahnarzt beim Ersttermin nur ein Vorgespräch,* bei dem er Ihnen die Behandlung erklärt. Einigen Sie sich auf eine Zahnbegutachtung und, wenn nötig, Röntgenaufnahmen, noch ohne Behandlung, allerdings mit einem Behandlungsvorschlag.
- *Vereinbaren Sie eine Behandlung in für Sie akzeptablen Schritten,* wenn Sie das Gefühl haben, dass der Zahnarzt Ihre Ängste und Sorgen versteht und in besonderer Weise auf Ihre Bedürfnisse Rücksicht nimmt. Treffen Sie die Vereinbarung, dass Sie die Behandlung jederzeit unterbrechen können.
- *Hören Sie während der Behandlung zwecks Ausblendung von auftretenden Schmerzen Ihre Lieblingsmusik,* eine Selbsthypnose-Anleitung, einen von Ihnen selbst bzw. einer Vertrauensperson gesprochenen Text zur Entspannung oder rufen Sie möglichst realistisch Ihre schönsten Urlaubserinnerungen ab.

Selbsthilfe bei Spezifischer Phobie, Situativer Typ (Klaustrophobie)

Klaustrophobie: Furcht vor Räumen ohne Fluchtmöglichkeit

Klaustrophobie besser verstehen und hilfreich analysieren

Eine Spezifische Phobie, Situativer Typ, ist eine krankheitswertige Furcht vor Räumen ohne Fluchtmöglichkeit und wird traditionellerweise auch als *Klaustrophobie* (lat. *claustrum* = Schloss, Käfig) bezeichnet. Der Einfachheit halber wird in diesem Ratgeber die vielen Menschen vertraute, identische Bezeichnung Klaustrophobie oft verwendet, obwohl sie weder im internationalen Diagnoseschema ICD-10 noch im amerikanischen psychiatrischen Diagnoseschema DSM-5 als offizielle Bezeichnung für diesen Subtyp einer Spezifischen Phobie vorkommt. Richtigerweise muss man bei Klaustrophobie von einer *Raumangst* sprechen. Umgangssprachlich wird dafür fälschlich auch die Bezeichnung *Platzangst* verwendet. »Platzangst« ist die wörtliche Übersetzung von *Agoraphobie* (griech. *agora* = Marktplatz). Eine Agoraphobie umfasst nicht nur die Furcht vor Marktplätzen im Sinne von großen und weiten Plätzen, sondern gilt in der Fachwelt als die Furcht vor allen möglichen öffentlichen Orten, d. h. prinzipiell vor allen Orten außerhalb der eigenen Wohnung. Man spricht daher auch von einer »multiplen Situationsphobie«, die sowohl die Angst vor Ausgeliefertsein auf großen Plätzen bzw. bei weiten Entfernungen von zu Hause als auch die Angst vor Beklemmung in engen bzw. durchaus großen, jedoch geschlossenen Räumen ausdrückt.

Bei einer Spezifischen Phobie, Situativer Typ, bzw. Klaustrophobie bestehen eine starke Angst und Furcht vor Aufenthalten in beengenden Räumen bzw. Situationen in der Natur, die man weder gut aushalten noch jederzeit sofort verlassen kann, wie etwa kleine Räume, Saunen jeder Art, Wärmekabinen, Sonnenbänke, Solarien, Umkleidekabinen, enge, geschlossene oder fensterlose Toiletten bzw. Badezimmer, geschlossene Duschkabinen, stockdunkle Schlafzimmer, finstere Kellerräume, enge Gänge, volle Kinos, Kirchen, Wartezimmer, Theater- oder Konzertsäle, MRT-Scanner, hochgelegene Räume wie Cafés auf Fernsehtürmen oder unterirdische Räume wie Gänge, Katakomben oder Höhlen, vor allem auch Aufzüge, öffentliche Verkehrsmittel, Flugzeuge,

U-Bahnen, Straßen- und Eisenbahntunnel. Selbst eine längere enge Umarmung, eine enganliegende Kleidung, ein zugeknöpftes Hemd mit Krawatte, ein Taucheranzug, eine Schutzmaske, ein geschlossener Motorradhelm oder der Kopf unter Wasser können bei manchen Betroffenen schon Beklemmungsgefühle auslösen.

Das lateinische Wort *claustrum* heißt, wie bereits erwähnt, auf Deutsch Käfig, Verschluss, Schloss, Sperre oder Riegel und verweist darauf, was die unter einer Klaustrophobie leidenden Menschen in ganz bestimmten Situationen fürchten: Sie fühlen sich eingesperrt, und zwar sowohl in kleinen Räumen, die Beklemmungsgefühle auslösen, als auch in großen Räumen an Orten, an denen sich viele Menschen dicht aneinandergedrängt aufhalten und dadurch Engegefühle auftreten – Situationen, in denen einem buchstäblich und im übertragenen Sinne die Luft zum Atmen fehlt. Die Betroffenen haben in subjektiv beengenden Räumen und Situationen, denen sie nicht jederzeit entkommen können, die unkontrollierbare Angst und Furcht, im schlimmsten Fall zu ersticken, verrückt zu werden, zu randalieren, eine Panikattacke, panikartige Symptome oder eine Ohnmacht zu bekommen.

Menschen mit einer Spezifischen Phobie vom Situativen Typ bzw. einer Klaustrophobie neigen angesichts gefürchteter Situationen zu *Flucht und Vermeidung,* wenn sie keine erfolgreiche Bewältigung erwarten, oder zu *Kontroll- und Sicherheitsstrategien,* wenn ein Entkommen nicht möglich ist. Sie haben ohne Fluchtmöglichkeit und ohne sonstige »Exit-Strategien« das Gefühl, »in der Falle« zu sitzen, als wären sie durch die jeweiligen Gegebenheiten eingesperrt und den konkreten Situationen hilflos ausgeliefert. Dahinter steht das Bedürfnis, jederzeit die Kontrolle über alle Umstände und Ereignisse zu haben.

Typische *Sicherheitsverhaltensweisen* sind: Einnahme bzw. Mitnahme von Beruhigungsmitteln, Alkohol oder Notfalltropfen, das Handy als Verbindung zur Umwelt, Sitzen oder Stehen beim Ausgang bzw. am Fenster, Reisen mit Autos bzw. Zügen statt mit dem Flugzeug, Fahrt mit Regionalzügen statt mit Schnellzügen, Fahrt mit Bussen und Straßenbahnen statt mit U-Bahnen, Fahrt auf Bundesstraßen statt auf Autobahnen, Fahrt über Umwege statt durch Tunnel, Essen in Selbstbedienungsrestaurants statt in Gasthäusern, Einkaufen in kleinen Geschäften statt in Supermärkten, Haareschneiden durch eine Hausfriseurin und nicht im Friseursalon, Besuch von Veranstaltungen im Freien statt in geschlossenen Räumen.

Häufig entwickelt sich auch eine starke *Abhängigkeit von Vertrauenspersonen,* mit deren Hilfe es unter bestimmten Umständen möglich ist, geschlossene Räume wie Kinos, Kirchen oder Konzertsäle aufzusuchen oder bestimmte medizinische Untersuchungen wie einen MRT-Scan oder Behandlungen wie beim Zahnarzt vornehmen zu lassen.

Grundsätzlich kann man nach meinen therapeutischen Erfahrungen in Bezug auf die Befindlichkeit der Betroffenen *zwei Arten* von Spezifischen Phobien des Situativen Typs unterscheiden, was sich auch auf die Art der Behandlung auswirkt: einerseits die Furcht vor Räumen ohne Fluchtmöglichkeit bzw. vor dem Kontrollverlust in subjektiv einengenden Situationen, andererseits die irrationale Furcht vor dem Ersticken in subjektiv beengenden Räumen.

1. Die Angst vor Enge ohne Fluchtmöglichkeit
Eine Klaustrophobie geht in ähnlicher Weise mit einem Gefühl des *situativen Kontrollverlusts* und dem Gefühl von *Ausgeliefertsein* einher wie die breiter definierte Agoraphobie. Personen mit einer Spezifischen Phobie vom Situativen Typ zeigen daher viele Ähnlichkeiten mit Menschen, die eine Agoraphobie mit oder ohne Panikstörung aufweisen. Bekannt ist auch: Zwei Drittel aller Patientinnen und Patienten mit Panikstörung und Agoraphobie entwickeln starke Furchtsymptome in Räumen, aus denen sie nicht jederzeit fliehen können, das heißt viele Agoraphobiker sind gleichzeitig auch Klaustrophobiker.

Trotz starken Fluchtreflexes kommt es nicht zur subjektiv rettenden oder befreienden Flucht aus dem jeweiligen Raum – außer der Fluchtreflex ist aufgrund von »blinder Panik« stärker als alle inneren Hemmmechanismen und äußeren Barrieren. Als Folge davon bleibt mangels Bewegung – ähnlich wie bei Panikattacken – eine massive Anspannung in der jeweiligen Situation bestehen, auch wenn diese nach außen hin nicht sichtbar wird, sodass die Betroffenen unter diesem Zustand erheblich leiden.

Bewegung ist für Menschen mit Klaustrophobie aufgrund der Umstände keine echte Wahlmöglichkeit, und zwar entweder, weil sie sich wegen fehlender Fluchtmöglichkeit gar nicht bewegen *können* oder weil sie sich, um ihre Ziele zu verfolgen, gar nicht bewegen *wollen*. Der Grund kann z. B. sein, dass sie sich in Räumen befinden, in denen sie ganz bewusst sitzen bleiben möchten, wie etwa in einem Kino, Theater, Restaurant, oder in einer Situation sind, in der sie stehen müssen, wie etwa in einem Aufzug oder in einer Seilbahn.

Bereits der Gedanke an die räumliche Beengtheit oder an die belastenden Beklemmungsgefühle kann Panikattacken oder panikähnliche Symptome auslösen, sodass viele Betroffene bald nicht mehr wissen, was sie mehr fürchten: die äußere Situation der fehlenden Fluchtmöglichkeit in einengenden Situationen oder das höchst unangenehme Gefühl der körperlichen Beklemmung.

2. *Die Angst vor Enge aufgrund einer Kohlendioxidsensibilität*
Eine Klaustrophobie besteht häufig in der Angst und Furcht vor Situationen, in denen es einem buchstäblich die Luft raubt. Die Betroffenen erleben jede räumliche Enge als *Enge im eigenen Körper*, vor allem als Beklemmungsgefühl im Brustkorb. Sie befürchten entweder einen Erstickungsanfall aufgrund von subjektiver Atemnot oder einen Herzinfarkt aufgrund eines unangenehmen Druckgefühls beim Brustbein, manchmal auch aufgrund eines bedrohlich erscheinenden, oft linksthorakalen Brustschmerzes.

Eine Subgruppe von Menschen mit Klaustrophobie mit oder ohne Panikattacken spricht rasch auf Sauerstoffmangel in Räumen an. Sie weisen eine *erhöhte Kohlendioxidsensibilität* auf, sodass sie auf bestimmte Gegebenheiten (»Luftmangel«, mangelnde Luftzirkulation) mit einem *falschen Erstickungsalarm* reagieren. Als Folge der erhöhten Kohlendioxidsensibilität, aber auch der erlebten Atemnot bei einer Panikattacke achten zahlreiche Menschen mit Klaustrophobie darauf, zur Sicherung der Zufuhr frischer Luft stets das Fenster im Büro oder im Wohn- und Schlafzimmer geöffnet zu haben, oft sogar auch im Winter. Die Betroffenen können aus Angst vor zu wenig Frischluft bzw. aus Angst vor geschlossenen Fenstern und Türen keinen vollbesetzten Kino-, Konzert- oder Gasthaussaal betreten. Sie verlassen in klaustrophobischen Situationen den Raum zwecks »Luftschnappen«, obwohl sie dies manchmal mit dem Besuch der Toilette oder mit dem Rauchen auf dem Gang begründen. Manchmal geben sie den Bedarf an Frischluft auch offen zu, begründen es jedoch mit einer asthmatischen Reaktionsbereitschaft.

Viele klaustrophobische Personen schreiben die Empfindung des beengten Brustkorbs äußeren Umständen zu, nämlich der Enge des jeweiligen Raumes, in dem man zu wenig Luft bekomme. Die räumliche Beengtheit wird als Gefangensein oder gar als tödliche Falle erlebt, weil man dabei ersticken könnte, obwohl die umstehenden Menschen keinerlei sichtbare Probleme damit haben. Es bringt für viele Betroffene bereits eine gewisse Erleichterung, wenn alle Fenster und Türen des Raumes geöffnet werden können oder ein Platz in der Nähe der Ausgangstür frei ist.

Wie lässt sich eine derartige irrationale Angst bzw. Furcht vor dem Ersticken erklären, obwohl die Betroffenen eigentlich genau wissen, dass sie in diesen Situationen, die auch andere Menschen ohne große Probleme durchstehen können, gar nicht ersticken können? Bei Angst und Stress atmen wir instinktiv rascher als sonst, um möglichst viel Sauerstoff über die Lunge in den ganzen Körper zu bekommen, den wir für körperliche Aktivitäten wie Kämpfen, Fliehen, schwere körperliche Arbeit oder sportliche Betätigung benötigen. In einer Situation räumlicher Enge bleibt mangels Bewegung die Lunge mit sauerstoffreicher Luft prall gefüllt und aufgeblasen wie ein Luftballon, während sich neben den großen Muskeln in Armen und Beinen und der Hals-Nacken-Muskulatur auch der Brustkorb stark anspannt, sodass sich ein Beklemmungsgefühl entwickelt, das bei Bewegung und damit verbundener spontaner Ausatmung sofort verschwinden würde.

Das ist das unnötigste Problem von Menschen mit einer Klaustrophobie: In Situationen von subjektiver Atemnot entwickeln sie nicht selten eine »aufgesetzte« *Hyperventilation*, d. h. ein hektisches Ringen um Luft ohne Bewegung, die alles noch verschlimmert.

Es stellt sich die Frage: Haben Menschen mit Klaustrophobie wirklich eine Übersensibilität gegenüber zu viel Kohlendioxid im Raum, sodass sie zu Erstickungsängsten in kleinen und geschlossenen Räumen neigen, wie etwa in engen und überfüllten Aufzügen oder extrem engen Toiletten? Die Antwort kann man aus klinischen Studien bei Menschen mit Panikattacken ableiten: Bei Kohlendioxidinhalationen, also einem künstlich herbeigeführten Sauerstoffmangel, reagierten viele Betroffene nur dann panisch, wenn sie diese Situation als bedrohlich bewerteten, obwohl objektiv keine Gefahr bestand.

In Bezug auf die Orte kann man nach meiner persönlichen Sichtweise *drei Grundformen* der Spezifischen Phobie, Situativer Typ, unterscheiden, falls nicht bereits eine Agoraphobie im Sinne einer multiplen Situationsphobie besteht:
1. die Furcht vor der Beengtheit und fehlenden Fluchtmöglichkeit in engen, niedrigen, geschlossenen, überfüllten, fensterlosen und dunklen Räumen sowie vor einengenden Situationen in der Natur (z. B. Höhlen, enge und tiefe Täler),
2. die Furcht vor dem Eingesperrtsein in öffentlichen Verkehrsmitteln auf und unter der Erde, aber auch im eigenen Auto auf der Autobahn oder in Tunneln,
3. die Furcht vor der Beengtheit und dem Ausgeliefertsein in Höhensituationen, vor allem in Flugzeugen, Seilbahnen, Aufzügen, hohen Häusern und Türmen.

Diese drei Formen der Spezifischen Phobie vom Situativen Typ werden im Folgenden näher dargestellt.

1. *Klaustrophobie in ebenerdigen Räumen*
Es bestehen eine große Angst und Furcht vor Räumen, die beengend wirken, seien diese nun fensterlos, dunkel, geschlossen, niedrig, klein oder groß, mit vielen oder wenig Leuten. Die Betroffenen sind geprägt von der Unfähigkeit, kurzfristig die fehlende Fluchtmöglichkeit in einem Raum zu tolerieren. Sie vermeiden bestimmte Räume selbst dann, wenn durchaus jederzeit eine Fluchtmöglichkeit besteht, diese jedoch peinlich wäre, wie etwa im Kino, in der Kirche, in einem Restaurant oder in einem Veranstaltungssaal. In diesen Fällen sind neben klaustrophobischen oft auch sozialphobische Aspekte bedeutsam für das Verhalten der Betroffenen, die durchaus wissen, dass sie jederzeit den Raum verlassen können, sich selbst aber die Flucht wegen sozialer Auffälligkeit und damit verbundener Peinlichkeit verbieten. Bereits die innere Erlaubnis, jederzeit hinausgehen zu können, wenn man es für sinnvoll oder nötig hält, vermindert den Druck, unbedingt auf Biegen und Brechen durchhalten zu müssen.

4. *Klaustrophobie in ober- und unterirdischen Verkehrsmitteln*
Es bestehen eine große Angst und Furcht vor dem Eingeschlossensein in Fahrzeugen aller Art, d.h. oberirdischen Verkehrsmitteln, vor allem aber auch in Tunneln, auf einem Berg, auf dem Wasser oder unter der Erde. Gefürchtet und vermieden werden Fahrten mit Bussen, Straßenbahnen, U-Bahnen, Zügen und Schiffen. Nicht selten wird auch das Mitfahren mit anderen Menschen in einem Privatauto vermieden, weil dadurch eine Abhängigkeit von diesen Personen gegeben wäre, aber auch ein Beklemmungsgefühl durch mehrere Menschen auf engem Raum entstehen könnte.

Die *Angst vor der Enge* drückt sich in Verkehrsmitteln neben Beklemmungsgefühlen auch in der Form aus, dass diese Orte und Situationen nicht jederzeit fluchtartig verlassen werden können. Derartige Befürchtungen nähren auch die Angst vor der Fahrt mit dem eigenen Auto oder mit Bussen auf Autobahnen, manchmal auch über Brücken, des Weiteren auch die Angst vor Staus auf Straßen jeder Art, vor der Fahrt durch einen Tunnel, nicht selten auch vor der Tunnelfahrt mit Zügen, vor allem jedoch vor der Fahrt mit U-Bahnen oder anderen unterirdischen Fahrten. Die Beklemmungsgefühle in Fahrzeugen lassen sich in ähnlicher Weise erklären wie die Engegefühle in Gebäuden und Räumen ohne Fluchtmöglichkeit.

Bestimmte Personen mit einer Klaustrophobie in unterirdischen Fahrzeugen haben neben Erstickungsängsten oft auch noch Befürchtungen, in einem Katastrophenfall von der sich über ihnen befindlichen Erdmasse erdrückt zu werden. Obwohl es sich dabei um unterirdische Situationen handelt, geht in diesen Fällen die Bedrohung von der Höhe aus – im Sinne einer *Bathophobie*, das heißt einer weiter oben bereits beschriebenen krankheitswertigen Furcht vor der Tiefe bzw. vor einstürzenden Gebäuden und Erdformationen.

Manche klaustrophobischen Personen haben auf Brücken die Angst auszurasten, wenn sie mit dem Auto der Situation nicht entkommen können, und befürchten, sie könnten aus Panik den Wagen durch das Brückengeländer in die Tiefe lenken. Dann handelt es sich um eine typische Kontrollverlustangst im Sinne einer Klaustrophobie (falls nicht bereits eine Agoraphobie besteht) und nicht um eine Höhenangst im Sinne einer Fallangst.

5. Klaustrophobie in Höhensituationen

Das Grundproblem von Klaustrophobie in Höhensituationen besteht in dem Umstand, dass eine Flucht ins Freie prinzipiell nicht so schnell möglich ist wie in ebenerdigen Räumen. Spezifische Phobien vom Situativen Typ in Höhensituationen sind für viele Betroffene vor allem auch deswegen so belastend, weil es sich dabei oft um eine *Kombination von Klaustrophobie und Höhenangst* handelt. Die fehlende Fluchtmöglichkeit besteht für einen längeren Zeitraum, als dies gewöhnlich bei klaustrophobischen Situationen auf der Erde der Fall ist. Gleichzeitig beschäftigen sich die Betroffenen ständig mit der Gefahr eines Absturzes und damit letztlich mit dem Tod. Die Betroffenen fühlen sich derartigen Grenzsituationen auf der Erde nicht so real ausgesetzt wie in der Höhe, obwohl die tägliche Fahrt mit dem Auto tatsächlich viel gefährlicher ist als ein längerer Flug.

Bei einer Flugphobie, Gondel- und Aufzugphobie als Ausdruck einer Klaustrophobie in Höhensituationen besteht oft auch eine größere Angst zu ersticken als in subjektiv beengenden Situationen auf der Erde, weil kurzfristig keine offenen Türen und Fenster zur Verfügung stehen, die die Hoffnung auf Frischluftzufuhr nähren könnten. Die subjektiven Erstickungsängste sind in Panoramaaufzügen und öffentlichen Verkehrsmitteln in der Ebene oft viel geringer, weil aufgrund der großen Fenster ein Blick hinaus ins Weite möglich ist, sodass der aktuelle Raum weniger beengend wirkt.

Aufgrund der subjektiven Ausweglosigkeit in Höhensituationen und der massiven Kontrollverlustängste in Bezug auf die Umgebung haben viele Betroffene noch stärker als in klaustrophobischen Situationen auf der Erde *große Angst, verrückt zu werden,* die Kontrolle über sich selbst zu verlieren, zu toben oder gar Amok zu laufen. *Depersonalisation* als Schutz vor massiver emotionaler Überflutung kann sich einstellen – was die Betroffenen mangels besseren Wissens oft als Anzeichen von Verrücktwerden interpretieren und damit ihre Ängste erst recht verstärken.

Was glauben Sie, nachdem Sie diese Ausführungen gelesen haben: Fürchten Sie in klaustrophobischen Situationen mehr die fehlende Fluchtmöglichkeit oder die »schlechte« Luft mit zu viel Kohlendioxid im Raum oder beides? Welche der angeführten drei Varianten von Klaustrophobie trifft auf Sie am stärksten zu, welche am wenigsten? Falls Sie »nur« eine Flugangst haben, habe ich für Sie ein eigenes Kapitel verfasst; dort können Sie weitere Informationen und Hilfestellungen finden.

Haben Sie eine oder mehrere Spezifische Phobien vom Situativen Typ? Listen Sie alle klaustrophobischen Ängste auf, wie etwa Liftphobie, Seilbahnphobie, Tunnelphobie, Eisenbahnphobie oder Flugphobie, und überprüfen Sie, ob Ihre Phobie nicht bereits die Kriterien für eine Agoraphobie erfüllt. Wenn Sie bereits eine Agoraphobie entwickelt haben, bietet Ihnen mein Buch »Wenn Platzangst das Leben einengt. Agoraphobie bewältigen«[21] vielleicht noch bessere Möglichkeiten, Ihre Ängste und Probleme besser zu verstehen sowie erfolgversprechende Selbstbehandlungsmöglichkeiten kennenzulernen.

Welche *Vermeidungsstrategien* nutzen Sie, um Ihre Situative Phobie in subjektiv bedrohlichen Räumen nicht auszulösen? Welche klaustrophobischen Situationen vermeiden Sie gänzlich, in welchen neigen Sie immer wieder zur Flucht? Welche *Kontroll- und Sicherheitsstrategien* setzen Sie ein, um in gefürchteten Situationen, die Sie nicht vermeiden können, mit Ihrer Klaustrophobie besser zurechtzukommen?

Klaustrophobie erfolgreich bewältigen

1. Ändern Sie schädliche Denkmuster.
Finden Sie Ihre angstverstärkenden Denkmuster heraus und entwickeln Sie *hilfreiche Einstellungen* und Sichtweisen, wie etwa: »Nicht jederzeit wegzukönnen, stellt noch keine Bedrohung dar«, »Was für andere nicht gefährlich ist, stellt auch für mich keine Bedrohung dar«, »Was subjektiv bedrohlich ausschaut, muss objektiv nicht gefährlich sein«, »Den Aufenthalt in dieser klaustrophobischen Situation habe ich selbst gewählt, er ist nicht fremdbestimmt, d. h. es gibt keine Bedrohung meiner Autonomie und Freiheit«, »Sich auf klaustrophobische Situationen einzulassen, ist

eine selbstgewählte Option«, »Man sitzt an bestimmten Orten nicht in der Falle, sondern nutzt die Gelegenheit, dort etwas Schönes zu erleben«, »Sich klaustrophobischen Situationen vorübergehend auszuliefern, ist möglich im Vertrauen auf die eigenen Fähigkeiten«, »In klaustrophobischen Situationen darf man andere Menschen um Hilfe bitten, wenn es einem gerade nicht gut geht.«

2. Verbessern Sie Ihre körperliche Befindlichkeit.
Bauen Sie die körperliche Anspannung ab, welche die Folge einer Kampf-Flucht-Reaktion in Situationen ohne Flucht- und Bewegungsmöglichkeit ist. Nutzen Sie bei längerem Sitzen verschiedene Möglichkeiten von *Bewegung* auf dem Stuhl oder im Raum, um Ihre Verspannung im ganzen Körper zu vermindern, vor allem auch im Schulter-Nacken-Bereich sowie in den Beinen. Machen Sie kräftige bzw. rhythmische Bewegungen im Sitzen oder Stehen, atmen Sie im Moment der Bewegung von Armen und Beinen oder des ganzen Körpers aus, statt sich nur durch panische Flucht der Situation zu entziehen.

Gehen Sie in öffentlichen Verkehrsmitteln ein wenig auf und ab oder treten Sie beim Stehen in einem Aufzug mit beiden Beinen auf der Stelle, wie auf einem Laufband im Fitnessstudio. Schwindelgefühle beim aufrechten Stehen haben in klaustrophobischen Situationen nichts mit Blutdruckabfall im Sinne einer orthostatischen Dysregulation zu tun, sondern mit einer Standunsicherheit aufgrund einer ganzkörperlichen Verspannung. Das gilt auch für den typischen Schwankschwindel beim Gehen aufgrund der Verspannung in klaustrophobischen Situationen. Halten Sie sich nicht an bestimmten Personen oder Objekten fest, sondern finden Sie Ihr Gleichgewicht in sich selbst.

Geben Sie in subjektiv beengenden Räumen Ihrem Bedürfnis nach Frischluft nach, nicht weil Sie sonst ersticken würden, sondern weil Sie sich wohler und frischer fühlen möchten, um mehr von der Veranstaltung zu haben. Nutzen Sie Atemtechniken wie langsames Ausatmen, vor allem jedoch die Bauchatmung anstelle der oberflächlichen Brustatmung als Vorbereitung auf enge Räume mit zu wenig Sauerstoff und zu viel Kohlendioxid, um eine Hyperventilation zu verhindern.

3. Nehmen Sie gefürchtete Situationen sowie körperliche und psychische Reaktionen achtsam wahr.
Beengend sind nicht klaustrophobische Situationen an sich, sondern erst Ihre Bewertung als bedrohlich. Lassen Sie Ihre Gedanken und Vorstellungen von Beengung, fehlender Fluchtmöglichkeit und hilflosem Aus-

geliefertsein durchaus zu, statt immer nur positiv denken zu wollen, halten Sie sich jedoch vor Augen, dass Ihre Angst und Furcht nur durch Ihre bildhaften Vorstellungen von Gefahr sowie durch Ihre Neigung entstehen, harmlose Situationen als akute Bedrohung zu bewerten, ohne dass eine reale Gefährdung in den jeweils geschlossenen Räumen besteht. Ihr Gedanke »Ich kann jetzt nicht hinaus! Was mache ich nur, wenn etwas Schlimmes passiert würde und ich nicht fliehen kann?« ist nur ein Gedanke, der mit der Realität nichts zu tun hat. Ihre körperlichen und psychischen Symptome sind nur die Reaktionen auf Ihre Bewertung einer subjektiv einengenden Situation als bedrohlich, weisen aber auf keine reale Gefahr hin.

4. *Lenken Sie Ihre Aufmerksamkeit auf das, was Sie tun möchten.*
Nehmen Sie mit allen Sinnen wahr, was Sie in der klaustrophobischen Situation erleben können, und bleiben Sie geistig ganz im Hier und Jetzt, statt sich auf potenzielle Gefahren in der näheren oder ferneren Zukunft zu konzentrieren, die derzeit gar nicht vorhanden sind. Besinnen Sie sich darauf, warum Sie die jeweilige Situation überhaupt aufgesucht haben – z. B. weil Sie diesen tollen Kinofilm sehen wollen, auch wenn der Aufenthalt im Kino sie ängstigt –, und stärken Sie auf diese Weise Ihre Motivation zum Durchhalten. Bei Angst entwickelt sich ein »Tunnelblick«, eine Einengung auf mögliche Bedrohungen in der Ferne, sodass der Blick weit vorausschweift, um Gefahren rechtzeitig erkennen zu können. Richten Sie Ihren Blick auf die nähere Umgebung, beobachten Sie, was um Sie herum gerade vorgeht, und realisieren Sie, dass keine reale Gefahr besteht. Konzentrieren Sie sich bei Tunnelfahrten nicht auf den Tunnelausgang, das heißt auf das weit entfernte Licht am Ende des Tunnels, sondern bleiben Sie mit Ihrer Aufmerksamkeit im Sichtbereich rund um das Auto. Durch die Fixierung auf nahe Punkte verhindern Sie auch die häufig auftretenden Schwindelgefühle. Verhalten Sie sich wie Extremsportlerinnen oder Bergsteiger, die um die Gefahren für Leib und Leben wissen, sich aber voll und ganz darauf konzentrieren, was es im Moment zu tun gibt.

5. *Lernen Sie vom Vorbild anderer Menschen.*
Begeben Sie sich anfangs zusammen mit *Vertrauenspersonen* in klaustrophobische Situationen und ahmen Sie deren Verhalten nach. Beobachten Sie andere Menschen in geschlossenen, engen, überfüllten oder hochgelegenen Räumen sowie in Verkehrsmitteln auf und unter der Erde, die denselben Umständen und Bedingungen wie Sie ausgesetzt sind. Was

erleichtert es anderen Personen, dieselbe Situation besser als Sie auszuhalten? Welche Empfehlungen ergeben sich aus diesen Erkenntnissen für Ihr Verhalten in klaustrophobischen Situationen? Sie werden immer wieder dieselbe Erkenntnis gewinnen: Die anderen Menschen akzeptieren die jeweilige Situation, wie sie gerade ist, ohne sich in Fluchtposition zu bringen, weil keine reale Gefahr besteht, und sie werden erst dann aktiv, wenn tatsächlich eine reale Gefahr droht. Nehmen Sie Kontakt mit einigen Personen der unmittelbaren Umgebung auf, weniger um im Bedarfsfall jemanden zu haben, der sich um Sie kümmert, sondern vor allem deshalb, weil Sie durch Sprechen Ihre Anspannung abbauen und durch den sozialen Kontakt etwas mehr Vertrauen und Wohlbefinden in einer Situation erreichen, in der Sie sich unbehaglich fühlen.

6. Coachen Sie sich durch wirksame Selbstanweisungen.
Stärken Sie Ihren Selbstwirksamkeitsglauben durch *hilfreiche Selbstgespräche,* wie etwa: »Ich sitze nicht gerne in der Falle, kann es aber ertragen, wenn ich durch das Aushalten von Enge etwas erreichen und erleben kann, was sonst unmöglich wäre«, »Ich akzeptiere meine Angst und Furcht und stelle mich voller Mut und Selbstvertrauen dieser beengenden Situation, weil sie eine große Chance darstellt, neue und persönlich bedeutsame Erfahrungen zu machen«, »Ich habe Angst vor Kontrollverlust, ich konzentriere mich jedoch ganz auf das, was mir im Moment gerade wichtig ist«, »Ich bin bereit, mich auf andere zu verlassen, wenn ich mit der Situation allein nicht zurechtkommen sollte.«

7. Bereiten Sie sich auf gefürchtete Situationen mental vor.
Spielen Sie die Konfrontation mit gefürchteten engen Räumen, die tatsächlich Engegefühle in Ihrer Brust bewirken, sowie mit geschlossenen, durchaus größeren Räumen, die in Ihnen Gefühle von Kontrollverlust und Ausgeliefertsein auslösen, möglichst wirklichkeitsnah durch, vor allem auch jene Umstände, die Sie am meisten fürchten, um konkrete Bewältigungsstrategien entwickeln zu können. Versetzen Sie sich mental in eine gefürchtete Situation nach der anderen und stellen Sie sich bei jeder Imaginationsübung möglichst anschaulich vor, wie Sie erfolgreich handeln. Suchen Sie bestimmte gefürchtete Situationen erst dann auf, wenn Sie mithilfe des Mentalen Trainings besser als bisher damit zurechtkommen.

8. Konfrontieren Sie sich schrittweise mit allen gefürchteten Situationen.
- Nutzen Sie die eher allgemein gehaltenen *Anleitungen zur Konfrontationstherapie*, die im Kapitel »Das Grundkonzept: in neun Schritten zum Erfolg« in Schritt 9 präsentiert wurden, in unterschiedlichen Varianten und übertragen Sie die Behandlungsprinzipien auf Ihre Klaustrophobie.
- Suchen Sie bei *Klaustrophobie in ebenerdigen Räumen* ganz bewusst enge, geschlossene, überhitzte oder überfüllte Räume mit mangelnder Frischluftzufuhr auf, um Ihren Körper sukzessive daran zu gewöhnen, wie etwa enge Aufzüge mit mehreren Personen, Kinos, Konzertsäle, Saunaräume oder Supermärkte. Stellen Sie dabei das in den Vordergrund, was Sie in diesen Situationen erleben wollen, statt das, was Sie um jeden Preis vermeiden möchten, nämlich körperliches Unwohlsein. Wählen Sie zusammen mit einer Vertrauensperson Ereignisse aus, an denen Sie großes Interesse haben, unabhängig von den konkreten Umständen, wie etwa interessante Konzerte, Opern, Kinofilme, Theateraufführungen oder spannende Sportveranstaltungen. Gehen Sie auch wieder in Discotheken, Bars, Pubs und Clubs, wenn Sie dies früher gerne getan haben.
- Gehen Sie bei *Klaustrophobie in öffentlichen Verkehrsmitteln* folgendermaßen vor: Sitzen bzw. stehen Sie zuerst mit einer Vertrauensperson nebeneinander, halten Sie sich danach in einiger Entfernung voneinander auf, fahren Sie anschließend in zwei getrennten Straßenbahnen, Bussen oder U-Bahnen zu einem vereinbarten Ort, an dem Sie sich dann treffen.
- Gehen Sie bei *Klaustrophobie während Fahrten mit dem eigenen Auto, aus dem Sie auf Autobahnen oder in Tunneln nicht jederzeit aussteigen können,* folgendermaßen vor: Machen Sie alle Übungen zuerst im Beisein einer Vertrauensperson, die zuerst das Auto lenkt, später als Beifahrerin fungiert und anschließend mit ihrem eigenen Auto hinter Ihrem Auto nachfährt, bis Sie bald alle Situationen ohne »Begleitschutz« bewältigen können.
- Gehen Sie bei *Klaustrophobie in Höhensituationen* folgendermaßen vor: Verbinden Sie das Erleben von Höhensituationen mit angenehmen Erfahrungen, etwa dem Besuch eines Cafés hoch oben auf einem Aussichtsturm mit einem wunderbaren Panorama, und nutzen Sie dabei die Unterstützung durch eine Vertrauensperson in der beschriebenen Weise.

Furcht vor dem Fliegen – Flugangst als häufige Kombination von Situativer Phobie und Höhenangst

Flugangst besser verstehen und hilfreich analysieren

Eine krankheitswertige Flugangst wird als *Aviophobie* (lat. *avis* = Vogel) bezeichnet. Flugangst wird dann problematisch, wenn die Betroffenen zur Vermeidung von privat gewünschten bzw. beruflich notwendigen Flügen neigen oder die starke Furcht während des Flugs nur unter großer Belastung durchstehen. Eine gewisse Flugangst ist völlig normal, kann jedoch durch regelmäßiges Fliegen wesentlich vermindert werden.

Flugängste können zu unterschiedlichen Zeitpunkten auftreten: bereits Wochen vor dem Flug, nur beim Start oder bei der Landung, während heftiger Turbulenzen, am Urlaubsort in Sorge um den Rückflug. Nur bei einem Teil der Betroffenen geht die Flugangst auf negative Erfahrungen beim Fliegen, z. B. *Turbulenzen*, zurück oder auf belastende körperliche und seelische Reaktionen, etwa *Panikattacken*. Viel häufiger bestehen im Vorfeld des Flugs *belastende Lebenssituationen* im privaten bzw. beruflichen Bereich, die ein erhöhtes Stressniveau bewirken, sodass harmlose Ereignisse im Flugzeug ein Unwohlsein auslösen können, was früher niemals aufgetreten ist.

Bei Flugangst kann man nach meinen therapeutischen Erfahrungen mindestens *sechs Personengruppen* unterscheiden, die unterschiedliche Behandlungsstrategien benötigen:
1. Menschen, die aus Angst vor einem Flugzeugabsturz (Höhenangst), aus Angst vor einer Einengung ohne Fluchtmöglichkeit (Klaustrophobie) oder aus Angst vor Kontrollverlust noch nie geflogen sind,
2. Menschen, die mit zwar vorhandener, aber erträglicher Belastung regelmäßig fliegen,
3. Menschen, die durchaus öfters fliegen, jedoch nur unter großer psychischer Belastung,
4. Menschen, die früher aus privaten bzw. beruflichen Gründen regelmäßig geflogen sind, gegenwärtig jedoch wegen Panikattacken oder panikähnlichen Symptomen nicht oder kaum noch fliegen können, obwohl sie gerne möchten,
5. Menschen, die wegen verschiedener Ereignisse während eines Flugs, wie etwa heftiger Turbulenzen oder technischer Probleme am Flugzeug, nicht mehr oder nur noch unter großer Belastung fliegen können,
6. Menschen, die buchstäblich immer das Steuer selbst in der Hand haben müssen, vor allem starke Persönlichkeiten in Führungspositio-

nen, aber auch viele Personen, die schlechte Beifahrer sind, wenn ihre Partnerin oder ihr Partner am Steuer sitzt, auch wenn sie wissen, dass sie oder er sehr gut Auto fahren kann.

Angesichts von Flugangst zeigt sich sehr deutlich der *Konflikt* zwischen dem rationalen Gehirn des Menschen, das vom Flugzeug als sicherstem Verkehrsmittel überzeugt ist, und dem emotionalen Gehirn mit dem Mandelkern im limbischen System, der in bestimmten Situationen wie leichten Turbulenzen gleich höchste Gefahr meldet, obwohl weltweit noch nie ein Flugzeug aufgrund von Turbulenzen abgestürzt ist und es aufgrund seiner technischen Gegebenheiten auch gar nicht wegen Turbulenzen abstürzen kann. Viele flugängstliche Personen haben mehr Angst vor dem Start als vor der Landung, obwohl das Risiko eines Unfalls beim Landen größer ist, aber auch mehr Angst beim Flug in die Ferne als zurück in die Heimat.

Wie bei anderen Spezifischen Phobien geht es um das zentrale Thema des *Kontrollverlusts*, entweder in Bezug auf das Flugzeug bzw. die Piloten oder in Bezug auf die eigenen körperlichen und psychischen Symptome. Menschen mit Flugangst haben am Boden im eigenen Auto das Gefühl von Kontrolle, obwohl sie permanent der Fahrkunst unbekannter Verkehrsteilnehmer vertrauen müssen, was sie jedoch ausblenden, sonst könnten sie nicht mehr so wie bisher ruhig und entspannt fahren. Die *Fiktion der Kontrolle* bezieht sich nur auf die eigenen Möglichkeiten als Autofahrerin oder Autofahrer, während alle anderen, höchst realen Gefahren außer Acht bleiben.

Flugängstliche Personen verbinden einen Flugzwischenfall oft mit einem tödlichen Absturz. Die *Verknüpfung von Fliegen und Tod* führt zu größerer Angst vor dem Fliegen als vor dem Autofahren, weil im Fall eines Autounfalls die Chancen zu überleben viel höher bewertet werden. Kann das auch auf Sie zutreffen? Dann werden Sie auch dann nicht entspannt fliegen, wenn Sie mit jenen Fluglinien unterwegs sind, deren Flugzeuge bzw. Flugzeugtypen noch nie in einen schweren Unfall verwickelt waren. Wäre Ihre Flugangst verschwunden, wenn Sie den Gedanken an den sehr unwahrscheinlichen, aber dennoch nie sicher ausschließbaren Tod durch einen Flugzeugabsturz besser tolerieren könnten? Ginge es vielleicht darum, sich mit den Themen Tod und Endlichkeit auseinanderzusetzen und zu versuchen zu akzeptieren, dass die menschliche Existenz jederzeit zu Ende sein kann? Sind Entspannungstechniken und die Einnahme von Beruhigungspillen möglicherweise ein Versuch, Ihre Angst vor Sterben und Tod zu bewältigen? Letztlich wäre die permanente Vermeidung des Fliegens natürlich eine sichere Garantie dafür, nicht abzustürzen. Aber ist es das wert? Gibt es nicht unzählige andere und häufigere Arten, wie man ums Leben kommen kann? Erstellen Sie eine *Gewinn-und-Verlust-Rechnung:* Was sind die positiven und negativen Folgen Ihrer Flugangst? Wofür lohnt sich der Mut zum Risiko? Viele Menschen mit *Flugangst* haben oft auch noch belastende andere Ängste. Gilt das auch für Sie? Wenn Sie neben dem Fliegen auch noch andere Höhen fürchten, leiden Sie gleichzeitig unter einer *Höhenangst.* Wenn Sie zahlreiche Situationen fürchten, in denen Sie nicht jederzeit flüchten können oder ohne Unterstützung durch Vertrauenspersonen bzw. Medikamente ausharren müssen, wie etwa öffentliche Verkehrsmittel, Menschenmengen, Geschäfte, Veranstaltungszentren und Aufenthalte fernab von zu Hause, leiden Sie gleichzeitig auch unter einer ausgeprägten *Agoraphobie.* Wenn Sie letztlich Angst vor einer Panikattacke im Flugzeug haben, ohne primär einen Absturz zu fürchten, leiden Sie auch unter einer *Panikstörung.* Wenn Sie alles Mögliche und Ungewisse fürchten und sich ständig Sorgen machen, leiden Sie vermutlich auch unter einer *Generalisierten Angststörung.*

Auch wenn während des Flugs immer eine unkontrollierbare Furcht vor dem Absturz auftreten kann, können verschiedene *Informationen* unnötige Befürchtungen vor dem Fliegen erheblich reduzieren:

Ein Flugzeug kann fliegen, weil es durch den Turbinenschub den Luftwiderstand und durch den Auftrieb die Schwerkraft überwindet. Es wird zu zwei Dritteln durch den Unterdruck an der Flügeloberseite und zu einem Drittel durch den Auftrieb durch Überdruck an der Flügelunterseite nach oben gezogen und fliegt auch dann wie ein Segelflugzeug weiter, wenn alle Triebwerke ausfallen würden. Es kann aufgrund seiner Bauweise nicht wie ein Stein vom Himmel fallen, was flugängstliche Personen häufig befürchten, sondern kann aus 10.000 Metern Höhe noch gut 200 km weit bis zum nächsten Flughafen gleiten. Haben Sie das gewusst?

Selbst aufgrund der heftigsten *Turbulenzen* kann ein Flugzeug nicht abstürzen. Das Flugzeug wird bei Turbulenzen, die dort entstehen, wo Luftschichten unterschiedlicher Temperatur aufeinandertreffen und sich verwirbeln, durch kurzfristige Luftströmungsänderungen (Abwinde) nur in eine andere Position versetzt, weil es die Luftbewegungen – ähnlich wie ein Schiff bei hohem Seegang auf dem Meer – so gut wie möglich mitmacht, und sackt nicht ab in einem »Luftloch«, das es gar nicht gibt, da Luft als Masse überall vorhanden ist. Es wird während der ganzen Zeit der Turbulenzen vom Auftrieb der Tragflächen getragen. Die Tragflächen des Flugzeugs können bei Turbulenzen nicht abbrechen. Sie können bis zu zehn Meter nach oben und fünf Meter nach unten schwingen. Sogar bei schweren Turbulenzen schwingen sie nur etwa einen halben Meter. Piloten weichen heftigen Turbulenzen mithilfe ihrer ausgezeichneten Wetterinformationen so gut wie möglich aus, nicht weil diese doch gefährlich sein könnten, sondern weil dadurch der Flug für Passagiere angenehmer ist.

Ein heftiges *Gewitter*, dessen Zentrum die Piloten mithilfe der Warnsysteme ebenfalls stets ausweichen, ist für ein Flugzeug nicht gefährlich. Das Flugzeug stellt – wie ein Auto – einen *Faraday'schen Käfig* dar, der den Blitz ableitet. Im Fall eines Blitzschlags durch einen streuenden Blitz aus der Entfernung erfolgt nur ein lautes Krachen ohne schlimme Folgen.

Das Fliegen ist heute so sicher wie nie zuvor. Alle wichtigen Systeme im Flugzeug sind mindestens doppelt vorhanden, sodass kein Totalausfall möglich ist. Bei Ausfall eines Triebwerks kann das Flugzeug normal weiterfliegen. Das Flugzeug fliegt zur Entlastung der Piloten per Autopilot die eingegebene Route. Den Start und einen Teil des Steigflugs steuern immer die Piloten, die Landung erfolgt je nach den Umständen entweder durch die Piloten oder vollautomatisch, wobei die Piloten jederzeit eingreifen können.

Flugangst erfolgreich bewältigen

1. Ändern Sie schädliche Denkmuster.
Machen Sie aus Ihren falschen und angstgesteuerten Denkprogrammen *hilfreiche Einstellungen* und Sichtweisen, wie etwa:»Das Flugzeug ist das sicherste Verkehrsmittel der Welt«,»Je höher, desto sicherer fliegt das Flugzeug«,»Das Flugzeug gleitet auch bei Ausfall beider Triebwerke bis zu 200 km dahin wie ein Segelflugzeug und wird sicher landen«,»Turbulenzen sind unangenehm, aber völlig ungefährlich«,»Die Tragflächen sind elastisch und können sich im Bedarfsfall zur Sicherung des Flugs stark biegen«,»Das Flugzeug macht bei Turbulenzen die Bewegungen der Luft elastisch mit und bleibt dadurch sicher in der Höhe, wie ein Schiff auf den Wellen des Meeres«,»Flugangst ist nur ein Zustand von hoher emotionaler Erregung, ohne dass eine reale Bedrohung besteht.«

2. Verbessern Sie Ihre körperliche Befindlichkeit.
Bei Angst und Furcht im Flugzeug entwickelt sich eine *Kampf-Flucht-Reaktion,* der man zumindest während des Aufsteigens oder Landens des Flugzeugs nicht nachgeben kann, da man dann bei geschlossenem Gurt

auf seinem Platz sitzen muss. *Bewegen Sie sich daher im Sitzen, indem Sie Dehnungsübungen machen:* Drücken Sie Ihren Rücken kräftig gegen die Lehne, die Füße mit ausgestreckten Beinen stark gegen den Boden, die Hände mit durchgestreckten Armen fest gegen die Sitzfläche, während Sie dabei langsam ausatmen. Wiederholen Sie diese Übung so oft, bis Sie sich entspannter fühlen. Schließen und öffnen Sie auch mehrfach die Hände, wie wenn Sie links und rechts einen Stressball zusammendrücken würden. Nutzen Sie die Methode der *Venenpumpe,* wie sie Menschen mit Thrombosegefahr beim Fliegen einsetzen, weil beim Fliegen ein Unterdruck entsteht, durch den das Blut leicht verklumpt und als Folge mangelnder Bewegung und abgeknickter Beine in den Beinvenen versackt: Wippen Sie mit den Füßen auf und ab, indem Sie abwechselnd die Zehen und dann wieder beide Fersen heben und senken. Stehen Sie auf, sobald es sicherheitstechnisch möglich ist, und gehen Sie ein wenig umher, so wie andere Fluggäste auf die Toilette gehen oder Personen mit Nacken- und Rückenschmerzen oder Beinvenenthrombosegefahr vor allem bei Langstreckenflügen zur Entspannung auf und ab gehen.

Richten Sie bei *Höhenschwindel* im Flugzeug Ihre Aufmerksamkeit auf einen Fixpunkt in Flugrichtung und blicken Sie erst dann auf den Erdboden hinunter. Gehen Sie bei starken Flugkurven mit den Augen mit wie beim kurvigen Autofahren auf der Straße.

Nutzen Sie im Sitzen verschiedene *Entspannungstechniken,* vor allem auch Atemübungen mit verlangsamter Ausatmung. Verschaffen Sie sich ein Wohlgefühl durch das Hören Ihrer Lieblingsmusik, einer Audio-CD zur Entspannung oder selbsthypnotischen Beruhigung.

Vermindern Sie in der Zeit vor dem Fliegen Ihre körperliche Grundanspannung aufgrund von familiären, beruflichen oder privaten Problemen, die dazu führen kann, dass beim Fliegen durch situative Umstände, wie etwa leichte Turbulenzen oder eine Panikattacke, das eigentlich erträgliche Belastungsausmaß überschritten wird.

Lernen Sie außerhalb der Situation des Fliegens den Umgang mit gefürchteten *Panikattacken,* vor allem auch in Form des Mentalen Trainings, statt schnell wirksame Tranquilizer mitzuführen oder gar einzunehmen. Verzichten Sie beim Fliegen auf unnötige Belastungen des Körpers wie Alkohol oder Kaffee, trinken Sie jedoch viel Wasser, am besten jede Stunde ein Glas, essen Sie etwas zur Stärkung des Körpers und naschen Sie auch Süßes wie Schokoriegel oder Schokolade zur Verbesserung des Wohlbefindens sowie zur Verhinderung eines Zuckerspiegelabfalls aufgrund von angst- und stressbedingter Appetitlosigkeit. Manchen Betroffenen hilft auch Kaugummikauen.

3. Nehmen Sie gefürchtete Situationen sowie körperliche und psychische Reaktionen achtsam wahr.
Nehmen Sie mit allen Sinnen die Realität wahr und beobachten Sie Minute für Minute, was tatsächlich vor sich geht, statt normale Vorgänge und Geräusche während des Flugs als bedrohlich zu interpretieren. Bleiben Sie ganz im *aktuellen Moment,* statt zu fantasieren, was im schlimmsten Fall passieren könnte. Akzeptieren Sie Ihre spontan auftretenden Flugängste und Horrorszenarien ohne ständigen Kampf dagegen und gehen Sie dazu auf Distanz, indem Sie sich wiederholt sagen: »Das sind nur meine Gedanken und Vorstellungen, die mir Angst machen, ich nehme gerade mit allen Sinnen wahr, dass das Flugzeug sicher fliegt«, »Es besteht keine reale Gefahr, auch wenn mir meine körperlichen und psychischen Symptome eine Bedrohung vorgaukeln.« Alle gefürchteten körperlichen und psychischen Beschwerden bis hin zu Panikattacken, die während des Flugs auftreten, sind völlig normale Reaktionen auf Ihre negativen Gedanken und angstmachenden Vorstellungen. Nehmen Sie alle Ihre Symptome ohne Ablenkungsstrategien wahr, bewerten Sie sie jedoch nicht als bedrohlich. Erst dadurch gelingt die entspannte Zuwendung auf andere Aspekte des Fliegens, weil Sie nicht ständig gegen die Gedanken und Symptome Ihrer Flugangst ankämpfen.

4. Lenken Sie Ihre Aufmerksamkeit auf das, was Sie tun möchten.
Nutzen Sie weniger zur Ablenkung, sondern vielmehr zur *Beschäftigung Ihres Geistes* in der Ruhesituation des Flugs die Möglichkeiten von interessanten Filmen an Bord. Wenn Sie auf einer Urlaubsreise sind, können Sie zur Vorbereitung die besten Reisebücher über Ihren Urlaubsort lesen oder einfach auch einen schönen Roman. Wenn Sie beruflich unterwegs sind, können Sie den Flug nutzen, um nochmals die Unterlagen für Ihre Geschäftsverhandlungen am Zielort zu studieren. Verwenden Sie Ihr Handy im Flugmodus, um Videos zur Dokumentation des Flugs und des Blicks auf den Erdboden aufzunehmen, die Sie sich dann zu Hause anschauen und vorführen können.

Das Thema Flugangst als *emotionales Problem* können Sie nicht rational lösen, weder durch logisches Denken noch durch Restrisikoanalysen. Bei irrationalen Ängsten wie Flugängsten gilt der Grundsatz: Das, was Sie emotional anzieht, muss stärker sein als das, was Sie emotional abschreckt. Richten Sie Ihre Aufmerksamkeit auf das, was Sie nur mithilfe des Fliegens tun und erleben können, dann werden Sie den Gedanken an einen Flugzeugabsturz leichter ertragen können, weil schöne Erlebnisse Ihr Leben erfüllter und lebenswerter machen. Entfachen Sie in sich die

Sehnsucht nach der Ferne und die Leidenschaft, weit weg von zu Hause Dinge erleben zu wollen, auf die Sie für immer verzichten müssten, wenn Sie das Fliegen vermeiden. Die Motivation zum Fliegen trotz Flugangst entsteht durch die Ausrichtung auf *attraktive Ziele,* die Sie unbedingt erreichen möchten. Richten Sie Ihre Aufmerksamkeit bei ansteigender Flugangst darauf, was Sie nach der Landung sowie auch in den Tagen danach tun und erleben möchten. Kämpfen Sie *für* Ihre Ziele und nicht *gegen* Ihre Angst und Furchtreaktionen in Flugsituationen.

5. Lernen Sie vom Vorbild anderer Menschen.
Fliegen Sie mit *Vertrauenspersonen* und lernen Sie von deren Zuversicht. Nutzen Sie den beruhigenden Körperkontakt mit Ihrem Partner bzw. Ihrer Partnerin, um in Verbundenheit mit dem geliebten Menschen mehr Sicherheit zu spüren. Unternehmen Sie einen Flug mit anderen flugängstlichen Personen, um sich gegenseitig zu stützen. Ein zweitägiges *Flugangstseminar,* wie es an vielen Flughäfen angeboten wird, mit abschließendem Flug in eine Stadt im Ausland, vermindert durch das Gemeinschaftsgefühl und die Vorbildwirkung der Kursteilnehmenden jede Flugangst.

6. Coachen Sie sich durch wirksame Selbstanweisungen.
Nutzen Sie stärkende *Selbstgespräche,* wie etwa: »Ich treffe die Entscheidung, diesen für mich wichtigen Flug zu buchen, egal wie es mir dann unmittelbar vor und während des Flugs geht«, »Ich möchte auf jeden Fall fliegen, weil die lange Fahrt mit dem Auto oder Zug sehr beschwerlich ist«, »Ich möchte wieder fliegen können, um später frei zwischen dem Flugzeug und dem Auto bzw. Zug entscheiden zu können«, »Ich habe mich trotz Angst für das Flugzeug als sicherstes, schnellstes und bequemstes Verkehrsmittel entschieden«, »Ich möchte unbedingt das Flugziel erreichen und den Urlaub mit Partner, Familie oder Freunden genießen«, »Fliegen ist für mich aus beruflichen Gründen sehr wichtig, weil sich mir dadurch neue Betätigungsfelder eröffnen«, »Ich bin zwar etwas nervös, aber das ist für meine Verhältnisse ganz normal und darf auch so sein«, »Meine körperlichen und psychischen Symptome sind normale, wenngleich übersteigerte Reaktionen«, »Meine Angst, Furcht und Panik ist nur ein heftiger Adrenalinstoß, der bald wieder verebbt«, »Wenn es mir nicht gut geht, mache ich Atem-, Entspannungs- oder Bewegungsübungen, um mich wieder wohler zu fühlen«, »Ich weiß, dass ich schwer die Kontrolle abgeben kann, selbst als Beifahrer im Auto, ich bin jedoch bereit, mich unbekannten Piloten und mir unverständlicher Flugtechnik

vollständig auszuliefern«, »Ich vertraue den Piloten, dem Flugzeug und der Fluglinie so, wie ich im Straßenverkehr den anderen Autofahrern, deren Verkehrsmitteln und Servicetechnikern vertraue.« Zur weiteren Unterstützung können Sie auch Audio-CDs mit Ihrer eigenen Stimme oder der Stimme einer Vertrauensperson anhören, die Ihnen sagt, wie Sie sich in Flugsituationen verhalten sollen.

7. Bereiten Sie sich auf gefürchtete Situationen mental vor.

Mentales Training zur Flugangstbewältigung führt dazu, dass Angst und Furcht während des Flugs viel geringer sind als erwartet, weil in der Vorstellung alle möglichen Worst-Case-Szenarien durchgearbeitet wurden, wie etwa heftige Turbulenzen, das Auftreten einer Panikattacke, eine peinliche Auffälligkeit vor anderen Fluggästen, das Gefühl, irgendwie durchzudrehen, oder Hilflosigkeit im Form von Weinen oder Schreien. Versetzen Sie sich in Ihren Angstfilm zu Hause so intensiv hinein, als wären Sie tatsächlich bereits im Flugzeug. Spielen Sie vor allem auch mehrfach die Starts und Landungen von Flugzeugen mental durch. Vergegenwärtigen Sie sich auch erlebte Turbulenzen im Wissen darum, dass Ihnen dabei nichts Schlimmes passieren kann, wenn Sie alle Sicherheitsanweisungen des Flugpersonals einhalten.

Zur mentalen Vorbereitung auf den Flug gibt es auch zahlreiche CDs mit selbsthypnotischen Vorstellungsübungen oder Filme bzw. Videos auf YouTube. Hören Sie innerlich auch immer wieder die typischen Geräusche während des Flugs, stellen Sie sich vor Ihrem inneren Auge auch die Flugkurven bei Starts und Landungen sowie die Auf-und-ab-Bewegungen des Flugzeugs vor.

8. Konfrontieren Sie sich schrittweise mit allen gefürchteten Situationen.
- Schauen Sie sich im *Internet* alles Mögliche über Flüge und Flugsicherheit an, insbesondere Filme und Videos von Flügen, vor allem auch mit faszinierenden Landschaften vom Flugzeug aus.
- Besuchen Sie *Flughäfen,* nehmen Sie das geschäftige Treiben in den Flughallen wahr, und beobachten Sie die Starts und Landungen verschiedener Flugzeuge.
- Fliegen Sie im Laufe der Zeit *kürzere und später immer längere Strecken* zusammen mit nahen Bezugspersonen, vor allem zu jenen Zielen, auf die Ihre größte Sehnsucht gerichtet ist.
- Fliegen Sie mit *Vertrauenspersonen* zu Orten und Inseln, von denen Sie mit dem Flugzeug erst am vereinbarten Tag retourfliegen können.
- *Verzichten* Sie sukzessive auf die Mitnahme von Beruhigungstablet-

ten, Notfalltropfen und sonstigen Hilfsmitteln, um Ihre Furcht bewusst zu erleben und so auch zu bewältigen.
- Unternehmen Sie *ohne jede Begleitung* einen Flug aus privaten oder beruflichen Gründen in eine andere Stadt bzw. ein fremdes Land.

Selbsthilfe bei Spezifischer Phobie, andere Typen

Spezifische Phobien, die den genannten vier Subtypen nicht zuordbar sind, werden in der Restkategorie »andere Typen« erfasst. In den *Forschungskriterien des ICD-10* werden dazu folgende Spezifische Phobien angeführt: die Furcht vor Urinieren oder Defäzieren auf öffentlichen Toiletten, die Furcht vor dem Verzehr bestimmter Speisen, die Furcht vor Krankenhausbesuchen, die Furcht, in speziellen Situationen bestimmten Krankheiten ausgesetzt zu sein, unter der Bezeichnung »Examensangst« auch die krankheitswertige Furcht vor Prüfungen.

Weitere Spezifische Phobien sind beispielsweise die Furcht vor Erbrechen (*Emetophobie,* griech. *emetikos* = Brechreiz erregend), die Furcht vor Verschlucken und Ersticken (*Phagophobie,* griech. *phagein* = schlucken, essen), die Furcht vor Ohnmacht oder einem Schwächeanfall (*Asthenophobie,* griech. *astheneia* = Schwäche), die Furcht vor dem Autofahren (*Amaxophobie,* griech. *amaxos* = Wagen), das heißt die Fahrangst ohne Panikstörung und ohne Agoraphobie. Die Furcht vor lauten Geräuschen und die Furcht vor Clowns und anderen verkleideten Personen treten vorwiegend bei Kindern auf.

Die *Furcht vor dem Harnlassen und Stuhlabsetzen* in öffentlichen Toiletten, die viele Betroffene daran hindert, öffentliche WCs aufzusuchen, auch wenn bereits ein starker Drang besteht, hat mit der Angst vor peinlicher Auffälligkeit durch unangenehme Geräusche und Gerüche zu tun und kann daher auch als Variante einer Sozialen Phobie verstanden werden. Die Betroffenen schränken auswärts häufig ihre Ess- und Trinkgewohnheiten ein, benötigen geräuschdichte Toiletten oder gar ein eigenes WC, sodass in diesem Fall der Aktionsradius stark eingeschränkt wird. Zahlreiche Männer haben Angst davor, auf öffentlichen Toiletten neben anderen Männern urinieren zu müssen, weil sie dann »versagen« könnten – ein Phänomen, das *Paruresis* (griech. *par* = gestört, *uresis* = urinieren) genannt wird.

Die *Furcht vor bestimmten Speisen, vor Krankenhausbesuchen, vor dem Besuch öffentlicher Toiletten und vor Situationen, in denen man mit bestimmten Krankheiten angesteckt werden könnte*, hat mit einer durch äußere Umstände veranlassten Angst um das körperliche Wohlergehen zu tun. Eine Hypochondrie besteht in diesen Fällen nicht, denn sie wird definitionsgemäß durch körpereigene Symptome ausgelöst.

Die *Furcht vor Ohnmacht, Schwächeanfällen und Stürzen* tritt außerhalb einer Agoraphobie bzw. Blut-Spritzen-Verletzungsphobie gehäuft bei älteren Menschen auf, die sich vor den schlimmen Folgen eines Sturzes fürchten, sodass sie deswegen ohne Notwendigkeit ihren Aktionsradius agoraphobisch einschränken.

Die häufige *Furcht vor dem Autofahren* im Sinne einer allgemeinen *Fahrangst*, wie sie vor allem bei vielen Frauen vorkommt, lässt sich am besten durch ein spezielles Fahrtraining in einer darauf spezialisierten Fahrschule oder zusammen mit einer Vertrauensperson bewältigen. Die Betroffenen fürchten und vermeiden aus Angst vor Unfällen viele Situationen im Straßenverkehr, vor allem Autobahnen und viel befahrene oder unbekannte Straßen, und verzichten oft sogar gänzlich auf das Autofahren, mit einem Verlust an Lebensqualität und zunehmender Abhängigkeit von anderen Menschen.

Die *Furcht vor Geräuschen* (*Phonophobie*, griech. *phone* = Stimme) im Erwachsenenalter bezieht sich nicht auf laute und überraschende Geräusche wie im Kindesalter, sondern auf einige ganz bestimmte störende Geräusche, die mit negativen Erfahrungen über einen längeren Zeitraum verbunden sind. Im Gegensatz dazu weisen Menschen mit *Hyperakusis* eine allgemeine Übersensibilität gegenüber Schall und Lärm auf. Phonophobie-Betroffene reagieren übersensibel auf *aversiv erlebte Geräusche* wie etwa Handy-Klingeln, laute Gespräche von Mitreisenden in der Bahn, Zeitungsrascheln, Knistern von Bonbontüten, Klavier- oder Trompetentöne aus der Nachbarwohnung, Baumaschinenlärm, Kinderstimmen, Hundegebell bzw. Katzengejammer auf der Straße. Aufgrund der Überfokussierung auf derartige Geräusche wird selbst deren Ausbleiben kaum als angenehm erlebt, weil bereits ihr baldiges Wiederauftreten gefürchtet wird. Die Betroffenen fühlen sich diesen Geräuschen hilflos ausgeliefert und erleben sich als Folge wirkungsloser Proteste dagegen völlig fremdbestimmt.

Aus Kapazitätsgründen werden hier nur drei der oben genannten Spezifischen Phobien, andere Typen, näher dargestellt: wegen der Häufigkeit die Prüfungsangst ohne Sozialphobie und wegen der medizinischen Bedeutung bzw. geringen Bekanntheit in der Öffentlichkeit die Angst vor dem Erbrechen *(Emetophobie)* sowie die Angst vor dem Verschlucken und Ersticken *(Phagophobie)*.

Furcht vor Prüfungen

Prüfungsangst besser verstehen und hilfreich analysieren
Die krankheitswertige Angst vor Prüfungen wird im ICD-10 unter der Bezeichnung *Examensangst* ebenfalls zu den Spezifischen Phobien gezählt. Prüfungsangst gilt als *Spezifische Phobie,* wenn die Angst vor dem persönlichen Versagen im Mittelpunkt der Aufmerksamkeit ist, und als *Soziale Phobie,* wenn die Angst vor negativer Bewertung, Kritik, Peinlichkeit und Demütigung im Vordergrund steht.[22]

Prüfungen sind Beurteilungen der Leistungsfähigkeit in zahlreichen Bereichen: in allen möglichen Schultypen, an der Hochschule, Fachhochschule oder Universität, in der Berufsschule, in der innerbetrieblichen Ausbildung (Dienstprüfungen, Dienstbeurteilungen), in der außerbetrieblichen Fortbildung (Kursabschlüsse), in der Erwachsenenbildung, im künstlerischen oder sportlichen Bereich, beim Erwerb spezieller Fertigkeiten oder Befähigungen (Führerschein, Waffenschein).

Prüfungen und deren Ergebnisse haben als wichtige Qualifikationsnachweise großen Einfluss auf das schulische, berufliche und private Fortkommen. In der Angst zu versagen spiegelt sich der persönliche und gesellschaftliche Druck wider, dem jeder Mensch ausgesetzt ist, der es zu etwas bringen möchte.

Prüfungsangst als Angst vor Fehlern und Misserfolgen ist das Musterbeispiel für eine völlig normale *Bewertungs- und Versagensangst.* Die Angst, angesichts einer gestellten Aufgabe zu scheitern, ist eine zutiefst menschliche Erfahrung, an der man in seiner Persönlichkeit reifen kann. Erfolgreiche Menschen erkennt man nicht nur an ihren Erfolgen, sondern auch an ihrer Fähigkeit, mit Misserfolgen umzugehen. Jedes Versuch-und-Irrtum-Lernen setzt die Bereitschaft zu Fehlern und Niederlagen voraus, um daraus zu lernen bzw. das Ergebnis zu optimieren.

Belastende Prüfungsangst besteht in der Befürchtung, Misserfolge und deren Folgen durch eigene Einflussnahme nicht verhindern zu können und schlimme Folgen hinnehmen zu müssen. Prüfungsangst wird dann zu einem erheblichen Problem, wenn die Betroffenen glauben, den eigenen Erwartungen bzw. den Erwartungen der anderen aufgrund von realen oder vermeintlichen Defiziten nicht entsprechen zu können und durch das eigene Verhalten keinen Einfluss auf das Ergebnis der Prüfung zu haben.

Krankheitswertige Prüfungsangst beruht auf einem *geringen Selbstwirksamkeitsglauben* in dem Sinne, dass man es sich nicht zutraut, die Prüfung zu schaffen. Die Angst vor dem Misserfolg allein erklärt jedoch nicht das ganze Ausmaß der Prüfungsangst. Emotional belastend sind tatsächliche Misserfolge und deren Folgen erst dann, wenn die Betroffenen aufgrund ihres Wertesystems eine Minderleistung und ein situatives Leistungsversagen als Katastrophe betrachten. Demnach können die besten Schüler und die ehrgeizigsten Studentinnen mehr Prüfungsangst entwickeln als mittelmäßige oder eher schlechte.

Nach dem Zeitpunkt ihres Auftretens kann man zwei Arten von Prüfungsangst unterscheiden:
a) *Prüfungsangst im engeren Sinne* bezeichnet die ständige ängstliche Besorgtheit und die anhaltende emotional-körperliche Erregtheit – spürbar in Form von Symptomen wie Appetitlosigkeit, Übelkeit, Durchfall, Schwindel, Zittern, Unruhe, Beklemmungsgefühlen, Herzklopfen, Heiß-kalt-Empfindungen, muskulärer Verspannung und Schlafstörungen – in der Zeit vor der Prüfung. Permanente Versagensängste in der Phase des Lernens führen vor allem auch zu erheblichen Aufmerksamkeits- und Konzentrationsstörungen, die die Einprägung des Lernstoffs erschweren. Viele prüfungsängstliche Schüler und Studentinnen schieben das Lernen und den Prüfungszeitpunkt immer weiter hinaus. Die berühmte »Aufschieberitis« (Fachausdruck: *Prokrastination*) vermindert kurzfristig den Druck, erhöht aber langfristig den Lernstress und die Prüfungsangst.
b) *Prüfungsfurcht* bezieht sich, dem Wortsinn entsprechend, auf die akute geistige und körperliche Reaktion in der Prüfungssituation, bis hin zum Blackout und zur Panikattacke. Prüfungsangst bzw. -furcht ist die Reaktion auf das Gefühl der *subjektiven Bedrohung in Leistungssituationen,* und zwar bezüglich des Selbstwerts, des Sozialprestiges und des schulischen bzw. beruflichen Fortkommens.

Angst kann motivieren und muss nicht blockierend wirken. Das optimale Verhältnis von Angst und Leistungsfähigkeit ist in der Psychologie bereits seit über hundert Jahren bekannt. Ein *mittleres Ausmaß an Angst, Erregung und emotionaler Aktivierung* garantiert die beste geistige Leistungsfähigkeit. Zu viel Angst und Stress bewirken einen Leistungsabfall bis hin zum völligen Versagen, zu wenig Angst und Erregung führen zu Unterforderung und damit zu Minderleistung.

Nervosität vor Prüfungen ist durchaus positiv zu sehen, denn sie stellt Energie bereit, die zum richtigen Zeitpunkt abgerufen werden soll – wie bei einer Läuferin vor dem Start, einem Fußballer vor dem Elfmeter oder einer Rednerin oder Sängerin vor dem Auftritt. In diesem Sinne ist auch das *Lampenfieber* von Schauspielern und Opernsängern zu verstehen, insbesondere vor der Premiere. Wer vor der Prüfung seine Angst und Nervosität voll und ganz zulässt und sich auf mögliche Probleme optimal vorbereitet, kann sich während der Prüfung besser auf die Aufgaben konzentrieren als bei vorheriger Angstverdrängung.

Übermäßige, nicht zu bewältigende Prüfungsangst kann genau zu dem führen, was die Betroffenen fürchten, nämlich zu verminderter Leistungsfähigkeit. Die negativen Selbstgespräche, die ständige Beobachtung des eigenen Körpers und die Beschäftigung mit den Folgen des vorweggenommenen Versagens führen in der Prüfungssituation zu einer *geteilten Aufmerksamkeit*. Die Aufmerksamkeit und Konzentration ist nicht mehr in vollem Ausmaß auf die Prüfungsvorbereitung bzw. auf die Aufgabenstellung gerichtet, sodass es zu einer Leistungsbeeinträchtigung kommt. Es zeigen sich mehr Flüchtigkeitsfehler, eine geringere Leistung, eine niedrigere Durchhaltemotivation und eine Beeinträchtigung bei Aufgaben, die komplexere Denkprozesse erfordern.

Angstbedingte *Denkblockaden* verhindern die Aktivierung des gelernten Prüfungsstoffs und vermitteln aufgrund der dann nicht erbrachten Leistungen den Eindruck mangelnder Prüfungsvorbereitung. Eine massive Prüfungsangst kann zu einem teilweisen Verlust des gelernten Wissens führen. Das Gefühl eines »leeren Hirns« hängt mit der angstbedingten Ausschüttung des Stresshormons *Cortisol* zusammen, das das Langzeitgedächtnis blockiert. Erst wenn sich die Menge der Stresshormone auf den Normalwert einpendelt, funktioniert das Gedächtnis wieder in vollem Umfang.

Was macht Ihre Prüfungsangst bzw. -furcht zu einer starken emotionalen Belastung? Welche körperlichen und psychischen Symptome treten dabei auf? Welche negativen Folgen hat Ihre Prüfungsangst bisher gehabt?

Prüfungsangst erfolgreich bewältigen

1. Ändern Sie schädliche Denkmuster.
Machen Sie sich Ihre Denkmuster bewusst, die Ihre Prüfungsangst unnötig verstärken, und entwickeln Sie *hilfreichere Einstellungen* und Sichtweisen, wie etwa: »Bei einer wichtigen Prüfung zu scheitern, ist unangenehm und deprimierend, aber weder eine Katastrophe noch Ausdruck von Unfähigkeit«, »Man muss nicht alles wissen und können, um bei einer Prüfung erfolgreich zu sein«, »Man kann für eine Ausbildung auch dann gut geeignet sein, wenn man einmal bei einer wichtigen Prüfung durchfällt«, »Man kann eine Prüfung auch trotz großer Nervosität mit

einer guten Note bestehen«, »Nervosität ist völlig normal und sagt nichts über Wissen und Können aus.«

2. Verbessern Sie Ihre körperliche Befindlichkeit.
Bauen Sie körperliche Verspannungen durch *Sport und Bewegung* sowie durch *Entspannungstechniken* zwischen den Lernphasen ab. Achten Sie auf Erholungsphasen, statt durch Lernen ohne Pausen die Anspannung unnötig zu erhöhen oder die Gefahr der Erschöpfung zu provozieren.

Verzichten Sie auf das völlig unrealistische und auch unsinnige Ziel des bestmöglichen Entspanntseins in der Prüfungssituation, denn Sie können auch trotz Nervosität und innerer Anspannung bei Prüfungen sehr erfolgreich sein. Je besser Sie sich auf die Aufgaben konzentrieren, desto weniger fällt Ihnen die jeweilige Anspannung als unangenehm auf.

Ernähren Sie sich gesund und trinken Sie täglich mindestens 1,5 Liter kalorienarme *Flüssigkeit*, um nicht nur Ihren Körper, sondern auch Ihren Geist zu stärken. Achten Sie auch auf ausreichenden *Schlaf.*

3. Nehmen Sie gefürchtete Situationen sowie körperliche und psychische Reaktionen achtsam wahr.
Bleiben Sie während der Lernphase ganz bei der Wissensaufnahme und in der Prüfungsphase ganz bei der bestmöglichen Wiedergabe des Gelernten. Lassen Sie alle spontan auftretenden Gedanken und Vorstellungen des Versagens zu, ohne sie ständig kraftaufwendig unterdrücken zu wollen, sagen Sie sich jedoch innerlich immer wieder hilfreiche Sätze vor, wie etwa: »Das sind nur meine Gedanken, Bilder und Horrorvisionen. Es ist nicht die Realität, was ich mir so lebhaft wie die Wirklichkeit vorstelle.« Schaffen Sie Abstand zu Ihren Gedanken und Vorstellungen, indem Sie eine *Beobachterposition* einnehmen und sich bewusst machen: »Ich merke gerade, wie ich die kommende Prüfung mit Versagen und Scheitern verbinde, doch das sind nur meine Gedanken und Befürchtungen, die nichts über die Realität aussagen, auch wenn ich in unangenehme körperliche und psychische Zustände komme.« Akzeptieren Sie Ihre Prüfungsangst als momentan gegeben, ohne sie als Vorzeichen von Versagen oder Ausdruck von Unfähigkeit zu interpretieren.

4. Lenken Sie Ihre Aufmerksamkeit auf das, was Sie tun möchten.
Konzentration bedeutet Einengung der Aufmerksamkeit auf einen ganz bestimmten Bereich, in der Fachsprache *selektive Aufmerksamkeit* genannt. *Unkonzentriert* zu sein bedeutet, sich auf zu viele Dinge gleichzeitig zu konzentrieren, die mit der momentanen Aufgabenstellung über-

haupt nichts zu tun haben. Konzentrationsstörungen beim Lernen sowie bei Prüfungen beruhen auf einem gedanklichen *Multitasking*. Bleiben Sie mit Ihrer ganzen Aufmerksamkeit bei der konkreten Aufgabe, bei dem, was im Moment am wichtigsten ist. Erledigen Sie eine Sache nach der anderen. Verzichten Sie beim Lernen auf gleichzeitiges Musikhören, Fernsehen, Onlinesein mit PC oder Handy bzw. in sozialen Netzwerken, aber auch auf permanentes Essen oder Naschen zum Spannungsabbau.

Auf diese Weise können Sie sich nicht nur besser konzentrieren, sondern bereiten sich auch optimal auf schriftliche Prüfungen vor, bei denen Sie ganz auf sich selbst gestellt sind und auch ohne die üblichen Ablenkungsstrategien zurechtkommen müssen.

Denken Sie nicht ständig an die Vergangenheit, in der Sie deprimierende Fehler gemacht haben, und sorgen Sie sich nicht ständig um die Zukunft, was wäre, wenn Sie die Prüfung nicht schaffen würden. Bleiben Sie im Hier und Jetzt, bei der konkreten Aufgabe, um Ihr *Arbeitsgedächtnis* zu entlasten, das mit dem Arbeitsspeicher eines Computers vergleichbar ist: Je mehr Dateien man öffnet, desto leistungsschwächer wird der PC, bis er irgendwann abstürzt. Bleiben Sie mit Ihrer ganzen Aufmerksamkeit beim Lernstoff und konzentrieren Sie sich trotz einer möglichen Panikattacke oder anderen Symptomen ganz auf die konkrete Aufgabe statt auf Ihre ängstlichen Gedanken, Panikgefühle oder körperlichen Stresssymptome.

5. Lernen Sie vom Vorbild anderer Menschen.
Nutzen Sie während der Prüfungsvorbereitung andere Personen als *Modell*. Diese Menschen beginnen oft viel früher mit dem Lernen, machen trotz Lernstress zwischendurch kleinere Pausen, damit Spaß, Freude und Sozialkontakte nicht zu kurz kommen, bilden vielleicht auch Lerngemeinschaften, um sich gegenseitig zu ermutigen und zu unterstützen, fragen sich gegenseitig ab oder üben die Prüfung bzw. den Vortrag im Rahmen einer kleinen Gruppe, setzen nach Möglichkeit den Prüfungstermin von sich aus fest bzw. melden sich zu einem bestimmten Zeitpunkt zur Prüfung an, ohne diese immer weiter hinauszuschieben, ziehen sich nicht auf das ausschließliche Lernen zu Hause zurück, sondern besuchen weiterhin alle wichtigen Veranstaltungen, um nicht in anderen Bereichen Nachteile zu erleiden.

6. Coachen Sie sich durch wirksame Selbstanweisungen.
Ein verbales *Selbstinstruktionstraining* kann Ihnen beim Lernen helfen, sich möglichst gut auf die jeweiligen Inhalte zu konzentrieren. Machen

Sie sich zu Beginn in einem inneren Dialog klar, um was genau es in der Prüfung gehen wird, fragen Sie sich dann immer wieder, ob alles so passt, wie Sie Ihr Lernpensum gestalten, und loben Sie sich, wenn Sie mit Ihrer Leistung zufrieden sind. Begleiten Sie Ihr Tun anfangs durch halblautes und dann durch *inneres Sprechen,* um dadurch Ihre Aufmerksamkeitsleistung zu steigern. Ermutigen Sie sich durch *aufbauende Verbalsuggestionen* wie: »Ich lasse meine Prüfungsangst zu, denn sie kann mich beflügeln«, »Ich will gut sein, muss aber nicht immer die Beste sein«, »Ich gebe mein Bestes, mache mein Selbstwertgefühl aber nicht ausschließlich vom Prüfungsergebnis abhängig«, »Ich trete zur nächsten Prüfung auf jeden Fall an, und dafür lerne ich auch regelmäßig«, »Ich schaffe die Prüfung, ich habe ausreichend gelernt und bin gut vorbereitet.«

Schließen Sie nicht von Ihren psychischen Zuständen (Angst, Unsicherheit) und Ihren körperlichen Symptomen (Zittern, Mundtrockenheit) darauf, dass Ihr Bestehen der Prüfung tatsächlich bedroht ist. Sagen Sie sich wiederholt: »Ich bin einfach nur aufgeregt«, oder: »Ich brauche diese körperliche Erregung, um mein Bestes geben zu können.« Eine derartige Sichtweise hat sich vor Prüfungssituationen oder Leistungsanforderungen nachweislich als hochwirksam und erfolgsfördernd erwiesen, statt Angst und körperliche Erregung als Zeichen einer großen Bedrohung stets negativ zu beurteilen und körperliche Entspannung als oberstes Ziel anzustreben.

7. Bereiten Sie sich auf gefürchtete Situationen mental vor.
Vergegenwärtigen Sie sich die Prüfungssituation mit Ihrer ganzen Vorstellungskraft: Welche Probleme befürchten Sie? Welche Ziele möchten Sie erreichen? Finden Sie mental verschiedene *Lösungsstrategien* für Schwierigkeiten, mit denen Sie rechnen, statt ohne Plan nur positiv denken zu wollen. Stellen Sie sich vor, wie Sie Ihr erworbenes Wissen dokumentieren und trotz Angst die schriftliche bzw. mündliche Prüfung bewältigen. *Visualisieren* Sie ganz konkret den Erfolg bei der Prüfung. Erinnern Sie sich an Ihre bisherigen Erfolge, die Sie ermutigen und aufbauen.

8. Konfrontieren Sie sich schrittweise mit allen gefürchteten Situationen.
- Entwickeln Sie einen *Lernplan* mit fixen Lernzeiten und Pausen, auch mit Prüfungsterminen, statt alle Verpflichtungen immer weiter hinauszuschieben.
- Setzen Sie sich intensiv mit dem Prüfungsstoff auseinander und nutzen Sie bestimmte *Lernstrategien,* die Sie im Bedarfsfall in verschiedenen Büchern finden können.

- Verwenden Sie *Rollenspiele*, um die Situation der Prüfung oder des Referats zusammen mit anderen durchzuspielen.
- Nutzen Sie alle Möglichkeiten zur *aktiven Mitgestaltung* bei mündlichen Prüfungen. Wiederholen Sie bei einem Blackout die Prüfungsfrage, äußern Sie eine Meinung bzw. Vermutung oder stellen Sie eine Frage, statt gänzlich zu verstummen. Sagen Sie ganz offen und dennoch selbstbewusst: »Ich habe gerade einen Blackout; ich weiß, dass ich die Antwort eigentlich weiß.«
- Kommen Sie ins Tun durch *zielgerichtete Tätigkeiten* bei schriftlichen Prüfungen. Schreiben bzw. zeichnen Sie etwas auf das Blatt Papier, statt nur unproduktiv nachzudenken, oder beginnen Sie mit der leichtesten Aufgabe.

Furcht vor Erbrechen

Emetophobie besser verstehen und hilfreich analysieren

Die Furcht vor dem eigenen Erbrechen, dem Miterleben des Erbrechens anderer Menschen (oft auch von Tieren) und auch bereits vor Gesprächen über die Themen Übelkeit und Erbrechen wird als *Emetophobie* (griech. *emetikos* = Brechreiz erregend) bezeichnet. Die Betroffenen verbinden jede Übelkeit vorschnell mit bevorstehendem Erbrechen und dieses wiederum mit einem unerträglichen *Ekelgefühl* und inakzeptablen *Kontrollverlust*, in sozialen Situationen auch mit Gefühlen von Peinlichkeit und Blamage. Übelkeit und Gedanken an mögliches Erbrechen lösen nicht nur Ekelgefühle aus, sondern vor allem auch existenziell bedrohliche Zustände in Form von situationsgebundenen *Panikattacken*.

Die Betroffenen haben nicht Angst vor bestimmten Speisen und Getränken, sondern davor, dass sie diese erbrechen könnten. Tatsächliches Erbrechen wird nicht mehr als das gesehen, was es ist, nämlich ein völlig normaler und gesunder *Schutzreflex* vor giftigen Substanzen, Fremdkörpern oder Viren, sondern wird als Kontrollverlust und Ekelgefühl sich selbst gegenüber betrachtet. Die Betroffenen wissen, dass sie auf Übelkeit, Brechreiz und Erbrechen überfokussiert sind und ihre Ängste übertrieben sind, können sie aber nicht bewältigen, sodass sie erheblich unter ihrem Verhalten leiden.

Emetophobische Personen weisen *typische Einstellungen und Verhaltensweisen* auf, die sie aufgrund der Fülle der Merkmale von Menschen mit Essstörungen und funktionellen (»somatoformen«) Magen-Darm-

Störungen, aber auch von Personen mit anderen Angststörungen wie Panikstörung und Agoraphobie unterscheiden:
- Sie bekommen bei harmlosen Beschwerden wie leichter Übelkeit, diffusen nichtorganischen Oberbauchbeschwerden, normalen Verdauungsgeräuschen, gelegentlichen leichten Würgegefühlen im Hals oder Schwindelgefühlen starke Angst und Furcht zu erbrechen und malen sich im Kopf die schlimmsten Bilder bezüglich des möglichen Erbrechens aus, auch wenn dies noch nie vorgekommen ist.
- Sie rufen immer wieder die Erinnerung an ein tatsächliches Erbrechen vor langer Zeit sehr lebhaft ab, als wäre es erst gestern gewesen, auch wenn sie um die damaligen Umstände und Ursachen wissen, die gegenwärtig gar nicht mehr vorhanden sind.
- Sie weisen ohne konkreten Anlass anhaltende Erwartungsängste bezüglich des möglichen Erbrechens auf, die den ganzen Tag bestimmen, und zwar auch allein zu Hause, was darauf hindeutet, dass es sich um keine primär sozialphobische Störung handelt.
- Sie vermeiden viele Nahrungsmittel wie Fleisch, Hackfleisch, Fisch, Eier, Milchprodukte, fette Speisen, breiige Speisen, die wie Erbrochenes ausschauen, sowie viele Gerichte, die nicht vor ihren Augen bzw. mit ihrem Wissen um die Inhalte zubereitet wurden.
- Sie vermeiden leicht verderbliche Speisen aus Angst vor einer Lebensmittelvergiftung, die zu Erbrechen führen könnte.
- Sie vermeiden sogar verschiedene Flüssigkeiten wie Milch, Suppen oder alkoholische Getränke aus Angst vor Erbrechen.
- Sie verringern vor allem auch die Nahrungsmenge und das Maß an zugeführter Flüssigkeit aus Angst vor Übelkeit, Bauchschmerzen und Erbrechen, mit der Gefahr von Unterernährung, schweren Mangelerscheinungen und sogar Austrocknung.
- Sie verzichten vor wichtigen Ereignissen auf das Essen, aus Angst vor Übelkeit, Bauchschmerzen, Brechreiz oder Erbrechen, und verwenden zur Rechtfertigung alle möglichen Ausreden, warum sie nichts essen können oder wollen.
- Sie vermeiden viele Orte und soziale Situationen aus Angst vor Erbrechen und nehmen zahlreiche Einschränkungen des Lebens in Kauf, was langfristig erheblich depressiv machen kann.
- Sie können nicht zwischen angst- bzw. stressbedingter Übelkeit und körperlich bedingter Übelkeit unterscheiden und daher auch nicht angemessen damit umgehen, wenn bereits die Angst vor Übelkeit unangenehme Empfindungen im Magenbereich auslöst. Jedes flaue Gefühl im Magen wird bereits als Übelkeit fehlinterpretiert.

- Ein mögliches Erbrechen außer Haus ist für sie noch peinlicher als zu Hause, was zu sozialphobischen Tendenzen führen kann, mit der Einschränkung von sozialen Aktivitäten, bis hin zum Verzicht auf gemeinsames Essen auswärts oder bei Freunden und Bekannten zu Hause.
- Sie haben Probleme beim Anblick des Erbrechens von anderen Menschen, aber auch von Katzen und Hunden. Sie nehmen daher verschiedene Umwege in Kauf, um Menschen, die gerade erbrechen bzw. erbrechen könnten, speziell Betrunkenen oder kleinen Kindern, nicht zu begegnen, vor allem auch, um Erbrochenes an Orten wie Bahnhöfen, Volksfesten, Jahrmärkten, Betriebsfeiern, Partys, bestimmten Straßen, in der Nähe von Gaststätten oder auf Flug- bzw. Schiffsreisen zu vermeiden.
- Sie verzichten oft zugunsten des Privatautos auf die Benutzung öffentlicher Verkehrsmittel aus Angst vor Übelkeit, Brechreiz oder Erbrechen, aber auch aus Sorge um eine mögliche Ansteckung mit einem Magen-Darm-Virus von Mitreisenden, der zum Erbrechen führen könnte. Aus diesen Gründen möchten sie nicht selten von Angehörigen mit dem Auto in die Schule bzw. zur Arbeit gebracht werden, ähnlich wie Agoraphobikerinnen.
- Sie sind ständig auf der Suche nach Tipps gegen Übelkeit und Erbrechen und versichern sich oft auch bei Vertrauenspersonen und Fachleuten, dass sie in bestimmten Situationen weder Übelkeit noch Brechreiz oder gar Erbrechen befürchten müssen.
- Sie waschen sich bei Ansteckungsängsten übermäßig oft wie Zwangskranke die Hände mit Seife oder gar Desinfektionsmitteln, um keinen Infekt zu bekommen, der zum Erbrechen führen könnte.
- Sie achten beim Kauf und der Zubereitung von Nahrung streng darauf, die »richtigen« Nahrungsmittel zu kaufen und nur bestimmte Zusatzstoffe zu verwenden, um keine Verdauungsprobleme zu bekommen, die ein Erbrechen begünstigen könnten.
- Sie kontrollieren in sehr übertriebener Weise das Haltbarkeitsdatum aller Lebensmittel in Geschäften sowie im Kühlschrank zu Hause aus Angst vor dem möglichen Erbrechen verdorbener oder verschimmelter Nahrung.
- Sie vermeiden aus Angst vor Ansteckung oft auch den Besuch der Schule oder Arbeit, wenn dort ein Magen-Darm-Virus kursiert.
- Sie essen vor allem abends sehr wenig aus Angst vor Übelkeit oder Erbrechen im Bett und nutzen bestimmte Ablenkungsstrategien wie Lesen, Radiohören, Fernsehen oder das Internet so lange zur Vermei-

dung von möglichen Magen-Darm-Empfindungen, bis sie schließlich spät in der Nacht vom Schlafdefizit überwältigt werden.
- Sie verspüren nicht selten abends im Bett, wenn sie sich nicht mehr bewusst oder unbewusst von ihrem Körper ablenken können, eine belastende Übelkeit, die sie daran hindert, normal einschlafen zu können, sodass im Laufe der Zeit Erwartungsängste bezüglich des Einschlafens entstehen können.
- Sie suchen entweder zahlreiche Ärzte auf, um ihre Übelkeit und diffusen Bauchschmerzen abklären zu lassen, oder meiden Ärzte und Krankenhäuser aus Angst vor Ansteckung.
- Sie nehmen bereits vorbeugend ein Medikament, ein pflanzliches oder homöopathisches Mittel gegen Übelkeit, Erbrechen oder Durchfall oder selbstverordnet bestimmte »Magentropfen«. Sie führen häufig auch Brechtüten mit sich.
- Sie vermeiden andererseits oft auch alle von Ärzten verordneten oder empfohlenen Medikamente aus Angst vor Übelkeit, Sodbrennen, Brechreiz und Erbrechen.
- Sie fürchten geradezu panisch bestimmte körperliche Erkrankungen, wie etwa eine Magen-Darm-Grippe oder einen Brechdurchfall, auch wenn ihnen dies noch nie passiert ist, und wenn doch, dann noch viel mehr als vorher.

Mehr als doppelt so viele *Frauen* wie Männer leiden unter einer Emetophobie, die trotz ihrer relativen Häufigkeit in der Öffentlichkeit und selbst bei vielen Fachleuten recht unbekannt ist. Die milde Form erleben bis zu 3 Prozent der Männer und bis zu 7 Prozent der Frauen, die schwere Ausprägung 0,1 Prozent der Bevölkerung.

Eine Emetophobie beginnt oft schon in der Kindheit, im Durchschnitt mit 10 Jahren, in bestimmten Fällen ausgelöst durch normales Erbrechen aufgrund bestimmter Ursachen wie verdorbenes Essen oder einen Magen-Darm-Virus. Eigenes Erbrechen in der Kindheit oder das erlebte bzw. berichtete Erbrechen von Verwandten oder Bekannten können bei der Entwicklung einer Emetophobie eine gewisse Rolle spielen, erklären aber nicht die immer weiter ausufernde Symptomatik der Betroffenen, die eine zunehmende Aufmerksamkeitseinengung auf ihre Störung entwickeln.

Die Betroffenen verhalten sich wie Menschen mit einer *Zwangsstörung*, die alles tun, um dem Kontakt mit bestimmten Nahrungsmitteln und Substanzen zu entkommen, oder möchten durch Waschrituale die Gefahr von Übelkeit und Erbrechen als Folge einer Magen-Darm-Erkrankung durch Keime und Viren verhindern.

Der Symptomatik liegt weder eine Essstörung noch eine psychisch bedingte Verdauungsstörung zugrunde, auch wenn öfters die Fehldiagnosen »atypische Anorexie«, »Reizmagen« oder »Reizdarm« aufgrund der häufigen Gewichtsabnahme, besorgniserregenden Mangelernährung und beklagten Übelkeit gestellt werden.

Die Betroffenen sind nicht vom Ziel der Gewichtsabnahme wie Magersüchtige getrieben und fühlen sich nicht zu dick, sie haben meist auch keine funktionelle, das heißt nichtorganische (»somatoforme«) Störung des oberen oder unteren Verdauungstrakts in chronischem Ausmaß, sondern leben vielmehr in Angst und Schrecken vor entsprechenden Empfindungen wie Übelkeit und Brechreiz.

Auch wenn die Betroffenen geradezu »panisch« das Essen wegen des möglichen Erbrechens fürchten, besteht keine Panikstörung, es handelt sich vielmehr um situationsgebundene Panikattacken in Zusammenhang mit den gefürchteten Symptomen von Übelkeit und Brechreiz bzw. den entsprechenden Auslösern in Form bestimmter Nahrung und essensbezogener Situationen.

Während Menschen mit einer Bulimie das geplante Erbrechen als Form der Kontrolle ihres Körpergewichts nach dem Essen betrachten, vermeiden Personen mit einer Emetophobie alles, was ein ungewolltes Erbrechen begünstigen könnte. Anders als Magersüchtige achten sie nicht auf die Kalorienmenge, sondern darauf, dass sie keine Nahrungsmittel oder Getränke zu sich nehmen, die zum Erbrechen führen könnten. Wegen der erheblichen Einschränkung und Veränderung des Essverhaltens wirken die Betroffenen auf die soziale Umwelt oft wie Essgestörte. Nur in seltenen Fällen hängt die Symptomatik mit einer Magersucht (Anorexie) zusammen, bei der aufgrund des extremen Kontrollbedürfnisses die Nahrungsaufnahme stark eingeschränkt wird, gleichzeitig aber auch das Erbrechen als weiteres Mittel zur Gewichtskontrolle entschieden abgelehnt wird, anders als bei einer anderen Essstörung, der Bulimie.

Wenn aus Angst vor öffentlichem Erbrechen eine erhebliche Einschränkung des Aktionsradius erfolgt, ähnlich wie bei Menschen mit einer ausgeprägten Furcht vor Ohnmacht, Harn- oder Stuhldrang, kann durchaus auch eine sekundäre *Agoraphobie* entstehen. Vielfältige Ausreden dienen dann dazu, bestimmte Situationen wie öffentliche Feiern, Essen und Trinken im Familien- oder Bekanntenkreis sowie verschiedene Ausflüge und Reisen zu vermeiden.

Viele emetophobische Frauen fürchten sich vor einer *Schwangerschaft* nur deswegen, weil sie dabei unter Übelkeit und morgendlichem Erbrechen leiden könnten und weil sie glauben, das Erbrechen des durchaus ersehnten Babys bzw. Kleinkindes nicht ertragen zu können. Der Kinderwunsch ist aber oft größer als die Angst vor Schwangerschaftserbrechen, das im Rahmen der Schwangerschaft als natürliches Geschehen eher akzeptiert werden kann als jedes Erbrechen in anderem Zusammenhang. Die einen können das Erbrechen von Kindern im Rahmen normaler Erkrankungen im Kindesalter durchaus angemessen akzeptieren, während die anderen davor panische Angst haben, auch wenn sie dann im konkreten Fall ein erbrechendes Kind trotzdem gut betreuen können.

Ursachenanalysen helfen zwar zum besseren Verständnis der Störung und der emotionalen und kognitiven Verarbeitung der Auslöser, wie etwa eines alkoholkranken Vaters oder eines familiären Konflikts, tragen jedoch nicht zur dauerhaften Änderung der Symptomatik bei, wenn durch die Strategien von permanenter Vermeidung und Kontrolle der Nahrung ein Chronifizierungsprozess entstanden ist.

Das *Therapieziel* ist nicht, das Ekelgefühl in Zusammenhang mit Erbrechen oder Erbrochenem durch Gewöhnung (Habituation) »wegzutrainieren«, sondern das Leben trotz Gefühlen von Übelkeit und raschen Ekelreaktionen ohne Einschränkung des Essverhaltens und des sozialen Verhaltens besser genießen zu können. Die konkrete Form der Selbstbehandlung oder einer Psychotherapie hängt zwar von der Art der Emetophobie ab, als zentrale Ziele gelten jedoch eine gesunde Breitbandernährung und die Wahrnehmung eines normalen Sättigungsgefühls, statt die Nahrungsaufnahme aus Angst vor Übelkeit einzuschränken oder vorzeitig zu beenden, sowie ein genussbereites Essverhalten beim Zusammensein mit anderen Menschen zu Hause und außer Haus.

Emetophobie erfolgreich bewältigen

1. Ändern Sie schädliche Denkmuster.
Machen Sie sich Ihre krank machenden Denkmuster bewusst und ersetzen Sie sie durch *hilfreichere Einstellungen* und Sichtweisen, die Ihnen wieder einen normalen Umgang mit Ihren Körperempfindungen sowie mit allen Nahrungsmitteln ermöglichen, wie etwa: »Erbrechen ist ein sinnvoller körperlicher Reflex und hat nichts mit Versagen zu tun«, »Erbrechen ist auch anderen Menschen peinlich, die sich jedoch aus Angst davor nicht das ganze Leben verderben lassen«, »Trotz Übelkeit kann das Essen im Magen bleiben«, »Übelkeit ist oft ein Anzeichen von Angst und nicht von Erbrechen«, »Man kann auch mit Übelkeit seinen Verpflichtungen nachgehen«, »Eine gesunde Ernährung ist wichtig für das allgemeine Wohlbefinden.«

2. Verbessern Sie Ihre körperliche Befindlichkeit.
Essen und trinken Sie ausreichend, um Unterernährung und Austrocknung zu vermeiden, vor allem auch warme Flüssigkeiten, um Ihren Magen zu spüren und zu entspannen. Angst und Stress führen zu einer *Minderdurchblutung des Magens,* weil das Blut bei einer Kampf-Flucht-Reaktion vermehrt vom Magen-Darm-Trakt weg in die arbeitende Muskulatur von Armen und Beinen befördert wird.
Setzen Sie die *Bauchatmung* ein, um das Wohlbefinden im Ober- und Unterbauch zu fördern. Legen Sie beide Hände auf die Bauchdecke, um ein Gefühl von Wärme und Entspannung zu erleben. Bewegen Sie sich bei Angst vor Erbrechen, das vom parasympathischen Nervensystem gesteuert wird. Bewegung aktiviert das sympathische Nervensystem, das wirksam die Verdauungs- und Ausscheidungsfunktion zugunsten von körperlicher Aktivität hemmt. Steigern Sie bei zunehmend besserer Ernährung Ihr Bewegungspensum, um einerseits die innere Anspannung abzubauen und andererseits die körperliche Fitness aufzubauen.

3. Nehmen Sie gefürchtete Situationen sowie körperliche und psychische Reaktionen achtsam wahr.
Das Grundproblem ist nicht das Erbrechen selbst, sondern die Angst vor dem Erbrechen und die Bewertung von bestimmten Situationen und körperlichen Empfindungen als bedrohliche Auslöser. Nehmen Sie alle Empfindungen Ihres oberen Verdauungstrakts (Speiseröhre und Magen) wahr, ohne Ihre Übelkeit, diffusen Magenschmerzen und Würgegefühle als bedrohlich zu bewerten. Bleiben Sie ganz bei dem, was Sie im Hier und Jetzt empfinden. Akzeptieren Sie alle spontan auftretenden Gedanken und Vorstellungen von Übelkeit und Brechreiz sowie auch die vorhandenen Übelkeitsgefühle. Sagen Sie sich immer wieder: »Übelkeit ist nur Übelkeit, meine Vorstellungen von Erbrechen sind nur Vorstellungen und nicht die Realität.« Nehmen Sie Ihre Empfindungen im Oberbauch ohne Ablenkungsstrategien ganz bewusst wahr, vor allem auch nach einer größeren Mahlzeit.

4. Lenken Sie Ihre Aufmerksamkeit auf das, was Sie tun möchten.
Machen Sie sich bewusst, was Sie kontrollieren können und was nicht. Körpergefühle wie Übelkeit sowie spontan auftretende Gedanken daran können Sie nicht kontrollieren. Steuern können Sie dagegen Ihre Aufmerksamkeit und Ihr Verhalten. Akzeptieren Sie Ihre körperlichen Missempfindungen, ohne dagegen anzukämpfen, und konzentrieren Sie sich trotz leichter Übelkeit auf das, was Sie im Moment gerade tun oder un-

ternehmen möchten, um Erfolgserlebnisse zu feiern, die unabhängig von Ihrer momentanen körperlichen Befindlichkeit erreichbar sind.

5. *Lernen Sie vom Vorbild anderer Menschen.*
Essen Sie wieder gemeinsam mit Ihren Verwandten, Freunden und Bekannten zu Hause und auswärts sowie auch an Ihrer Arbeitsstelle, um die Nahrungsaufnahme als soziales Ereignis zu erleben und vom Verhalten der anderen profitieren zu können. Reden Sie mit anderen Menschen, die gelegentliche Missempfindungen im Magen-Darm-Bereich nicht mit spontanem Erbrechen assoziieren.

6. *Coachen Sie sich durch wirksame Selbstanweisungen.*
Ermutigen Sie sich in Situationen des psychischen und körperlichen Unwohlseins, die kein Fernbleiben von der Arbeit oder vom Ausbildungsort rechtfertigen, durch hilfreiche *Selbstinstruktionen,* wie etwa: »Meine Übelkeit ist nur Ausdruck meiner Angst, der ich mich mutig stelle«, »Ich kann auch mit Übelkeit am Arbeitsplatz, in der Schule oder Universität erfolgreich sein«, »Ich bin gesund und esse im Laufe der Zeit alles so wie früher, um meinen Körper zu stärken«, »Ich vertraue meinem Körper und verzichte auf alle Kontrollen«, »Ich gebe meiner Übelkeit und meinem Brechreiz, der – außer bei einer Magen-Darm-Infektion – noch nie zum Erbrechen geführt hat, zukünftig nicht mehr so viel Macht über mein Leben wie bisher.«

7. *Bereiten Sie sich auf gefürchtete Situationen mental vor.*
Vergegenwärtigen Sie sich möglichst bildhaft, wie Sie bisher gemiedene Nahrungsmittel und Getränke genussvoll zu sich nehmen, trotz anfänglicher Übelkeit und Brechangst. Malen Sie sich aus, wie Sie mit anderen Menschen auswärts essen gehen und Ausflüge inklusive eines Restaurantbesuchs unternehmen. Vergegenwärtigen Sie sich möglichst lebhaft, was Sie in Zukunft tun möchten und in der Vergangenheit an Schönem erlebt haben.

8. *Konfrontieren Sie sich schrittweise mit allen gefürchteten Situationen.*
- *Toleranz von Ekelgefühlen.* Akzeptieren Sie Ihre Ekelgefühle angesichts von Gedanken, Bildern, Videos und realen Situationen, die mit Erbrechen und Erbrochenem zu tun haben, indem Sie sich ganz bewusst mit derartigen Situationen konfrontieren und Ihr inneres und äußeres Vermeidungsverhalten sukzessive abbauen.
- *Provokation von Missempfindungen im Oberbauchbereich.* Nehmen Sie

ganz bewusst Nahrungsmittel zu sich, die Völlegefühle oder Blähungen auslösen können, wie etwa Nüsse oder Bohnen. Essen Sie manchmal so viel, dass Sie einen »vollen Bauch« erleben. Trinken Sie so viel Wasser, dass Sie diese Menge innerlich spüren. Lernen Sie, harmlose Missempfindungen ohne Erbrechen wahrzunehmen.
- *Ausweitung des Speiseplans.* Widerlegen Sie Ihre Befürchtungen durch neue Erfahrungen mit Nahrungsmitteln, die Sie noch nie oder schon lange nicht mehr zu sich genommen haben. Finden Sie Schritt für Schritt zu einem normalen Essverhalten zurück und nehmen Sie im Laufe der Zeit immer mehr von den bisher verbotenen, jedoch gesunden Nahrungsmitteln zu sich. Gehen Sie auch wieder auswärts essen, um fremden Küchen vertrauen zu lernen, sowie auf einen Kaffee mit Milch und Kuchen oder auf einen Eiskaffee, denn Sie sind keine Magen-Darm- oder Stoffwechsel-Kranke, die zu ihrem Wohlbefinden einen Diätplan einhalten muss. Essen Sie wieder vermehrt Nahrungsmittel, die Sie bisher mit Übelkeit und Erbrechen verbunden haben.
- *Abbau aller Vermeidungs- und Kontrollstrategien.* Reduzieren Sie Ihr Vermeidungsverhalten und Ihre Sicherheitsverhaltensweisen, die dazu gedient haben, Übelkeit, Brechreiz und Erbrechen zu verhindern. Verzichten Sie im Laufe der Zeit auf die Mitnahme von Antibrechmitteln, Notfalltropfen und Brechtüten.
- *Ausweitung des Aktionsradius.* Stellen Sie sich zunehmend verschiedenen bisher gemiedenen Situationen, vor allem auch dem Aufenthalt in allen möglichen öffentlichen Verkehrsmitteln sowie in öffentlichen Räumen, wie etwa der Schule, der Universität oder der Firma, um ein agoraphobisches Vermeidungsverhalten zur Vorbeugung von Übelkeit und vermeintlichem Erbrechen abzubauen oder zu verhindern.
- *Genusstraining.* Machen Sie die Ernährung wieder zu einem genussvollen Erlebnis, auf das Sie sich freuen und nicht ständig als körperliche Bedrohung fürchten. Essen Sie wieder mehr von dem, was Sie früher gerne gegessen haben und am ehesten mit positiven Erinnerungen verbinden.
- *Soziales Verhaltenstraining.* Achten Sie auf das gemeinsame Essen zu Hause und außer Haus, sodass die Nahrungsaufnahme wieder zu einem sozialen Ereignis wird. Konzentrieren Sie sich dabei auf das Zusammensein mit vertrauten Menschen statt auf Ihre körperlichen Empfindungen, die Sie vom engeren emotionalen Kontakt mit vertrauten Personen abhalten.
- *Emotionstraining.* Konfrontieren Sie sich mit Ihren Gefühlen, die »hinter« Ihren körperlichen Empfindungen der Übelkeit und des

Brechreizes stehen: Gibt es etwas, das Sie »zum Kotzen finden«, oder haben Sie es schon öfters erlebt, dass es Ihnen angesichts einer bestimmten Situation »einfach schlecht wird«? Lernen Sie, Ihre Gefühle wahrzunehmen, innerlich in treffende Worte zu fassen, am besten in Form von Tagebuchschreiben, und dann auch angemessen bestimmten Bezugspersonen gegenüber auszudrücken. Durchbrechen Sie den Teufelskreis »Angst vor Übelkeit – tatsächlich wahrgenommene Übelkeit – Angst vor Brechreiz und Erbrechen«, indem Sie Ihre diesbezüglichen Ängste ganz bewusst zulassen und den Unterschied zwischen psychisch und körperlich bedingter Übelkeit besser wahrnehmen lernen.

Furcht vor Verschlucken und Ersticken

Schluckangst besser verstehen und hilfreich analysieren

Die Furcht, sich bei der Aufnahme von fester Nahrung, von Tabletten, aber auch von Flüssigkeiten zu verschlucken und daran zu ersticken, wird *Phagophobie* genannt (griech. *phagein* = schlucken). Es besteht keine Schluckstörung (Dysphagie) und keinerlei organische Beeinträchtigung, sondern eine krankheitswertige *Schluckangst* in der Weise, dass die Betroffenen grundlos befürchten, es könnte Nahrung oder Flüssigkeit »in die falsche Kehle«, das heißt in die Luftröhre, gelangen, mit der Folge eines grässlichen Erstickungstodes.

Viele Betroffene haben sich in der Vergangenheit tatsächlich einmal in objektiv eher harmloser, für sie jedoch bedrohlicher Weise an einem Stück Brot, Fleisch, Wurst, Nuss oder sonstiger fester Nahrung verschluckt, aber auch an Flüssigkeit, allerdings nur selten in wirklich traumatischer, lebensbedrohlicher Weise. Nach der Ursache ihrer Störung befragt, geben Menschen mit einer Phagophobie einen subjektiv dramatisch erlebten *Erstickungsanfall* an, mit bedrohlicher Atemnot, nicht selten auch in Verbindung mit Hustenanfällen, unabhängig davon, wie bedrohlich das Ereignis tatsächlich war.

Betroffen sind vor allem sensible Menschen, die zu zwei Dritteln weiblich sind und oft auch andere psychische Störungen aufweisen. Häufig besteht gleichzeitig eine zu schnelle Atmung im Sinne eines *chronischen Hyperventilationssyndroms*, das eine anhaltende Verkrampfung im Halsbereich bewirken kann.

Im Normalfall erfolgt das Schlucken so automatisch wie das Atmen. Kein Mensch denkt daran, dass 26 Muskelpaare von fünf Hirnnerven gesteuert werden, wenn wir zwischen 1000- und 3000-mal pro Tag Nahrung, Flüssigkeit und Speichel vom Mund in das Körperinnere befördern. Probleme ergeben sich grundsätzlich durch den Umstand, dass sich die Atemwege nach vorne und der Speiseweg nach hinten kreuzen. In der Mitte ist dagegen alles offen, der Kehlkopf stellt angesichts der nicht ungefährlichen Überkreuzung von Atem- und Speiseweg einen Ausgleichsmechanismus dar. Bei einem Krampfzustand funktioniert diese Fehlkonstruktion der Natur nicht mehr optimal.

Der unbewusst einsetzende Schluckakt ist durch die bewusste und überängstliche Aufmerksamkeitszuwendung derart störanfällig, dass die Betroffenen ungewollt tatsächlich eine Störung des Schluckakts bewirken, was im Sinne eines Teufelskreises ihre Ängste verstärkt. Das Schlucken kann extrem anstrengend, sogar schmerzvoll sein.

Eine Phagophobie hängt nicht mit einer anorektischen Essstörung zusammen, auch wenn die Betroffenen häufig ein sehr eingeschränktes Essverhalten entwickeln und im Laufe der Zeit dadurch erheblich an Gewicht abnehmen. Aufgrund der Mangelernährung, des häufigen Untergewichts und der phobischen Verweigerung vieler Speisen wird von Ärzten oft fälschlicherweise eine Anorexie diagnostiziert. Eine depressive Verstimmung mit sozialem Rückzug und eingeschränkter Leistungsfähigkeit in der Schule, im Studium und auf der Arbeitsstelle ist jedoch eine häufige Folge der Störung.

Das bekannte *Kloß- oder Globusgefühl* im Hals (Fachausdruck: *Globus hystericus*), das auf einer nichtorganischen Verkrampfung der Muskulatur des Speiseröhrenmundes beruht, hat nichts mit einer Phagophobie zu tun.

Personen mit einer Phagophobie weisen oft folgende *Einstellungen und Verhaltensweisen* auf:
- Sie vertrauen nicht auf ihren Hustenreflex, der zum Heraushusten dessen führt, was in die Luftröhre eindringt.
- Sie entwickeln aufgrund ihrer unkontrollierbaren Furcht vor dem Verschlucken und Ersticken eine Überaufmerksamkeit auf jede kleine Missempfindung in Mund, Kehle und Hals.
- Sie können aufgrund der Angst, sich zu verschlucken und in der Folge davon zu ersticken, sich beim Schlucken so verkrampfen, dass das Schlucken von Tabletten und größeren Bissen überhaupt nicht oder nur erschwert möglich ist.
- Sie essen extrem langsam, weil sie jeden Bissen fester Nahrung 20- bis 50-mal kauen müssen, bevor sie den derart zerkleinerten Speisebrei schlucken können.

- Sie müssen nach jedem Bissen fester Nahrung sofort trinken, aus Angst, es könnten Essensreste in der Speiseröhre stecken bleiben.
- Sie streichen immer mehr »gefährliche« Nahrungsmittel wie Fleisch und Fischgerichte mit Gräten, aber auch kleinteiliges Gemüse wie Erbsen vom Speiseplan, weil das Essen fester Nahrung zu gefährlich und zu anstrengend erscheint, aber auch viel zu lange dauert.
- Sie nehmen im Laufe der Zeit oft nur noch flüssige oder breiige Nahrung zu sich, um die Angst vor dem Verschlucken zu mildern. Manche Mütter essen sogar die Babynahrung ihrer Kinder.
- Sie pürieren sogar Suppen, um sie dann zu trinken wie einen Tee, um jedes kleine Stück feste Nahrung zu vermeiden.
- Sie können unter Beobachtung überhaupt nicht essen, sodass die soziale Dimension des Essens vernachlässigt wird und das gemeinsame Essen mit Verwandten, Freunden und Bekannten zu Hause und außerhalb der Wohnung im Laufe der Zeit völlig wegfällt.

Schluckangst erfolgreich bewältigen

1. Ändern Sie schädliche Denkmuster.
Formulieren Sie Ihre falschen Denkmuster in *hilfreichere Sichtweisen* um: »Eine Schluckangst ist nicht dasselbe wie eine Schluckstörung, sondern nur eine erhöhte Anspannung beim Schlucken, ohne dass tatsächlich eine Erstickungsgefahr besteht«, »Schlucken erfolgt wie Atmen unbewusst ganz von allein; jeder Kontrollversuch führt genau zu jener Anspannung, die die Angst zu ersticken auslöst.«

2. Verbessern Sie Ihre körperliche Befindlichkeit.
Ernähren Sie sich wieder ausreichend, um die körperlichen Mangelzustände zu beseitigen und die körperliche und auch geistige Leistungsfähigkeit zu stärken. Machen Sie ein *Atemtraining*, um die häufigen muskulären Verkrampfungen im Mund- und Rachenbereich als Folge von chronischer, angstbedingter Hyperventilation zu mildern.

3. Nehmen Sie gefürchtete Situationen sowie körperliche und psychische Reaktionen achtsam wahr.
Gehen Sie auf *Distanz* zu Ihrer ängstlichen Bewertung des Schluckens durch hilfreiche Sätze, wie etwa: »Ich habe den Gedanken, dass ich am Verschlucken einer Speise ersticken könnte, doch das ist nur ein angstmachender Gedanke und keine bedrohliche Realität.« Beobachten Sie achtsam den Schluckvorgang, ohne ihn zu bewerten oder beeinflussen

zu wollen. In ähnlicher Weise funktioniert auch Ihre Atmung weiterhin ganz von allein, wenn Sie sie nur beobachten. Finden Sie wieder zu mehr Vertrauen in Ihren Körper, indem Sie alle Vorgänge einfach nur wahrnehmen, ohne sie aus Angst vor Fehlregulationen kontrollieren zu wollen, und übertragen Sie diese Erfahrungen auch auf den Bereich des Mund-Hals-Rachenraums.

4. Lenken Sie Ihre Aufmerksamkeit auf das, was Sie tun möchten.
Konzentrieren Sie sich beim Essen auf die *genussvolle Nahrung* statt auf das Schlucken sowie auf andere Menschen statt auf Ihren Körper.

5. Lernen Sie vom Vorbild anderer Menschen.
Beobachten Sie, wie bestimmte *Vertrauenspersonen* essen und zwischendurch reden und sich Ihnen zuwenden können, während sie ihrem Schluckakt vertrauen, egal, ob sie essen oder trinken.

6. Coachen Sie sich durch wirksame Selbstanweisungen.
Sagen Sie sich immer wieder *aufmunternde Worte,* wie etwa: »Ich weiß, dass ich organisch gesund bin und genauso gut schlucken kann wie alle anderen Menschen«, »Ich vertraue meinem Körper und genieße entspannt das Essen im Kreise meiner Verwandten, Freunde und Bekannten.«

7. Bereiten Sie sich auf gefürchtete Situationen mental vor.
Stellen Sie sich vor, wie Sie wieder jene *Nahrungsmittel* essen, die Sie früher gerne gegessen haben, und welche freudigen Aktivitäten damit verbunden sind. Stellen Sie sich Essen als gemeinsames Genießen von selbstzubereiteter Nahrung vor, aber auch als Mittagessen in einem Restaurant, in das Sie früher gerne gegangen sind.

8. Konfrontieren Sie sich schrittweise mit allen gefürchteten Situationen.
- Lernen Sie das Schlucken von kleineren und größeren Mengen an Wasser, von kleineren und größeren harmlosen Pillen sowie Obststücken und Süßigkeiten.
- Nehmen Sie Schritt für Schritt wieder alle möglichen Formen von fester Nahrung zu sich, inklusive Fleisch und Fisch, wenn Sie nicht vegetarisch leben.
- Kauen Sie einen Bissen nur noch maximal zehnmal, bevor Sie ihn schlucken.

- Essen Sie wieder zu Hause und auswärts zusammen mit anderen Menschen und stellen Sie das gemeinsame Essen und Genießen der Nahrung in den Mittelpunkt.

Schluss

Dieses Buch bietet einen Überblick über die häufigsten Spezifischen Phobien und deren Behandlungsmöglichkeiten, kann jedoch nicht alle Aspekte berücksichtigen, die vielleicht gerade bei Ihrer Spezifischen Phobie bedeutsam sind. Für spezielle Fragen und weiterführende Hilfestellungen verweise ich Sie auf das Literaturverzeichnis, auf das Internet und vor allem auf Fachleute aus den Bereichen der Medizin und der Psychotherapie.

Die Gruppe der Spezifischen Phobien umfasst völlig unterschiedliche Störungen, die nur eines gemeinsam haben: Ein externer Reiz, das heißt ein bestimmtes Objekt oder eine spezielle Situation, könnte für die Betroffenen eine *Bedrohung für Leib und Leben oder für ihr körperliches und seelisches Wohlbefinden* darstellen. Die Betroffenen sind auf unwahrscheinliche, aber dennoch nie völlig ausschließbare Gefahren fixiert, statt die Chancen und Möglichkeiten wahrzunehmen, die mit den gefürchteten Situationen verbunden sein können, wenn mehr Mut zum Risiko bestehen würde.

Ebenfalls gemeinsam sind die *falschen Bewältigungsstrategien*, die aus einer normalen Furcht bzw. relativ harmlosen Spezifischen Phobie eine sehr belastende Störung machen: Die Betroffenen neigen zu Flucht- und Vermeidungsstrategien, die zwar kurzfristig wirken, langfristig jedoch mangels Erfolgserlebnissen in der gefürchteten Situation die Erwartungsängste verstärken, sowie zu zahlreichen Kontroll- und Sicherheitsstrategien, die letztlich das Vertrauen in die Wirksamkeit des eigenen Verhaltens und die eigene Fähigkeit, Schwieriges bewältigen zu können, untergraben.

Nicht die potenziellen Gefahren sind das Grundproblem bei Spezifischen Phobien, sondern die *Unfähigkeit* der Betroffenen, erfolgreich mit ihnen umzugehen, wie dies anderen Menschen gelingt, die denselben Risiken und Gefährdungen ausgesetzt sind.

Die erfolgreiche Bewältigung von Spezifischen Phobien erfordert nicht die vorherige Beseitigung von Gefühlen wie Angst, Furcht und Ekel. Es kommt vielmehr zum einen auf die Bereitschaft an, trotz dieser unangenehmen Gefühle das zu tun, was aufgrund der eigenen zentralen Bedürfnisse und Werte wichtig ist, und zum anderen darauf, seine vorhandenen Fähigkeiten wahrzunehmen und einzusetzen bzw. sich neue Fertigkeiten anzueignen, um die Bewältigung der gefürchteten Situationen zu ermöglichen bzw. zu erleichtern.

Mut ist die Bereitschaft, trotz Angst und Furcht angesichts bestimmter Objekte und Situationen ein gewisses Risiko einzugehen, um dann später aufgrund der positiven Erfahrungen, die man dabei gemacht hat, ähnlichen Objekten und Situationen ohne Angst begegnen zu können.

Es kommt auf Sie und Ihre Bezugspersonen an zu beurteilen, wann das noch erträgliche Ausmaß von Angst, Furcht und Ekel überschritten ist, sodass Sie und Ihr soziales Umfeld erheblich darunter leiden. Wenn Ihre Versuche der Selbstbehandlung erfolglos bleiben und Sie feststellen müssen, dass die in diesem Ratgeber beschriebenen Selbsthilfemaßnahmen nicht ausreichend sind, sollten Sie auf jeden Fall eine *Psychotherapie* in Erwägung ziehen. In diesem Fall empfehle ich Ihnen eine *symptombezogene Verhaltenstherapie*, bei der durchaus auch tiefergehende Probleme bearbeitet werden.

Sollten Sie aufgrund der Arbeit mit diesem Buch eindeutige Zusammenhänge mit persönlichkeitsspezifischen oder lebensgeschichtlichen Faktoren, möglicherweise auch mit Traumata, erkennen, wie dies etwa bei einer Klaustrophobie, einer Flugangst oder einer Blut-Spritzen-Verletzungsphobie der Fall sein kann, können Sie durchaus auch von einer anderen Psychotherapiemethode profitieren, etwa einer tiefenpsychologisch fundierten Psychotherapie, einer psychoanalytischen Behandlung oder einer Traumatherapie.

Die verschiedenen Angststörungen entstehen typischerweise in bestimmten Lebensabschnitten – haben Sie das gewusst? Eine Spezifische Phobie als subjektiv empfundene Bedrohung vonseiten der belebten und der unbelebten Natur entwickelt sich mehrheitlich bereits im Kindesalter, die Soziale Phobie als Bedrohung des Selbstwerts vonseiten der sozialen Umgebung tritt bevorzugt im Jugendalter auf, die Panikstörung und die Agoraphobie als subjektive Bedrohungen des eigenen Körpers entfalten sich gewöhnlich im jungen Erwachsenenalter, die Generalisierte Angststörung mit der ständigen Besorgtheit um das Wohlergehen der einzelnen Familienmitglieder zeigt oft erst in den 30er- und 40er-Jahren des Lebens ihre stärkste Ausprägung. Rein statistisch gesehen besteht somit eine erhöhte Wahrscheinlichkeit, dass zumindest eine Ihrer Spezifischen Phobien, falls Sie mehrere haben, bereits im Kindes- oder frühen Jugendalter erstmals aufgetreten ist.

In meine psychotherapeutische Praxis kommen Menschen mit einer Spezifischen Phobie oft erst dann, wenn sie durch Panikattacken in phobischen Situationen dazu angetrieben werden, und nicht selten ist es auch schon ein zufriedenstellender Behandlungserfolg, wenn sie mit den gefürchteten Panikattacken besser zurechtkommen als bisher. Ich möchte Sie ermutigen, seit langem vorhandene Spezifische Phobien erfolgreich zu bewältigen, statt bestimmte Einschränkungen einfach nur zu akzeptieren, nach dem Motto: »Irgendeine kleine Marotte hat doch jeder.«

Nutzen Sie die Chance, durch die Überwindung Ihrer Spezifischen Phobie mithilfe dieses Ratgebers zukünftig mehr vom Leben zu haben als bisher. Ich wünsche Ihnen dabei viel Erfolg.

Anmerkungen

[1] Vgl. Dilling u. a. (2006), S. 117 f.
[2] Vgl. ebd., S. 115 f.
[3] Vgl. Falkai & Wittchen (2015), S. 267 f.
[4] Vgl. Morschitzky (2007).
[5] Jacobi u. a. (2014).
[6] Vgl. Wannemüller (2018), S. 38.
[7] LeDoux (2016).
[8] Hamm (2006, 2012, 2017).
[9] Beck (2013).
[10] Diese neurobiologischen Aspekte werden in meinem nächsten Buch näher ausgeführt werden (Morschitzky, 2019).
[11] Vgl. Hamm (2006), S. 17 ff.
[12] Vgl. Teismann & Margraf (2018), S. 14 ff.
[13] Umfangreiche Informationen zu körperlichen und psychischen Symptomen bei starker Angst finden Sie in meinen Büchern über Panikattacken (Morschitzky, 2015) sowie über Agoraphobie (Morschitzky, 2017b).
[14] Diese fünf Grundbedürfnisse werden in meinem nächsten Buch näher erläutert (Morschitzky, 2019).
[15] Vgl. Morschitzky (2017b), S. 171 ff.
[16] Bohne (2016).
[17] Morschitzky (2017a).
[18] Huber (2017).
[19] Vgl. OVE u. a. (2013).
[20] Vgl. zu diesem Kapitel Schienle & Leutgeb (2012, 2014).
[21] Morschitzky (2017b).
[22] Vgl. dazu meine Bücher über Prüfungsangst (Morschitzky, 2016), Soziale Phobie (Morschitzky & Hartl, 2019) und Versagensangst (Morschitzky, 2013).

Literatur

Alpers, G. W. (2012). Verhaltenstherapeutische und kognitive Psychotherapie bei Angststörungen. In: R. Rupprecht & M. Kellner (Hg.). Angststörungen. Klinik, Forschung, Therapie (S. 233–265). Stuttgart: Kohlhammer.
Bandelow, B. (2015). Flugangst: Woher sie kommt und wie man sie bekämpfen kann. Reinbek bei Hamburg: Rowohlt.
Beck, J. S. (2013). Praxis der Kognitiven Verhaltenstherapie. 2. Auflage. Weinheim: Beltz.
Becker, E. S. & Hoyer, J. (2005). Konfrontationsbehandlung bei Spezifischen Phobien. In: P. Neudeck & H.-U. Wittchen (Hg.). Konfrontationstherapie bei psychischen Störungen (S. 67–94). Göttingen: Hogrefe.
Becker, E. S. & Schneider, S. (1998). Die Konfrontationsbehandlung einer Spezifischen Phobie vor dem Verschlucken. In: Verhaltenstherapie, 8, S. 50–56.
Bohne, M. (2016) (Hg.). Klopfen mit PEP / Bitte klopfen (Package). Heidelberg: Carl Auer.
Bonner, K. (2018). Nie wieder Flugangst. Ein Selbsthilfeprogramm in sechs Schritten. 9. Auflage. Düsseldorf: Patmos.
Dilling, H. / Mombour, W. & Schmidt, M. H. (2008). Internationale Klassifikation psychischer Störungen. ICD-10 Kapitel V (F). Klinisch-diagnostische Leitlinien. 6., vollständig überarbeitete Auflage. Bern: Hans Huber.
Dilling, H. / Mombour, W. / Schmidt, M. H. & Schulte-Markwort, E. (2006). Internationale Klassifikation psychischer Störungen. ICD-10 Kapitel V (F). Diagnostische Kriterien für Forschung und Praxis. 4., überarbeitete Auflage. Bern: Hans Huber.
Eifert, G. H. & Gloster, A. T. (2016). ACT bei Angststörungen. Ein praktisch bewährtes Therapiemanual. Göttingen: Hogrefe.
Falkai, P. & Wittchen, H.-U. (Hg.). (2015). Diagnostisches und Statistisches Manual Psychischer Störungen DSM-5. Deutsche Ausgabe. Göttingen: Hogrefe.
Gigerenzer, G. (2014). Risiko. Wie man die richtigen Entscheidungen trifft. München: btb.

Hand, I. (2015). Exposition und Konfrontation. In: M. Linden & M. Hautzinger (Hg.). Verhaltenstherapiemanual (S. 121–129). 8., vollständig überarbeitete Auflage. Berlin: Springer.

Hamm, A. (1997). Furcht und Phobien. Psychophysiologische Grundlagen und klinische Anwendungen. Göttingen: Hogrefe.

Hamm, A. (2006). Spezifische Phobien. Fortschritte der Psychotherapie, Band 27. Göttingen: Hogrefe.

Hamm, A. O. (2012). Mechanismen der Veränderung von Angst- und Furchtnetzwerken. In: R. Rupprecht & M. Kellner (Hg.). Angststörungen, Klinik, Forschung, Therapie (S. 175–202). Stuttgart: Kohlhammer.

Hamm, A. (2017). Spezifische Phobien. In: PSYCHup2date, 11, S. 223–238.

Höller, Y. (2018). Emetophobie. Die Angst vor dem Erbrechen. Aktueller Forschungsstand und Informationen für Betroffene. 3. überarbeitete und aktualisierte Auflage. Berlin: Rhombos.

Huber, A. (2017). Die Angst, dein bester Freund. 3. Auflage. München: Malik National Geographic.

Jacobi, F. u. a. (2014). Psychische Störungen in der Allgemeinbevölkerung. Studie zur Gesundheit Erwachsener und ihr Zusatzmodul Psychische Gesundheit (DEGS1-MH). In: Nervenarzt, 85, S. 87–87.

Kuntze, M. F. & Bullinger, A. H. (2001). Höhenangst und andere spezifische Phobien. Eine Anleitung zur Kurzzeittherapie in der medizinischen und psychologischen Praxis. Bern: Hans Huber.

LeDoux, J. (2016). Angst. Wie wir Furcht und Angst begreifen und therapieren können, wenn wir das Gehirn verstehen. Wals bei Salzburg: Ecowin.

Morschitzky, H. (2007). Somatoforme Störungen. Diagnostik, Konzepte und Therapie bei Körpersymptomen ohne Organbefund. 2., erweiterte Auflage. Wien: Springer.

Morschitzky, H. (2009). Angststörungen. Diagnostik, Konzepte, Therapie, Selbsthilfe. 4. Auflage. Wien: Springer.

Morschitzky, H. (2013). Die Angst zu versagen und wie man sie besiegt. 6. Auflage. Ostfildern: Patmos.

Morschitzky, H. (2015). Endlich leben ohne Panik! Die besten Hilfen bei Panikattacken. Munderfing: Fischer & Gann.

Morschitzky, H. (2016). Prüfungen meistern – Ängste überwinden. Das Erfolgsprogramm in zehn Schritten. Munderfing: Fischer & Gann.

Morschitzky, H. (2017a). Angst und Sorgen die Macht nehmen. Selbsthilfe bei Generalisierter Angststörung. Ostfildern: Patmos.
Morschitzky, H. (2017b). Wenn Platzangst das Leben einengt. Agoraphobie bewältigen. Ein Selbsthilfeprogramm. Ostfildern: Patmos.
Morschitzky, H. (2019). Wenn Angst das Leben bestimmt. Selbsthilfe bei Angststörungen. Ostfildern: Patmos (in Vorbereitung, erscheint im Herbst 2019).
Morschitzky, H. & Hartl, T. (2019). Raus aus dem Schneckenhaus. Soziale Ängste überwinden. 4. Auflage. Ostfildern: Patmos.
Mühlberger, A. & Herrmann, M. J. (2011). Strategien für entspanntes Fliegen. Ein Selbsthilfeprogramm zur Bewältigung von Flugangst. Göttingen: Hogrefe.
Müller, F. & Ruhr, H.-J. (2010). Keine Angst mehr hinterm Steuer. In 7 Schritten zum Erfolg: Fahrängste bewältigen. Sicher und gelassen Auto fahren. Heidelberg: Springer.
Müssig, P. (2015). Berggenuss statt Höhenangst. 2. Auflage. Stuttgart: Pietsch.
Neudeck, P. (2015). Expositionsverfahren. Techniken der Verhaltenstherapie. Weinheim: Beltz.
Neudeck, P. & Wittchen, H.-U. (Hg.). (2005). Konfrontationstherapie bei psychischen Störungen. Göttingen: Hogrefe.
Neudeck, P. & Wittchen, H.-U. (Hg.). (2012). Exposure Therapy. Rethinking the Model – Refining the Method. New York: Springer.
Öst, L. G. (2008). Spezifische Phobien. In: J. Margraf & S. Schneider (Hg.). Lehrbuch der Verhaltenstherapie. Band 1 (S. 31–44). Berlin: Springer.
OVE, elektrosuisse & VDE (2013) (Hg.). Blitze. So können Sie sich schützen. Downloadbare Broschüre. https://www.vde.com/resource/blob/929186/a980b465120208ae861185252de4180b/vorblitzen-schuetzen-download-data.pdf (Zugriff: 13.2.2019).
Pittig, A. / Stevens, S. / Vervliet, B. / Treanor, M. / Conway, C. C. / Zbozinek, T. & Craske, M. (2015). Optimierung expositionsbasierter Therapie. Ein Ansatz des inhibitorischen Lernens. In: Psychotherapeut, 60, S. 401–418.
Rusche-Hecker, B. & Macke, S. (2018). Hundephobie. Die Angst überwinden, befreit leben. Güllesheim: Silberschnur.
Sartory, G. (2010). Zahnbehandlungsphobie. Fortschritte der Psychotherapie. Band 42. Göttingen: Hogrefe.
Schienle, A. & Leutgeb, V. (2012). Blut-Spritzen-Verletzungsphobie. Fortschritte der Psychotherapie. Band 50. Göttingen: Hogrefe.

Schienle, A. & Leutgeb, V. (2014). Angst vor Blut und Spritzen. Ein Ratgeber für Betroffene und Angehörige. Ratgeber zur Reihe Fortschritte der Psychotherapie. Band 29. Göttingen: Hogrefe.

Schindler, B. / Abt-Mörstedt, B. & Stieglitz, R.-D. (2017). Flugangst und Flugphobie: Stand der Forschung. In: Verhaltenstherapie, 27, S. 35–43.

Schmierer, A. & Schütz, G. (2008). Entspannt zum Zahnarzt. So überwinden Sie Ihre Angst. Heidelberg: Carl Auer.

Teismann, T. & Margraf, J. (2018). Exposition und Konfrontation. Standards der Psychotherapie. Band 3. Göttingen: Hogrefe.

Wannemüller, A. (2018). Spezifische Phobien. In: J. Margraf & S. Schneider (Hg.). Lehrbuch der Verhaltenstherapie. Band 2. Psychologische Therapie bei Indikationen im Erwachsenenalter (S. 29–47). Berlin: Springer.

Wolf, D. (ohne Jahr). Angst und Panik. Hilfe für Betroffene & Angehörige. Downloadbare Informationen über verschiedene Spezifische Phobien: https://www.angst-panik-hilfe.de/angst-selbsthilfe-ratgeber.html (Zugriff: 13.2.2019).